全国中等医药卫生职业教育"十二五"规划教材

妇 产 科 护 理

（供护理、助产等专业用）

主　编　陈朝军（贵州省人民医院护士学校）

副主编　费　娜（哈尔滨市卫生学校）

　　　　毛羽艳（绍兴护士学校）

编　委　（以姓氏笔画为序）

　　　　刘英伟（牡丹江市卫生学校）

　　　　刘胜霞（郑州市卫生学校）

　　　　孙贵豫（贵州省人民医院）

　　　　杨　静（贵州省毕节市卫生学校）

　　　　何　朗（广东省湛江卫生学校）

　　　　罗　旻（西安市卫生学校）

　　　　周佳蕾（贵州省人民医院护士学校）

主　审　梁文通（贵州省人民医院）

中国中医药出版社

·北 京·

图书在版编目（CIP）数据

妇产科护理/陈朝军主编 . —北京：中国中医药出版社，2013.8（2018.3 重印）
全国中等医药卫生职业教育"十二五"规划教材
ISBN 978 – 7 – 5132 – 1497 – 1

I. ①妇… II. ①陈… III. ①妇产科学 – 护理学 – 中等专业学校 – 教材 IV. ①R473.71

中国版本图书馆 CIP 数据核字（2013）第 129422 号

中 国 中 医 药 出 版 社 出 版
北京市朝阳区北三环东路 28 号易亨大厦 16 层
邮政编码 100013
传真 010 64405750
赵县文教彩印厂印刷
各地新华书店经销

*

开本 787×1092 1/16 印张 15.75 字数 347 千字
2013 年 8 月第 1 版 2018 年 3 月第 4 次印刷
书 号 ISBN 978 – 7 – 5132 – 1497 – 1

*

定价（含光盘） 35.00 元
网址 www.cptcm.com

前　言

　　"全国中等医药卫生职业教育'十二五'规划教材"由中国职业技术教育学会教材工作委员会中等医药卫生职业教育教材建设研究会组织，全国120余所高等和中等医药卫生院校及相关医院、医药企业联合编写，中国中医药出版社出版。主要供全国中等医药卫生职业学校护理、助产、药剂、医学检验技术、口腔修复工艺专业使用。

　　《国家中长期教育改革和发展规划纲要（2010－2020年)》中明确提出，要大力发展职业教育，并将职业教育纳入经济社会发展和产业发展规划，使之成为推动经济发展、促进就业、改善民生、解决"三农"问题的重要途径。中等职业教育旨在满足社会对高素质劳动者和技能型人才的需求，其教材是教学的依据，在人才培养上具有举足轻重的作用。为了更好地适应我国医药卫生体制改革，适应中等医药卫生职业教育的教学发展和需求，体现国家对中等职业教育的最新教学要求，突出中等医药卫生职业教育的特色，中国职业技术教育学会教材工作委员会中等医药卫生职业教育教材建设研究会精心组织并完成了系列教材的建设工作。

　　本系列教材采用了"政府指导、学会主办、院校联办、出版社协办"的建设机制。2011年，在教育部宏观指导下，成立了中国职业技术教育学会教材工作委员会中等医药卫生职业教育教材建设研究会，将办公室设在中国中医药出版社，于同年即开展了系列规划教材的规划、组织工作。通过广泛调研、全国范围内主编遴选，历时近2年的时间，经过主编会议、全体编委会议、定稿会议，在700多位编者的共同努力下，完成了5个专业61本规划教材的编写工作。

　　本系列教材具有以下特点：

　　1. 以学生为中心，强调以就业为导向、以能力为本位、以岗位需求为标准的原则，按照技能型、服务型高素质劳动者的培养目标进行编写，体现"工学结合"的人才培养模式。

　　2. 教材内容充分体现中等医药卫生职业教育的特色，以教育部新的教学指导意见为纲领，注重针对性、适用性以及实用性，贴近学生、贴近岗位、贴近社会，符合中职教学实际。

　　3. 强化质量意识、精品意识，从教材内容结构、知识点、规范化、标准化、编写技巧、语言文字等方面加以改革，具备"精品教材"特质。

　　4. 教材内容与教学大纲一致，教材内容涵盖资格考试全部内容及所有考试要求的知识点，注重满足学生获得"双证书"及相关工作岗位需求，以利于学生就业，突出中等医药卫生职业教育的要求。

　　5. 创新教材呈现形式，图文并茂，版式设计新颖、活泼，符合中职学生认知规律及特点，以利于增强学习兴趣。

　　6. 配有相应的教学大纲，指导教与学，相关内容可在中国中医药出版社网站

（www. cptcm. com）上进行下载。本系列教材在编写过程中得到了教育部、中国职业技术教育学会教材工作委员会有关领导以及各院校的大力支持和高度关注，我们衷心希望本系列规划教材能在相关课程的教学中发挥积极的作用，通过教学实践的检验不断改进和完善。敬请各教学单位、教学人员以及广大学生多提宝贵意见，以便再版时予以修正，使教材质量不断提升。

中等医药卫生职业教育教材建设研究会

中国中医药出版社

2013 年 7 月

编写说明

《妇产科护理》为全国中等医药卫生职业教育"十二五"规划教材之一，由 10 位具有丰富教学及临床护理工作经验的专家、教师，精心设计、认真编撰而成，供中等医药卫生职业教育护理、助产专业学生及基层卫生人员学习使用。

本教材依据教育部卫生职业教育教学指导委员会颁发的教学计划和大纲的精神，遵循"以学生为中心、以就业为导向、以能力为本位、以岗位需求为标准"的原则，按照"满足于护考，满足于临床"的要求，力求突出"三基"（基本理论、基本知识、基本技能），坚持权威性、科学性、先进性及实用性，以提高学生的职业能力、职业道德、创业能力和创新精神为主要目标，力求做到整体结构优化，深度与广度适当，突出"以人为中心"的服务宗旨。

为适应现代护理学发展的需要，本教材坚持以护理程序为框架，在强化妇产科专科护理知识的同时，体现新的教学改革思想，构建符合时代发展需求、科学合理的知识结构体系。特别注重培养学生的综合素质和创新能力，加强学生实践能力和职业行为规范的培养，使学生的知识结构与临床护理需求相适应，在临床实践中能正确应用护理程序科学管理病人，促进整体化护理工作的开发，从单纯的"护理疾病"发展为"保障人类健康"，为生命各阶段不同健康状况的妇女提供全方位的优质护理服务。

本书基础理论共 20 章，紧贴妇产科学发展，适应于临床，满足于岗位。编写时将护理程序贯穿始终，每章前列有简明的知识要点，文中插有知识链接、知识拓展；为强化理论与实践相结合，每章后列有思考题，教师可引导学生针对具体病人确定护理诊断、护理目标，制定护理措施，以提高学生发现问题、解决问题的能力。实践指导部分强调适合中职学生的特点，临床实用性强，易于实施教学的专科基础操作及技能训练。

在编写过程中，为保证教材的高标准、高质量，全体参编人员历经了数月的辛勤劳动，各参编学校与单位给予了大力支持，且得到贵州省人民医院妇产科梁文通教授的审校，在此特致谢意。由于时间紧迫，本书的内容与编排难免有疏漏之处，诚恳希望使用教材的教师、学生、妇产科同仁及广大读者提出宝贵意见，以便再版时修订提高。

《妇产科护理》编委会

2013 年 5 月

目　录

第一章　绪　　论

一、妇产科护理的性质

妇产科护理是一门诊断并处理妇女对现存和潜在健康问题的反应，为妇女健康提供服务的科学。妇产科护理的服务对象包括生命各阶段不同健康状况的女性，以及相关的家庭和社会成员。

二、妇产科护理的目的与特点

运用现代妇产科护理的理论和技能，发挥护理特有职能，为病人提供缓解痛苦、促进康复的护理活动，帮助护理对象获得生活自理能力；为健康女性提供保健知识，预防疾病并维持健康状态。

妇产科护理的内容广泛，包括孕产妇、新生儿的护理，妇科疾病的护理，计划生育指导及妇女保健；同时涉及法律、人文、伦理，并与基础护理，内、外、儿科及社区医学等理论相关联；妇产科医学领域发展迅速，新知识、新技术日新月异，为妇产科护理的工作不断注入新的内涵和扩展；随着社会的进步，经济的发展，国家对提高人口素质、保障妇女儿童健康的进一步重视以及妇女自身对健康要求的不断提高，对妇产科专科护士的文化理论水平、专业实践能力及职业道德修养等方面的要求达到前所未有的高度。妇产科护理的学习分为理论学习和临床实践，在理论学习的过程中强调理论联系实际，注重综合素质和创新能力的培养，加强实践能力和职业行为规范培养，使学生的知识结构与临床护理需求相适应；通过临床护理实践，进一步培养和提高实际工作能力，正确应用护理程序科学管理病人，为生命各阶段不同健康状况的妇女提供优质全方位的护理服务。

三、妇产科护理的发展趋势

妇产科护理是在医学发展的过程中逐渐形成的，最早源于产科护理，经过几千年的演变，随着妇产科学的发展，妇产科护理也逐渐发展并形成自身的独立性和特异性。妇女和儿童的健康水平作为衡量一个国家经济与社会发展状态的标志，中华人民共和国成立后，党和政府一贯重视妇女健康，相继颁布了《婚姻法》、《优生法》、《母婴保健法》及《妇女儿童权益保护法》等，建立和健全了各级妇幼保健机构，将保护妇女儿童的健康列入法制轨道。为适应医学模式转变和社会发展过程中人们对生育、健康及医疗保健需求的变化，妇产科护理模式由单纯"以疾病为中心的护理"，向"以整体人的健康为中心"转变；护理场所逐渐由医院扩大到家庭和社会；护理内容也从完成分工的常规技术操作和对病人躯体的护理，扩展到以护理程序为核心、以科学的思维方法为指导、在护理评估的基础上作出护理诊断，确定预期目标，提出最佳护理措施，以目标为依据进行结果评价的系统化整体护理模式。根据我国国情，现代妇产科护理进行了多种形式的改革和尝试，开展了"爱婴医院"、"温馨待产"、"母婴同室"等关爱母婴的具体行动，是当代整体化护理的具体表现，代表了妇产科护理的发展趋势。

四、妇产科护士应具备的素质

护士素质不仅与医疗护理质量有密切的关系，而且是护理事业发展的决定性要素。妇产科护士必须具有高尚的道德情操和精湛的医学护理技能，并应有较强的人际交往能力和协调能力，以及发现问题、解决问题的能力；热爱本职工作，对病人高度的责任心和同情心，以良好的心理素养、广博的知识、端庄的仪表、亲切的态度服务于病人，能科学地组织、有效地实施护理活动，以达到不断提高护理服务质量和护理对象满意度的目的，为确保母婴的身心健康作出应有的贡献。

思 考 题

1. 学习妇产科护理的目的及意义是什么？
2. 妇产科护士应具备哪些素质？

第二章 女性生殖系统解剖及生理

 知识要点

女性生殖系统包括内、外生殖器及其周围相关组织。本章重点掌握内、外生殖器的组成及其功能；骨盆的组成、分界及骨盆各平面和径线；女性各阶段生理特点；子宫内膜周期性变化及月经。

第一节 女性生殖系统解剖

一、外生殖器

女性外生殖器是生殖器官的外露部分，又称外阴。位于两股之间，前为耻骨联合，后为会阴，包括阴阜、大阴唇、小阴唇、阴蒂、阴道前庭（图2-1）。

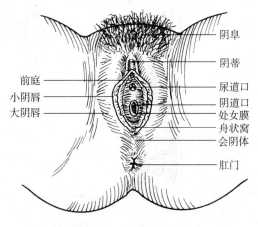

图2-1 女性外生殖器

1. 阴阜 为耻骨联合前方的脂肪垫。青春期长出阴毛，正常分布呈尖端向下的倒三角形，其生长情况与种族、遗传及雄激素水平有关。

2. 大阴唇 为两股内侧一对纵行隆起、柔软的皮肤皱褶，上至阴阜，下至会阴。外侧面有阴毛、汗腺、皮脂腺，内侧面皮肤湿润似黏膜。大阴唇皮下有丰富的血管、神经及淋巴管，因血管丰富，组织疏松，受损后容易形成血肿。

3. 小阴唇　位于两侧大阴唇内侧的一对纵行皮肤皱襞。表面湿润、光滑无毛，有丰富的神经分布，感觉敏锐。

4. 阴蒂　位于两侧小阴唇之间的顶端，与男性阴茎同源，由海绵体构成，可勃起；富含神经末梢，极为敏感。

5. 阴道前庭　指两侧小阴唇所围成的菱形区域，前为阴蒂，后为阴唇系带。此区域内前方为尿道口，后方为阴道口，阴道开口处有一层薄膜覆盖，称为处女膜，中间有小孔，月经血由此流出，处女膜多在初次性生活或外伤时破裂并伴有少量出血。两侧大阴唇后部，各有一蚕豆大小的圆形或卵圆形腺体，称为前庭大腺或巴氏腺，腺管开口于小阴唇与处女膜相交界的沟内，性兴奋时可分泌黏液，起滑润阴道口的作用。此腺管如阻塞或感染，可形成前庭大腺囊肿或脓肿。

二、内生殖器

女性内生殖器包括阴道、子宫、输卵管及卵巢。

（一）阴道

1. 功能　为女性性交器官，是月经血排出、胎儿娩出的通道（图 2－2）。

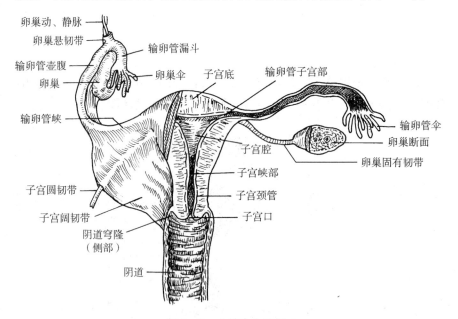

图 2－2　女性内生殖器

2. 形态与结构　阴道前壁与膀胱、尿道相邻，后壁与直肠紧贴。阴道上端宽阔，包绕子宫颈阴道部，在二者之间形成环形凹陷，称为阴道穹隆，根据与子宫颈的位置分为前、后、左、右穹隆，以阴道后穹隆最深，约 10～12cm，与其相邻的直肠子宫陷凹是腹腔的最低点，若腹腔有积液或积血时，首先积聚于此，临床上通过阴道后穹隆穿刺可帮助诊断某些疾病或实施手术。阴道壁由黏膜、肌层和弹力纤维构成，故有较大伸展性。阴道黏膜为复层鳞状上皮，无腺体，性成熟期黏膜厚，有丰富的皱褶，病原菌易潜藏于此；绝经后黏膜变薄，皱褶消失，抵抗力下降，易感染。

（二）子宫

1. 功能　是产生月经、孕育胎儿的场所。

2. 形态　成人子宫如倒置的梨形，位于骨盆中央，呈前倾前屈位。长 7~8cm，宽 4~5cm，厚 2~3cm，重约 50g，未孕时宫腔容量约为 5ml。子宫从上向下分为底、体与颈三个部分，上部宽大部分为子宫体，内为子宫腔，子宫腔呈倒置三角形；宫体上端隆起部为子宫底，宫底两侧为子宫角，与输卵管相通；宫体下端与宫颈连接的狭窄部位称为子宫峡部，其上端为解剖学内口，下端为组织学内口，子宫峡部非孕时长约 1cm，分娩时形成子宫下段，可达 10cm。子宫下部细长呈圆柱状，为子宫颈，子宫颈内腔呈梭形，称宫颈管，成年妇女宫颈长约 3cm，其下端位于阴道内，称为子宫颈阴道部，其开口称为宫颈外口，宫颈外口的形状与有无阴道分娩史有关，未产妇的宫颈外口呈圆形，经产妇呈横裂状。

3. 组织结构

（1）**子宫体**　子宫壁由外向内分为浆膜层、肌层及黏膜层（子宫内膜）。浆膜为覆盖于子宫体底部及前后壁的腹膜。肌层由大量规律排列的平滑肌束和少量弹力纤维组成，供应子宫的血管通过肌层，子宫收缩时能压迫血管，有效制止出血。内膜层表面的 2/3 为功能层，青春期后受卵巢激素影响，可发生周期性变化及脱落；靠近子宫肌层的 1/3 为基底层，不发生周期性脱落，可再生新的子宫内膜。

（2）**子宫颈**　主要由结缔组织构成。宫颈管黏膜为单层高柱状上皮，有腺体分泌黏液，宫颈阴道部由复层扁平上皮覆盖，两者在宫颈外口相交界，交界的位置随体内雌激素水平不同而移动，宫颈外口柱状上皮与鳞状上皮交界处是宫颈癌的好发部位。

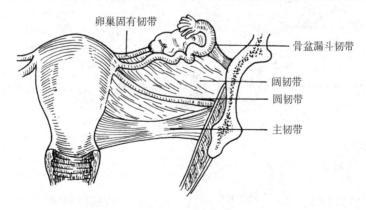

图 2-3　子宫韧带

4. 子宫韧带（图 2-3）

（1）**圆韧带**　起自两侧子宫角前面，沿阔韧带前叶下方向前向下行走，经腹股沟管止于大阴唇前端。维持子宫呈前倾位置。

（2）**阔韧带**　为覆盖子宫前后壁的腹膜自子宫侧缘向两侧延伸而成，直达盆壁。维持子宫于盆腔正中位置。阔韧带中有丰富的血管、神经、淋巴管及疏松结缔组织。

（3）**主韧带**　又称子宫颈横韧带，横行于宫颈两侧和骨盆侧壁之间。固定宫颈位置，防止子宫下垂。

（4）**宫骶韧带**　起自子宫颈侧后方，绕过直肠的两侧，止于第二、三骶椎前面。此韧带向后向上牵引子宫颈，间接维持子宫前倾位置。

（三）输卵管

1. 功能　是精子与卵子相遇结合的场所，亦是运送受精卵的通道。

2. 形态与结构　输卵管为一对细长而弯曲的管道，全长为 8～14cm，位于阔韧带的上缘，内侧与子宫角相连通，外端游离，与卵巢接近。根据其形态，由内向外分为 4 部分：间质部、峡部、壶腹部、伞部；输卵管壁由 3 层构成，由外向内依次为：浆膜层、肌层、黏膜层。

（四）卵巢

1. 功能　产生卵子，并分泌性激素。

2. 形态与结构　卵巢左右各一，灰白色，呈扁平的椭圆形，卵巢的大小和形状因年龄而不同，成年女性的卵巢约 4cm×3cm×1cm。由外侧的骨盆漏斗韧带和内侧的卵巢固有韧带悬于盆壁与子宫之间。卵巢表面无腹膜，卵巢实质分为外层的皮质和内层的髓质，皮质是卵巢的主体，有数以万计的始基卵泡及不同发育阶段的卵泡；髓质内含丰富的血管、淋巴管、神经和疏松结缔组织（图 2－4）。

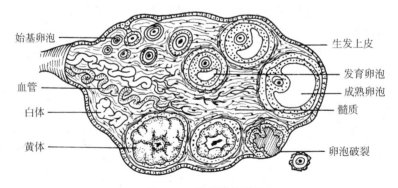

图 2－4　卵巢的构造

三、内生殖器的邻近器官

女性内生殖器的邻近器官有尿道、膀胱、输尿管、直肠和阑尾。它们相互毗邻，相互影响。

1. 尿道　位于阴道前方，长 4～5cm，女性尿道短而直，尿道口与阴道口邻近，易发生感染。

2. 膀胱　位于子宫前方的囊状肌性器官。膀胱充盈可改变子宫的位置和妨碍对子宫的检查，故妇科检查和手术前须排空膀胱。

3. 输尿管　为一对肌性圆索状管道，长约 30cm，从肾盂开始，沿腰大肌下行，跨过髂外动脉向前进入骨盆腔，在距离宫颈部外侧 2cm 处，从子宫动脉下方穿过，向前向下进入膀胱底。妇产科手术时应高度警惕，以免损伤输尿管。

4. 直肠 直肠前面与阴道后壁相贴，因此阴道后壁受损可累及直肠，发生直肠阴道瘘。

5. 阑尾 通常位于右髂窝内，长 7 ~ 9cm，与右侧输卵管及卵巢邻近，两者的炎症可互相影响；妊娠期阑尾的位置可随子宫增大而向上向外移位。

四、血管、淋巴及神经

1. 血管 女性内、外生殖器官的血液供应主要来自卵巢动脉、子宫动脉、阴道动脉及阴部内动脉。除卵巢动脉直接来自于腹主动脉外（左侧卵巢动脉可来自左肾动脉），其他均来自髂内动脉。各部位静脉均与同名动脉伴行，在相应器官周围形成静脉丛且互相吻合，数量较多，所以盆腔感染易于蔓延。

2. 淋巴 女性内、外生殖器官具有丰富的淋巴系统，均与相应血管伴随而行。主要分为外生殖器淋巴与内生殖器淋巴两组。当生殖器官发生感染或肿瘤时，可沿各部回流的淋巴管进行扩散，导致相应淋巴结的肿大。

3. 神经 支配内、外生殖器的神经主要由躯体神经和自主神经共同支配。内生殖器主要由交感和副交感神经所支配，外生殖器主要由阴部神经支配。另外，子宫平滑肌有自律活动，切断神经后仍可有节律性收缩，并能完成分娩活动。

五、骨盆

（一）骨盆的组成与分界

1. 骨盆的骨骼 骨盆由骶骨、尾骨、左右两块髋骨组成；每块髋骨又由髂骨、坐骨及耻骨融合而成（图 2 - 5）。

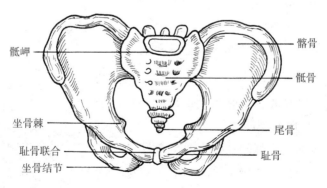

图 2 - 5 正常女性骨盆

2. 骨盆的关节与韧带

（1）关节 耻骨联合、骶髂关节、骶尾关节。

（2）韧带 骶棘韧带、骶结节韧带。

3. 骨盆的分界 以耻骨联合上缘、两侧髂耻线及骶岬上缘连线为界，连线以上为假骨盆（大骨盆），连线以下为真骨盆（小骨盆）。

（二）骨盆的平面和径线

真骨盆又称骨产道。分为3个假想平面：

1. 骨盆入口平面　即真假骨盆的分界面，呈横椭圆形，有4条径线（图2-6）：

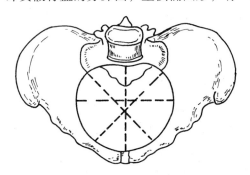

图2-6　骨盆入口平面各径线

（1）前后径　又称真结合径。为耻骨联合上缘中点至骶岬上缘中点的距离，平均11cm。

（2）横径　左右髂耻缘间的最大距离，平均13cm。

（3）斜径　左右各一，为一侧骶髂关节至对侧髂耻隆突间的距离，平均12.75cm。临床上以入口前后径最为重要，扁平骨盆的前后径较小，将影响胎头入盆。

2. 中骨盆平面　为骨盆最小平面，呈纵椭圆形。有2条径线（图2-7）：

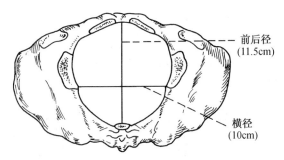

图2-7　中骨盆平面各径线

（1）前后径　耻骨联合下缘中点至第四、五骶椎之间的距离，平均11.5cm。

（2）横径　也称坐骨棘间径，为两坐骨棘之间的距离，平均10cm，是中骨盆平面的重要径线。

3. 骨盆出口平面　由两个同一底边不同平面的三角形所组成，有4条径线（图2-8）：

（1）前后径　耻骨联合下缘中点至骶尾关节间的距离，平均11.5cm。

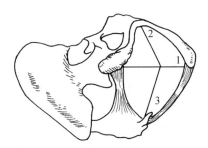

1. 出口横径；2. 出口前矢状径
3. 出口后矢状径

图2-8　骨盆出口平面各径线（斜面观）

（2）横径　也称坐骨结节间径，指两坐骨结节内缘间的距离，平均9cm，是出口平面的重要径线。

（3）前矢状径　耻骨联合下缘中点到坐骨结节间径中点的距离，平均6cm。

（4）后矢状径　骶尾关节至坐骨结节间径中点的距离，平均8.5cm。

（三）骨盆轴与骨盆类型

1. 骨盆轴　是连接骨盆各假想平面中心点的曲线。分娩时胎儿沿此轴娩出，又称产轴。

2. 骨盆类型　根据骨盆的形状，分为4种类型（图2-9）。我国妇女通常为女性型骨盆。

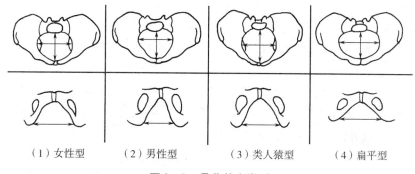

（1）女性型　　（2）男性型　　　（3）类人猿型　　　（4）扁平型

图2-9　骨盆基本类型

六、骨盆底与会阴

骨盆底由多层肌肉和筋膜构成，封闭骨盆出口，起到承托并保持盆腔内各脏器于正常位置的作用，由外向内可分为3层：

1. 外层　由会阴浅筋膜及深面的球海绵体肌、坐骨海绵体肌、会阴浅横肌及肛门外括约肌组成。此层肌肉的肌腱汇合于阴道外口与肛门之间，形成中心腱。

2. 中层　为泌尿生殖膈。由上下两层筋膜及其间的会阴深横肌及尿道括约肌组成，其中有尿道和阴道穿过。

3. 内层　即盆膈，由肛提肌及其筋膜组成，强有力地承托盆腔内脏器。自前向后有尿道、阴道和直肠依次穿过。

会阴是指位于阴道口和肛门之间的软组织。会阴体呈楔形，厚3~4cm，表面为皮肤、皮下脂肪及筋膜，内为会阴中心腱。妊娠时此组织变软，利于分娩，分娩时应注意保护，避免发生裂伤。

第二节　女性生殖系统生理

一、妇女一生各阶段的生理特点

1. 新生儿期　出生后4周内称新生儿期。女性胎儿在母体内受到胎盘激素的影响，内、外生殖器以及乳房均有一定程度的发育，出生后可出现乳房肿大或少量乳汁分泌，个别新生儿有少量阴道血性分泌物，都属生理现象，数日内可自行消失。

2. 儿童期 从出生4周到12岁左右。8岁以前身体发育很快，但生殖器仍为幼稚型，8岁以后卵巢有一定程度发育并分泌少量性激素，女性特征开始呈现，皮下脂肪在胸、髋、肩部及耻骨前面积蓄；内外生殖器官及乳房开始发育，逐渐向青春期过渡。

3. 青春期 从月经初潮至生殖器官逐渐发育成熟的时期。世界卫生组织规定青春期为10~19岁。第一性征发育即生殖器官逐步发育完善；第二性征出现，如声调变高、乳房发育、出现阴毛及腋毛。月经来潮为青春期的重要标志，但周期多不规律，常无排卵。

4. 性成熟期 一般自18岁起，历时约30年，是卵巢生殖机能与内分泌机能最旺盛的时期，也称生育期。其特征是有规律的周期性排卵和行经。

5. 绝经过渡期 卵巢功能开始衰退直至最后一次月经的时期。世界卫生组织将卵巢功能开始衰退至绝经后1年内称为围绝经期。一般始于40岁以后，历时短则1~2年，长至10余年。此期雌激素水平下降，血管舒缩障碍，部分妇女可出现潮热、出汗、情绪不稳定、失眠等症状，称为围绝经期综合征。

6. 老年期 60岁后称为老年期，此期卵巢内卵泡耗竭，分泌激素功能停止。整个机体出现衰老，生殖器官进一步萎缩，易发生老年性阴道炎；骨质疏松，易骨折；心血管及其他器官也容易发生疾病。

二、卵巢的周期性变化及卵巢激素的生理功能

(一) 卵巢的周期性变化

从青春期开始到绝经前，卵巢在周而复始地变化着，经历了卵泡的发育、排卵、黄体形成发育及退化。

1. 卵泡发育 新生儿卵巢中有数以万计的始基卵泡，近青春期开始发育，一个周期中一般只有一个卵泡发育成熟，其余不同发育程度的卵泡都逐渐退化形成闭锁卵泡。卵泡在发育过程中，卵泡颗粒细胞和卵泡膜细胞分泌雌激素。

2. 排卵 发育成熟的卵细胞离开卵巢排到腹腔的过程称排卵，排卵一般发生在下次月经前14天左右，由两侧卵巢轮流排出，也可由一侧卵巢连续排出。

3. 黄体形成发育及退化 排卵后卵泡壁塌陷，形成黄体并发育，在排卵后7~8天达到高峰，若排出的卵细胞未受精，在排卵后9~10天开始萎缩，形成白体；如受精，黄体继续发育形成妊娠黄体，到妊娠10周后开始萎缩。黄体在发育过程中分泌雌激素和孕激素。

(二) 卵巢激素的生理功能

卵巢主要分泌雌激素、孕激素，也分泌少量雄激素，其生理功能见表2-1。

表 2 - 1　雌激素、孕激素的生理功能

部位	雌激素	孕激素
子宫	促进子宫发育；提高子宫平滑肌对缩宫素的敏感性；使子宫内膜增生；使宫颈黏液分泌量增多，变稀薄，呈羊齿植物状结晶	使子宫肌肉松弛，降低子宫平滑肌对缩宫素的敏感性；使子宫内膜由增生变成分泌期；使宫颈黏液分泌量减少，变稠厚，呈椭圆体状结晶
输卵管	促进输卵管发育，增强输卵管蠕动	抑制输卵管蠕动
卵巢	促进卵泡发育	使阴道上皮加快脱落
阴道	使阴道上皮增生角化，糖原含量增加，酸度增加	
其他	促进第二性征发育；促进乳腺腺管增生，大剂量抑制乳汁分泌；促进水钠潴留和钙盐沉积；对下丘脑和垂体有正负反馈	促进乳腺腺泡发育；促进水钠排出；使基础体温升高 0.3℃ ~ 0.5℃；对下丘脑和垂体只有负反馈

三、子宫内膜的周期性变化及月经

（一）子宫内膜的周期性变化

随着卵巢的周期性变化，子宫内膜在卵巢激素的作用下，也发生周期性的变化：

1. 增生期　在雌激素作用下，子宫内膜基底层细胞开始增生，先是修复剥脱处创面，随后继续增生而变厚，腺体增多；血管增生，渐呈螺旋状，间质增生致密。此期相当于卵泡发育至成熟的阶段，即月经周期的第 5 ~ 14 天。

2. 分泌期　在黄体分泌的孕激素和雌激素作用下，子宫内膜由增生期变为分泌期，内膜继续增厚，腺体进一步扩大、屈曲；血管也迅速增长，更加屈曲，间质变疏松、水肿。此时内膜厚且松软，含有丰富的营养物质，有利于胚胎着床和发育。此期与卵巢周期中的黄体期相对应，约为月经周期的 15 ~ 28 天。

3. 月经期　黄体退化时，孕激素、雌激素水平下降，出现局部血管的痉挛性收缩，血管破裂出血，造成子宫内膜缺血、坏死、剥脱，随血液排出，称之为月经。为月经周期第 1 ~ 4 天，故月经期是一个周期的结束，也是下一个周期的开始。

（二）月经

随着卵巢的周期性变化，子宫内膜在卵巢激素的作用下，发生周期性剥脱、出血，称月经。一般每 28 天左右一次。

1. 初潮　第一次月经称为初潮，一般发生在 13 ~ 14 岁，受遗传、营养、气候、环境等因素影响。

2. 月经周期　相邻两次月经第 1 天间隔的时间，称为一个月经周期，一般为 28 ~ 30 天。

3. 经期及经量　每次月经持续的时间称为经期，一般为 2 ~ 7 天，多为 3 ~ 5 天；一次月经的正常量约为 30 ~ 50ml，超过 80ml 称为月经过多。

4. 月经血的特征　月经血呈暗红色、碱性、不凝固。除血液外还有子宫内膜碎片、宫颈黏液及脱落的阴道上皮细胞。

5. 月经期的症状　经期一般无特殊症状，部分妇女在经期会出现下腹部及腰骶部下坠不适，并伴有头痛、疲倦、精神不振、乳房胀痛、腹泻或便秘，以及皮肤痤疮等，但都不影响正常工作或学习。

6. 月经期健康教育　①注意卫生，防止感染：应注意外生殖器的清洁，经期不宜盆浴，以防止上行性感染；所使用的卫生巾要柔软、清洁、勤换。②注意保暖，避免寒冷刺激：如不宜游泳、冷水浴等。③保持精神愉快，避免精神刺激和情绪波动。④避免过劳，不宜吃生冷、酸辣、酒类等刺激性食物，多饮温热水，保持大便通畅，适当休息和保证充足的睡眠。

四、月经周期的调节

月经周期的调节是一个非常复杂精细的过程，主要涉及下丘脑、垂体和卵巢。下丘脑分泌促性腺激素释放激素（GnRH），通过调节垂体促性腺激素的分泌，从而调控卵巢功能。卵巢分泌的性激素对下丘脑－垂体又有反馈调节作用。下丘脑、垂体与卵巢之间相互调节、相互制约，形成一个完整而协调的神经内分泌系统，称为下丘脑－垂体－卵巢轴（H－P－O 轴）。除下丘脑、垂体和卵巢之间的相互调节外，H－P－O 轴的神经内分泌活动还受到大脑高级中枢的调控，其他内分泌腺如甲状腺、肾上腺及胰腺对月经周期的调节亦有影响。

青春期开始，下丘脑神经细胞分泌 GnRH，通过垂体门脉系统进入腺垂体，促使腺垂体合成和释放卵泡刺激素（FSH）和黄体生成素（LH）。FSH 和 LH 作用于卵巢，促使卵巢内卵泡发育并分泌雌激素，雌激素促使子宫内膜增生。当卵泡发育至成熟，雌激素水平在月经周期中达到第一个高峰，对下丘脑和腺垂体产生正反馈。促进 LH 的峰式分泌，诱发成熟卵泡排卵。排卵后的颗粒细胞在 FSH 与 LH 的作用下形成黄体，分泌雌、孕激素，孕激素使子宫内膜由增生期变为分泌期。在排卵后 7~8 天黄体发育成熟，雌、孕激素分泌达到高峰，由于雌、孕激素联合对下丘脑和垂体的负反馈调节，FSH 和 LH 分泌逐渐减少，黄体萎缩，卵巢分泌的雌、孕激素相应减少，子宫内膜失去激素的作用，内膜发生坏死、脱落、出血，月经来潮。随着雌、孕激素水平的下降，解除了对下丘脑和垂体的抑制，促性腺激素分泌开始增加，下一个月经周期重新开始。

思 考 题

1. 请描述骨盆的组成及分界。
2. 女性内、外生殖器包括哪些？
3. 子宫内膜的周期性变化是怎样的？

第三章 正常妊娠期的护理

 知识要点

十月怀胎是每一位即将为人母的准妈妈必然要经历的过程，在这漫长、辛苦但又幸福的妊娠期，怎样保证胎儿的安全，如何才能让自己生一个健康的宝宝，是每一位孕妇关注的话题。本章重点掌握妊娠的诊断、产前检查的内容及妊娠期孕妇的护理措施。

第一节 妊娠生理

胚胎和胎儿在母体内发育成长的过程称为妊娠。卵子受精是妊娠的开始，胎儿及其附属物自母体排出是妊娠的终止，共约266天，而临床上以末次月经的第1天作为妊娠的开始，全过程约280天。

一、卵子受精及胚胎的发育与植入

（一）受精

精子射入阴道后，部分前向运动的精子沿子宫颈管、子宫腔上行到达输卵管壶腹部并完成"获能"。成熟卵子自卵巢排出后，经输卵管伞部"拾入"，在输卵管壶腹部与精子结合。精子与卵子结合的过程称为受精（图3-1）。受精通常发生在排卵后12小时内，整个受精过程约需24小时。精子与卵子结合后形成两细胞胚胎，标志着新生命的开始。

（二）胚胎的输送与发育

胚胎借助输卵管上皮纤毛摆动和输卵管蠕动逐渐向宫腔方向移动，同时不断地进行有丝分裂，第3天发育成16个细胞的胚胎时称为桑椹胚，第4天桑椹胚进入宫腔并继续分裂发育成晚期囊胚。

（三）胚胎的植入

晚期囊胚侵入子宫内膜的过程称为植入，也称着床。植入开始于受精后第6~7天，至第 11～12 天完成。植入的部位多在子宫腔上部的前壁或后壁。

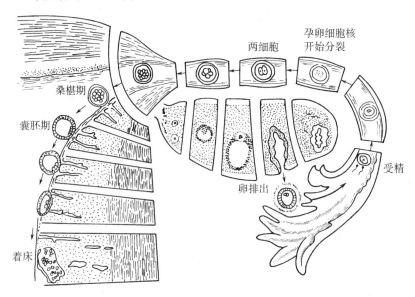

图 3-1 卵子受精与胚胎着床

（四）蜕膜的形成

胚胎着床后，子宫内膜迅速发生蜕膜样改变，依其与胚胎的关系分为 3 部分（图3-2）：

1. 底蜕膜 位于胚胎与子宫肌层之间，以后发育成胎盘的母体部分。

2. 包蜕膜 覆盖在胚胎表面，约在妊娠 14～16 周与真蜕膜相贴并逐渐融合。

3. 真蜕膜 底蜕膜及包蜕膜以外覆盖在子宫腔表面的蜕膜，又称壁蜕膜。

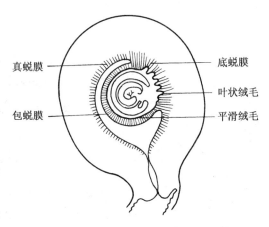

图 3-2 早期妊娠子宫蜕膜与绒毛

二、胎儿发育特征

妊娠 8 周前称胚胎，为主要器官分化时期；从第 9 周起称胎儿，为各器官进一步发育成熟的时期。胎儿发育的大致特征见表 3-1。

表 3-1 胎儿发育特征

胎龄	发育特征
8 周末	胚胎初具人形，B 超检查可见早期心脏形成并有搏动
16 周末	从外生殖器可确定性别。部分孕妇自觉胎动
20 周末	产科检查可经腹壁听到胎心音

胎龄	发育特征
28 周末	胎儿体重约1000g，皮下脂肪少，头发、指（趾）甲已长出。出生后能啼哭、会吞咽。若加强护理，可以存活
36 周末	胎儿体重约2500g，皮下脂肪发育良好，面部皱纹消失，毳毛明显减少，指（趾）甲已达指（趾）端。此期出生者基本可以存活
40 周末	胎儿已成熟，皮下脂肪丰满，皮肤粉红色，指（趾）甲已超过指（趾）端。男性睾丸已下降，女性大小阴唇发育良好。出生后哭声响亮，四肢活动好，吸吮力强，能很好存活

胎儿的身长与体重都是逐渐增长的，临床上常用新生儿身长作为判断胎儿月份的依据。

妊娠20周前：胎儿身长（cm）＝妊娠月份的平方，如：妊娠4个月身长＝4^2＝16cm。

妊娠20周后：胎儿身长（cm）＝妊娠月份×5，如：妊娠7个月身长＝7×5＝35cm。

三、胎儿的附属物及其功能

胎儿附属物包括胎盘、胎膜、脐带和羊水。

（一）胎盘

1. 胎盘的组成 胎盘由羊膜、叶状绒毛膜和底蜕膜构成。

2. 胎盘的结构 胎盘于妊娠12周时已基本形成。足月妊娠的胎盘呈圆形或椭圆形，重约450~650g，直径16~20cm，厚1~3cm，约为足月新生儿体重的1/6，中央厚，边缘薄。胎盘分为胎儿面和母体面。胎儿面由羊膜覆盖，表面光滑，脐带附着中央或稍偏侧；母体面呈暗红色，由18~20个胎盘小叶构成（图3-3）。

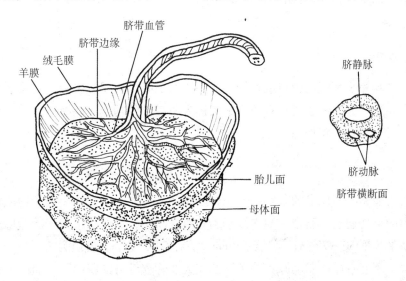

图3-3 胎盘模式图

3. 胎盘的功能　　胎盘是母体与胎儿间进行物质交换的重要器官，其主要功能如下：

（1）气体交换　　胎盘替代了胎儿呼吸系统的功能。O_2 和 CO_2 在母体和胎儿之间以单纯扩散的方式进行交换。O_2 由母体通过绒毛间隙向胎儿扩散，CO_2 由胎儿向母体扩散。当胎盘血液循环受阻，O_2 交换障碍时，可致胎儿窘迫或死亡。

（2）供给营养　　胎盘替代了胎儿消化系统的功能。水、无机盐、电解质、水溶性维生素、氨基酸、葡萄糖等均由母体经胎盘供给胎儿。

（3）排泄作用　　胎盘替代了胎儿泌尿系统的功能。胎儿的代谢产物，如尿素、尿酸、肌酸、肌酐等均可经胎盘进入母体血循环后排出。

（4）防御功能　　胎盘有一定的屏障作用，可防止某些有害物质及病原体通过，但这种作用极为有限。病毒，如风疹病毒、乙肝病毒、巨细胞病毒等及某些药物均可通过胎盘进入胎儿体内，引起胎儿畸形甚至死亡。

（5）合成功能　　胎盘能合成多种激素和酶：

1）人绒毛膜促性腺激素（HCG）：HCG 由滋养层合体细胞产生，于第 10 天可用放射免疫法自母体血清中测出，于妊娠 35 天左右在尿中可测出，妊娠 8～10 周分泌达高峰，持续约 10 天迅速下降，产后 2 周内消失。其主要功能是促使卵巢月经黄体发育成妊娠黄体，分泌甾体激素以维持妊娠。

2）雌、孕激素：妊娠 6～8 周开始由胎儿 - 胎盘单位合成，妊娠 10 周起替代卵巢妊娠黄体分泌雌、孕激素维持妊娠。

3）胎盘生乳素（HPL）：于妊娠 5～6 周可在母血中测出。随妊娠进展及胎盘逐渐增大，其分泌量逐渐增加，至妊娠 34～36 周达高峰，直至分娩，产后迅速下降。其主要功能是促进母体及胎儿蛋白质合成，促进母体乳腺腺泡发育，为产后泌乳作准备。

4）酶：胎盘能合成多种酶，包括缩宫素酶和耐热性碱性磷酸酶，其生物学意义尚不十分明了。

（二）胎膜

胎膜由羊膜和平滑绒毛膜组成。外层为平滑绒毛膜，内层为羊膜，与覆盖胎盘、脐带的羊膜层相连。完整的胎膜具有防止细菌进入羊膜腔的功能，同时还具有物质转运功能，并对分娩发动有一定作用。

（三）脐带

脐带是连接胎儿与胎盘的条索状组织，是胎儿和母体进行气体交换、物质输送及代谢产物排出的重要通道。脐带一端连接于胎儿腹壁脐轮，另一端附着于胎盘胎儿面。足月妊娠的脐带长度 30～70cm，平均约 55cm，直径 0.8～2cm，外层为羊膜覆盖，内有两条管腔较小、管壁较厚的脐动脉和一条管腔较大、管壁较薄的脐静脉，周围为保护血管的胶样胚胎结缔组织，称华通胶。一旦脐带受压血流受阻时，可导致胎儿宫内窘迫，甚至危及胎儿生命。

（四）羊水

充满在羊膜腔内的液体称为羊水。

1. 羊水的来源和量　妊娠早期的羊水是母体血清经胎膜进入羊膜腔的透析液；妊娠中期以后，胎儿尿液成为羊水的主要来源。羊水的吸收 50% 由胎膜完成，其他还有胎儿的吞咽和呼吸等吸收，以保持动态平衡。正常妊娠足月羊水量 1000 ~ 1500ml。

2. 羊水的性状和成分　羊水呈弱碱性，pH 值约为 7.2。羊水内含有大量的胎儿上皮细胞、代谢产物、激素和酶，临床通过羊水检查可监测胎儿成熟度及早期诊断某些遗传性疾病。

3. 羊水的功能

（1）保护胎儿　避免胎儿受到挤压，防止胎体粘连。

（2）保护母体　减少胎动给母亲带来的不适或母体与胎儿之间直接的压迫；临产后前羊水囊可扩张宫口及阴道；破膜后羊水冲洗和润滑产道，减少感染机会。

第二节　妊娠期母体的生理及心理变化

一、生理变化

妊娠期母体为适应胚胎、胎儿生长发育的需要，各系统发生了一系列适应性的生理变化。

（一）生殖系统

1. 子宫　是生殖系统变化最大的部分。

（1）子宫体　妊娠期子宫逐渐增大变软，妊娠 12 周时增大的子宫超出盆腔，在耻骨联合上方可触及；妊娠晚期子宫的重量由非孕时的 50g 增至 1000g；容积由非孕时的 5ml 增至 5000ml。妊娠晚期子宫因盆腔左侧由乙状结肠占据，多呈不同程度的右旋扭曲状态而影响子宫的血液循环。

（2）子宫峡部　位于子宫体与宫颈之间最狭窄的部分称子宫峡部，非孕时约 1cm，随妊娠进展逐渐伸展拉长变薄，成为宫腔的一部分，临产后伸展至 7 ~ 10cm，成为软产道的一部分，称子宫下段。

（3）子宫颈　妊娠早期宫颈黏膜充血及组织水肿，使宫颈肥大、变软，呈紫蓝色。宫颈黏液分泌量增多，形成黏稠的黏液栓，可防止细菌侵入宫腔。

2. 阴道　黏膜增厚、变软、充血，呈紫蓝色，皱襞增多，伸展性增加。阴道上皮细胞糖原增多，酸度增加，有利于防止感染。

3. 卵巢　略增大，停止排卵。一侧卵巢中的妊娠黄体继续生长并分泌雌激素和孕激素，以维持正常妊娠。妊娠 10 周后黄体功能被胎盘取代。黄体在妊娠 3 ~ 4 个月开始萎缩。

（二）乳房

自妊娠 8 周起乳房逐渐增大，孕妇自觉乳房胀痛，乳头、乳晕着色，乳晕周围皮脂腺肥大，形成散在的结节状隆起，称蒙氏结节。妊娠晚期挤压乳房时，可有少量黄色液体溢出，称初乳。乳汁正式分泌在分娩后。

（三）血液系统

1. 红细胞　妊娠期骨髓不断产生红细胞，网织红细胞增多。孕妇应在妊娠中、晚期补充铁剂，以防缺铁性贫血。

2. 白细胞、血沉　白细胞从妊娠 7 ~ 8 周开始轻度增加，至妊娠 30 周达高峰，约为 $(5 ~ 12) \times 10^9/L$，有时可达 $15 \times 10^9/L$，主要为中性粒细胞增多。红细胞沉降率加快。

3. 凝血因子　妊娠期纤维蛋白原和凝血因子 Ⅱ、Ⅴ、Ⅶ、Ⅷ、Ⅸ、Ⅹ 均增加，血小板无明显变化，血液处于高凝状态，有利于减少产后出血。

（四）循环系统

1. 心脏　由于血容量及新陈代谢增加，心搏出量增加，致使孕妇心率每分钟可增加 10 ~ 15 次。妊娠晚期因膈肌升高，心脏向左、前、上方移位，在心尖区及肺动脉瓣区可听到柔和的吹风样收缩期杂音，产后自然消失。

2. 血容量　于妊娠 6 ~ 8 周开始增加，至妊娠 32 ~ 34 周达高峰，约增加 35%，其中血浆增加多于红细胞，血液稀释，出现生理性贫血。

3. 血流动力学改变　随妊娠月份增加，增大的子宫压迫下腔静脉，孕妇易发生下肢、外阴静脉曲张和痔。孕妇长时间仰卧位，可使回心血量和心排出量减少，引起仰卧位低血压综合征。

（五）呼吸系统

妊娠期孕妇需氧量增加，呼吸可稍快，但不超过 20 次/分。呼吸较深，以胸式呼吸为主。由于呼吸道黏膜充血、水肿、增厚，局部抵抗力降低，易发生呼吸道感染。

（六）消化系统

约半数妇女妊娠早期会出现不同程度的恶心、呕吐、食欲不振等症状，一般于妊娠 12 周左右消失。因妊娠期胃肠平滑肌张力降低，胃酸及胃蛋白酶分泌量减少，肠蠕动减弱，易出现上腹部饱满、肠胀气和便秘。

（七）泌尿系统

妊娠早期由于增大的子宫压迫膀胱，可引起尿频；妊娠 12 周后子宫体超出盆腔，压迫膀胱的症状消失；妊娠末期，由于胎先露进入盆腔，尿频症状再次出现。受孕激素影响，泌尿系统平滑肌张力降低，自妊娠中期肾盂及输尿管轻度扩张，且受右旋子宫压迫，孕妇易发生肾盂肾炎，以右侧多见。

（八）内分泌系统

妊娠期脑垂体、甲状腺、肾上腺都有不同程度的增大，激素分泌量增加，但无明显功能亢进的表现。

（九）骨骼、关节及韧带

因骨盆各关节和韧带松弛，部分孕妇自觉腰骶部及肢体疼痛不适。妊娠晚期孕妇重心向前移，为保持身体平衡，常使头部与肩部向后仰，腰部向前挺，形成典型的孕妇姿势。

（十）其他

1. 体重　妊娠早期因早孕反应及食欲不振，体重可略有下降。随妊娠月份的增长，孕妇体重逐渐增加，至妊娠足月平均约增加12.5kg。妊娠36周以后，每周体重增长不应超过0.5kg，如体重增长过快，提示可能有隐性水肿。

2. 皮肤　孕妇乳头、乳晕、腹白线、外阴等处色素沉着，面颊部出现呈蝶状分布的褐色斑，习称妊娠斑，于分娩后自行消退。随妊娠的进展，腹部皮肤弹力纤维过度伸展而断裂，孕妇腹壁出现呈紫色或淡红色不规则的妊娠纹，见于初产妇。旧妊娠纹呈银白色，见于经产妇。

3. 矿物质　铁是血红蛋白及多种氧化酶的组成部分，孕妇储存铁不足易发生缺铁性贫血。胎儿骨骼及胎盘形成需较多的钙、磷，这些绝大部分是在妊娠末期的2个月内积累的，因此应于妊娠末期补充钙及维生素D。

二、心理变化

妊娠期孕妇的心理变化可能会影响妊娠和分娩过程。因此，了解妊娠期孕妇及其家庭成员的心理变化，并提供相应的心理支持，可使孕妇平安地度过妊娠期。

（一）早期妊娠的心理变化

绝大多数孕妇在妊娠初期都会产生惊讶和震惊的反应，与此同时，孕妇可能会因怀孕的时间、经济状况等而产生矛盾心理。妊娠早期的一些不适反应，也可使孕妇及其家人产生焦虑感。

（二）中期妊娠的心理变化

随着早孕反应的消失，孕妇的焦虑感有所减轻。妊娠早期孕妇并未感受到胎儿的存在，随着妊娠的进展，尤其是胎动的出现，孕妇会有一种准妈妈的兴奋和自豪，同时开始去关心自己腹中的胎儿。

（三）晚期妊娠的心理变化

随着预产期的临近，孕妇可能会因担心能否顺利分娩、胎儿安危情况及新生儿性别问题而产生焦虑。

第三节　妊娠诊断

根据妊娠不同时期的特点，临床上将妊娠全过程分为三个时期：妊娠 12 周末前称为早期妊娠；妊娠 13 ~ 27 周末称为中期妊娠；妊娠 28 周及其以后称为晚期妊娠。

一、早期妊娠诊断

（一）临床表现

1. 停经　生育年龄的已婚妇女，既往月经周期规律，一旦月经过期 10 天或以上，应首先考虑妊娠。若停经已达 8 周，妊娠的可能性更大。停经是妊娠最早、最重要的症状。

2. 早孕反应　约有半数的妇女在停经 6 周左右出现头晕、嗜睡、乏力、食欲减退、恶心、呕吐等症状，称早孕反应。

3. 尿频　因妊娠早期增大的子宫压迫膀胱所致。

4. 乳房　乳房逐渐增大，乳头及乳晕着色，乳晕周围出现蒙氏结节。

5. 妇科检查　外阴色素沉着，阴道黏膜及宫颈充血，呈紫蓝色。双合诊检查：子宫增大变软，子宫峡部极软，感觉宫体与宫颈似不相连，称黑加征，是早期妊娠特有的变化。

（二）辅助检查

1. 妊娠试验　利用放射免疫法测定受检者血中的 β – HCG，可协助诊断早期妊娠。临床上多用妊娠试纸检测受检者尿液，呈现两条红线提示受孕。

2. 超声检查　是诊断早期妊娠快速、准确的方法。最早在停经 5 周时，在增大的子宫中可见到圆形或椭圆形的妊娠囊，囊内可见胚芽和有节律的原始血管搏动。

二、中、晚期妊娠诊断

（一）临床表现

1. 子宫增大　随妊娠周数增加，子宫逐渐增大。可根据手测子宫底高度或尺测耻上子宫长度估计胎儿大小及孕周（表 3 – 2）。不同孕周的子宫增长速度不同，且受孕妇营养、胎儿发育、胎儿数目及羊水量等的影响。

表 3 - 2　不同妊娠周数子宫底高度及子宫长度

妊娠周数	手测子宫底高度	尺测耻上子宫长度（cm）
12 周末	耻骨联合上 2~3 横指	5
16 周末	脐耻之间	10
20 周末	脐下 1 横指	18（15.3~21.4）
24 周末	脐上 1 横指	24（22~25.1）
28 周末	脐上 3 横指	26（22.4~29）
32 周末	脐与剑突之间	29（25.3~32）
36 周末	剑突下 2 横指	32（29.8~34.5）
40 周末	脐与剑突之间或略高	33（30~35.3）

2. 胎动　孕妇于妊娠 18~20 周开始自觉胎动，约 3~5 次/小时。

3. 胎心音　妊娠 18~20 周用木质听筒或胎心多普勒可经孕妇腹壁听到胎心音，呈双音，似钟表的"滴答"声，120~160 次/分。

4. 胎体　妊娠 20 周后可经孕妇腹壁触及胎体。妊娠 24 周后，通过腹部四步触诊可以区分胎头、胎臀、胎背及胎儿肢体。

（二）辅助检查

1. 超声检查　B 超检查不仅可显示胎儿大小、数目、胎方位、胎心搏动、胎盘位置、羊水、胎儿有无畸形等，还可测量胎头双顶径、股骨长度等多条径线。超声多普勒法可探测胎心音、脐带血流音及胎盘血流音。

2. 胎儿心电图　通常于妊娠 12 周后可经孕妇腹壁显示胎儿的心电图形。

三、胎产式、胎先露、胎方位

妊娠 28 周前因胎儿小，羊水相对较多，胎儿在宫腔内活动范围较大，其位置和姿势不固定。妊娠 32 周后胎儿在宫腔内位置和姿势相对恒定。胎儿在宫腔内的姿势称为胎姿势。正常胎姿势为：胎头俯屈，颏部贴近胸壁，脊柱略向前弯，四肢屈曲交叉于胸腹前，整个胎体呈椭圆形，以适应妊娠晚期宫腔的形状。因胎儿在宫腔内的位置和姿势关系到分娩是否顺利进行，因此妊娠晚期应尽早明确胎产式、胎先露、胎方位，以便发现异常及时纠正。

（一）胎产式

胎体纵轴与母体纵轴的关系称胎产式（图 3-4）。两轴平行者称纵产式，占足月分娩总数的 99.75%；两轴垂直者称横产式，仅占足月分娩总数的 0.25%；两轴交叉者称斜产式，属暂时性的，在分娩过程中多可转为纵产式。

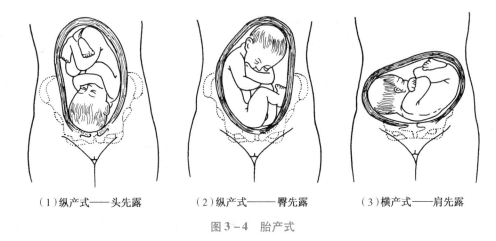

（1）纵产式——头先露　　　　（2）纵产式——臀先露　　　　（3）横产式——肩先露

图3-4　胎产式

（二）胎先露

最先进入骨盆入口的胎儿部分称胎先露。纵产式有头先露和臀先露，横产式为肩先露。其中头先露最多见。

1. 头先露 因胎头屈伸程度不同分为枕先露、前囟先露、额先露及面先露（图3-5）。枕先露最多见。

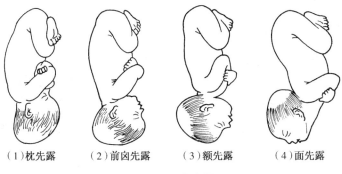

（1）枕先露　　　（2）前囟先露　　　（3）额先露　　　（4）面先露

图3-5　头先露

2. 臀先露 因入盆的先露部分不同分为混合臀先露、单臀先露、单足先露和双足先露（图3-6）。

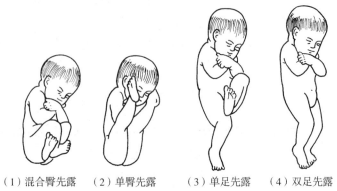

（1）混合臀先露　　（2）单臀先露　　　（3）单足先露　　（4）双足先露

图3-6　臀先露

3. 复合先露　头先露或臀先露与胎手或胎足同时入盆，称复合先露（图3-7）。

（三）胎方位

胎儿先露部的指示点与母体骨盆的关系称胎方位，简称胎位。枕先露以枕骨、面先露以颏骨、臀先露以骶骨、肩先露以肩胛骨为指示点。根据指示点与母体骨盆前、后、左、右、横的关系而有不同的胎方位。如枕先露时，胎头枕骨位于母体骨盆的左前方，为枕左前位（LOA），余类推。

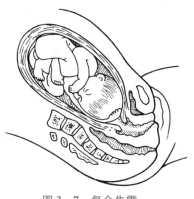

图3-7　复合先露

第四节　妊娠期管理

妊娠期管理包括对孕妇进行定期的产前检查、对胎儿宫内情况进行监护等。

围生期是指产前、产时、产后的一段时期。国际上对围生期的规定有4种：①围生期Ⅰ：从妊娠满28周（即胎儿体重≥1000g或身长≥35cm）至产后1周。②围生期Ⅱ：从妊娠满20周（即胎儿体重≥500g或身长≥25cm）至产后4周。③围生期Ⅲ：从妊娠满28周至产后4周。④围生期Ⅳ：从胚胎形成至产后1周。我国现采用围生期Ⅰ计算围生期死亡率。

一、孕妇的监护和管理

我国已普遍实现孕产期系统保健的三级管理，推广使用孕产妇保健手册。通过定期系统的产前检查，为孕妇提供连续的整体护理，以提高产科质量，降低孕产妇死亡率、围生儿死亡率和病残儿出生率。

（一）产前检查的时间

首次产前检查的时间应从确诊早孕时开始。首次产前检查未发现异常者，应于妊娠20~36周每4周检查1次，36周后每周检查1次，共检查9次。如有异常情况可酌情增加产前检查次数。

（二）首次产前检查

1. 病史

（1）个人资料　①年龄：年龄过小容易发生难产；年龄过大，尤其是35岁以上的初孕妇，易患妊娠期高血压疾病、产力异常等，其胎儿先天缺陷的发生率也明显增高。②职业：妊娠期接触铅、汞、放射线及有机磷农药、一氧化碳中毒等，可引起胎儿畸形或流产。③其他：询问孕妇的籍贯、受教育程度、婚姻状况、经济状况、个人嗜好及丈夫健康状况等。

（2）过去史　询问有无手术史及药物过敏史等，重点了解有无高血压、心脏病、糖尿病、肝肾疾病等，了解其患病时间及治疗情况。

（3）月经史及婚育史　询问初潮年龄、月经周期和末次月经时间。了解既往孕产史及分娩方式，有无流产、早产、难产、死胎、死产及产后出血史。

（4）家族史　询问家族中有无高血压、糖尿病、双胎、结核病等病史。

（5）本次妊娠经过　了解本次妊娠早孕反应出现的时间及严重程度，有无病毒感染史及用药情况，胎动开始的时间，妊娠过程中有无阴道流血、头痛、心悸、下肢水肿等症状。

（6）推算预产期（EDC）　按末次月经来潮的第 1 日算起，月份加 9 或减 3，日数加 7（农历日数加 15）。例如：末次月经为 2012 年 9 月 5 日，则预产期为 2013 年 6 月 12 日。若孕妇末次月经不详或因哺乳期尚未转经而受孕者，可根据早孕反应出现的时间、胎动开始的时间、宫底高度及 B 超检查等估计预产期。

2. 全身检查　观察孕妇体态、身高及营养状况。测量孕妇血压、体重，正常血压不应超过 140/90mmHg，或与基础血压相比不超过 30/15mmHg。检查心、肺功能有无异常及乳房发育情况。观察下肢水肿情况。

3. 产科检查　包括腹部检查、骨盆测量、阴道检查、肛门检查及绘制妊娠图。

（1）腹部检查　孕妇排尿后仰卧于检查床上，头部稍垫高，露出腹部，双腿略屈且稍分开，放松腹肌。检查者站在孕妇右侧。

1）视诊：观察腹部形状、大小，腹壁有无妊娠纹、水肿及手术瘢痕等。腹部过大者应考虑可能为多胎妊娠、羊水过多、巨大儿等；若腹部过小、子宫底过低者应考虑胎儿生长受限、孕周推算错误等。

2）触诊：用软尺测量耻骨联合上子宫长度及腹围值。

通过四步触诊法了解子宫大小、胎产式、胎先露、胎方位及胎先露是否衔接，初步估计羊水量的多少（图 3 - 8）。

第一步：检查者面向孕妇头端，双手置于子宫底部并轻按，了解子宫外形并手测宫底高度，估计胎儿大小与妊娠周数是否相符，判断宫底处的胎儿部分。若圆而硬有浮球感的为胎头，宽而软且形状不规则的为胎臀。

第二步：检查者面向孕妇头端，两手分别置于腹部两侧，一手固定，另一手轻轻向对侧深按，两手交替进行，分辨胎背及四肢。平坦饱满者为胎背，可变形的高低不平部分为胎儿肢体，同时可感觉羊水量的多少。

第三步：检查者面向孕妇头端，拇指与其余四指分开，置于耻骨联合上方握住先露部，同时左右推动，核对先露部及是否衔接。若胎先露浮动，表示尚未衔接；若已衔接，则不能被推动。

第四步：检查者面向孕妇足端，两手分别置于胎先露部的两侧，向骨盆入口方向深按，再次核对胎先露部及衔接情况。

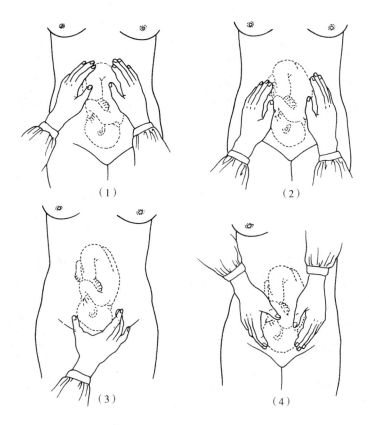

（1）　　　　　　　　　　　　（2）

（3）　　　　　　　　　　　　（4）

图3-8　腹部四步触诊法

3）听诊：妊娠24周前，胎心音多在脐下正中或偏左、右听到；妊娠24周后，胎心音多在靠近孕妇腹壁的胎背侧听得最清楚。胎心听取的位置与胎方位的关系如图3-9。

（2）骨盆测量　骨盆是胎儿娩出的通道，其大小、形态直接关系到胎儿能否顺利经阴道分娩。骨盆测量分外测量和内测量。

1）骨盆外测量：产前检查应常规行骨盆外测量。主要测量以下径线（图3-10）：

①髂棘间径：孕妇取伸腿仰卧位，测量两髂前上棘外缘间的距离，正常值23～26cm。

②髂嵴间径：孕妇取伸腿仰卧位，测量两髂嵴外缘间最宽的距离，正常值25～28cm。

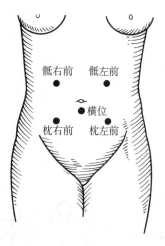

图3-9　胎心音听诊位置

③骶耻外径：孕妇取左侧卧位，左腿屈曲，右腿伸直，测量第5腰椎棘突下至耻骨联合上缘中点的距离，正常值为18～20cm。

④坐骨结节间径（出口横径）：孕妇取仰卧位，两腿屈曲，双手抱膝，测量两坐骨结节内侧缘间的距离，正常值为8.5～9.5cm。

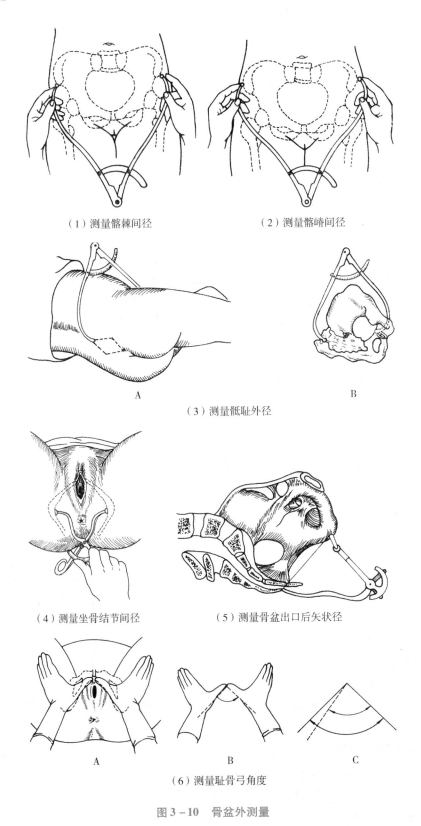

（1）测量髂棘间径　　　　　　　　　（2）测量髂嵴间径

A　　　　　　　　　　　　　　　　　B

（3）测量骶耻外径

（4）测量坐骨结节间径　　　　　　　（5）测量骨盆出口后矢状径

A　　　　　　　　　B　　　　　　　　　C

（6）测量耻骨弓角度

图3-10　骨盆外测量

⑤出口后矢状径：仰卧位，两腿屈曲，双手抱膝，检查者右手示指指腹向骶骨方向伸入肛门，拇指置于体外骶尾部，两指配合找到骶尾关节，测量该点与坐骨结节间径中点的距离，正常值为 8~9cm，该径线与出口横径之和 >15cm，表示骨盆出口不狭窄。

⑥耻骨弓角度：孕妇取膀胱截石位，检查者两手拇指尖斜着对拢，置于耻骨联合下缘，两拇指平放在耻骨降支上，测量两拇指间的角度，正常值为90°，若 <80°为异常。

2）骨盆内测量：适用于骨盆外测量有狭窄者。内测量宜在妊娠 24~36 周进行。测量时孕妇取膀胱截石位，严格消毒外阴，检查者戴无菌手套并涂以润滑剂。主要测量以下径线（图 3-11）：

①对角径（骶耻内径）：耻骨联合下缘至骶岬上缘中点的距离。检查者一手示、中指伸入阴道，用中指尖触及骶岬上缘中点，示指上缘紧贴耻骨联合下缘，另一手示指标记此接触点，抽出阴道内手指，测量中指尖至此接触点的距离，正常值为 12.5~13cm。此值减去 1.5~2cm，即为骨盆入口前后径（真结合径）。

②坐骨棘间径：两侧坐骨棘间的距离，为中骨盆最短径线。检查者一手示、中指伸入阴道，分别触及两侧坐骨棘，估计其间的距离，正常值 10cm。

③坐骨切迹宽度：坐骨棘与骶骨下部间的距离。检查者将一手示指伸入阴道，置于骶棘韧带上移动，正常值为能容纳 3 横指（5.5~6cm）。

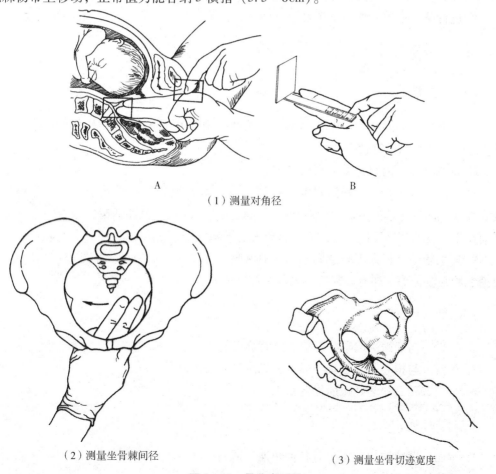

A　　　　　　　　　　　　B

（1）测量对角径

（2）测量坐骨棘间径　　　　　　　（3）测量坐骨切迹宽度

图 3-11　骨盆内测量

（3）**阴道检查**　在妊娠早期初诊时应行双合诊检查，主要了解产道、子宫、附件有无异常。妊娠最后1个月内应避免不必要的阴道检查。

（4）**肛门检查**　可以了解胎先露下降程度、宫口开大情况、骶骨弯曲度、坐骨切迹宽度及骶尾关节活动度等。

（5）**绘制妊娠图**　将每次产前检查的结果，如血压、体重、宫高、腹围、胎心率、胎位、是否有水肿等记录于妊娠图上并绘制成曲线，观察其动态变化。

4. **辅助检查**　常规做血常规、尿常规、血糖、肝功能、血型、B型超声、心电图等检查。

（三）复诊检查

复诊检查是为了解前次检查后有无异常情况，以便及时发现异常并给予相应的处理。复诊的检查内容包括：

1. 询问有无头晕、眼花、水肿、阴道出血及胎动异常等。

2. 测量血压、体重、宫底高度、腹围，绘制妊娠图。

3. 复诊胎位，听胎心，注意胎儿大小与孕周是否相符及先露部的衔接情况。

4. 进行孕期指导，预约下次复诊日期。

二、正常妊娠期孕妇的护理

【护理评估】

1. **健康史**　询问孕妇的个人资料、过去史、月经史及婚育史、本次妊娠经过及家族史等，帮助孕妇推算预产期。

2. **身体状况**　内容详见本章第三节。

3. **心理–社会状况**　妊娠早期重点评估孕妇对妊娠的态度及接受程度，能否主动或在鼓励下谈论怀孕的不适、困惑和感受；妊娠中、晚期重点评估孕妇是否因为身体不适而产生不良的情绪反应，对即将为人母和分娩有无恐惧和焦虑心理。

4. **辅助检查**　根据不同孕周选择做血常规、尿常规、心电图、B型超声、肝功能、血糖、胎心监护等，如有异常应再做其他相关检查。

【护理诊断】

1. **疲乏**　与妊娠引起早孕反应、腰背痛等有关。

2. **焦虑**　与担心胎儿健康、惧怕分娩疼痛有关。

3. **知识缺乏**　缺乏妊娠期保健知识。

【护理目标】

1. 孕妇舒适感增加，能应对各种孕期不适。

2. 孕妇情绪稳定。

3. 孕妇掌握有关孕期保健知识，维持母婴于健康状态。

【护理措施】

1. 一般护理 告知孕妇产前检查和孕期保健的重要性，根据具体情况预约下次产前检查的时间和内容。

2. 症状护理

（1）恶心、呕吐 应避免空腹或过饱，少食多餐，饮食清淡，给予精神鼓励和支持。如为妊娠剧吐，需住院治疗，纠正水、电解质及酸碱平衡紊乱。

（2）尿频、尿急 孕妇有尿意时，应及时排空。若无感染症状，可不必处理。

（3）白带增多 于妊娠最初 3 个月及最后 3 个月明显，是妊娠期的正常生理反应。嘱孕妇穿透气性好的棉质内衣，保持外阴清洁，每天清洗外阴，但严禁阴道冲洗。

（4）水肿 孕妇在妊娠后期易发生下肢水肿，经休息后可消退，属正常现象。如下肢明显凹陷性水肿或经休息后不消退者，应及时就诊，警惕妊娠期高血压疾病的发生。嘱孕妇左侧卧位，下肢稍抬高，避免长时间站或坐。适当限制盐的摄入，但不必限制水分。

（5）下肢、外阴静脉曲张 避免长时间站立、行走，指导孕妇穿弹力裤或弹力袜，睡眠时适当抬高下肢，以利静脉回流。

（6）便秘 每天清晨饮一杯开水，多吃新鲜蔬菜、水果和易消化、高纤维素的食物。每天进行适当的运动，养成定时排便的习惯。未经医生允许，不可随意使用大便软化剂或轻泻剂。

（7）下肢痉挛 指导孕妇饮食中增加钙的摄入，避免腿部受凉。发生下肢痉挛时，嘱孕妇局部热敷、按摩，直至痉挛消失。必要时遵医嘱口服钙剂。

（8）生理性贫血 孕妇应适当增加含铁食物的摄入，如动物肝脏、蛋黄、瘦肉、豆类等。如需要补充铁剂时，可用温水或果汁送服，以促进铁的吸收。

（9）仰卧位低血压综合征 嘱孕妇左侧卧位后症状可自行消失，不必特殊处理。

3. 心理护理 鼓励孕妇抒发内心的感受，为孕妇提供心理支持，帮助孕妇消除因体型改变、身体不适而产生的不良情绪。告知孕妇应保持轻松、愉悦的心情，过度紧张、情绪困扰易发生妊娠期和分娩期并发症。如孕妇有紧张、焦虑或悲伤情绪，应判断其是否有潜在的心理问题，并予以解决。

4. 健康指导

（1）衣着与卫生 孕妇衣着应宽松、舒适，不宜穿紧身衣裤。孕期应养成良好的卫生习惯，勤洗澡、勤换内衣，以淋浴为主，避免盆浴。

（2）活动与休息 一般孕妇可正常工作到妊娠28周，28周后适当减轻工作量，避免重体力劳动和夜班。每天应保证 8 小时睡眠及 1~2 小时的午休。卧床时宜左侧卧位，以增加胎盘血供。适当活动可以促进血液循环，运动量以孕妇不感觉疲劳为宜。

（3）乳房的护理 妊娠24 周后，每天用温水清洗乳头后，用软毛巾擦干并涂油脂，可防止产后哺乳时发生乳头皲裂。如有乳头平坦或凹陷，可用拇指与示指压住乳头根部,将乳头反复向外牵拉,以保证产后顺利哺乳。

(4) 胎教 现代科学研究发现,胎儿在母体内有与外界进行交流的能力。从妊娠 4 个月起,可以通过音乐、语言、抚摸等胎教形式,主动给胎儿有益的信息刺激。孕妇心情舒畅有利于促进胎儿身心健康和智力发育,以达到优生的目的。

(5) 性生活指导 妊娠最初 3 个月及最后 3 个月均应避免性生活,以免发生流产、早产、胎盘早剥、胎膜早破或感染。

(6) 避免感染 孕妇家中不宜养宠物,防止弓形虫和病毒感染。放射线、微波、电离辐射、噪声、吸烟、饮酒等有害因素,均可影响胚胎和胎儿的生长发育,甚至导致流产、早产、死胎等,应尽量远离或避免。

(7) 合理用药 在卵泡发育至受精期间除半衰期较长的药物外,多比较安全;从受精开始的 14 天内,药物对胚胎的影响呈"全有全无"现象,若胚胎继续存活,则最终将发育成正常个体;受精 15 天至妊娠 12 周内是胚胎、胎儿各器官迅速分化、发育和形成的阶段,为经典的致畸期,因此应尽量避免。妊娠 12 周后药物致畸作用明显减弱,但对神经系统的影响可以一直存在。如必须用药时,应在医生指导下选择对孕妇有效、副作用小,对胚胎、胎儿无损害的药物。

(8) 分娩前的准备 向孕妇讲解分娩中应如何配合,帮助其建立完成分娩的自信,解除思想顾虑。指导孕妇准备足够的消毒卫生巾、内裤、合适的胸罩和内衣等,为新生儿准备柔软、吸水、透气性好的衣物,准备被子、婴儿皂、小毛巾和足够的尿布。可采用上课、观看录像等形式向其讲解新生儿喂养及护理知识,示教如何给新生儿沐浴、换尿布等。

(9) 识别异常症状及先兆临产 孕妇出现下列情况应及时就诊:妊娠 3 个月后仍持续呕吐;阴道流血;寒战、头痛、眼花、胸闷、心悸、胎动突然减少等。临近预产期的孕妇,如出现阴道血性分泌物或规律宫缩,应尽快到医院就诊。如阴道有液体流出,家属应立即将孕妇平卧送往医院,以防脐带脱垂危及胎儿生命。

【护理评价】

1. 孕妇能否应对孕期各种不适。
2. 孕妇情绪是否稳定。
3. 孕妇是否掌握了孕期保健知识。

第五节 胎儿出生缺陷

出生缺陷也称先天异常、先天畸形,包含两个方面:一是指胎儿的形态、结构、功能等方面的异常,如无脑儿、脊柱裂、唇腭裂以及先天性智力低下、聋哑等;二是指婴儿出生后表现为肉眼可见,或借助辅助技术诊断的器质性或功能性的异常,如先天性心脏病、白血病等。

一、胎儿出生缺陷的病因

1. 遗传因素 父母的染色体畸变或基因突变导致胎儿的染色体结构异常。

2. 母体因素 孕妇在妊娠期合并贫血、糖尿病、心脏病等都可导致胎儿的发育异常。孕妇叶酸缺乏也会导致胎儿中枢神经系统的发育畸形。

3. 药物因素 孕妇在妊娠期服用了某些药物可能会导致胎儿畸形。

4. 物理、化学、生物因素 妊娠期间受各种感染或接触放射线、化学物质等。

二、胎儿出生缺陷的预防

目前全国重点推广出生缺陷三级预防措施，可预防大多数缺陷儿的出生。

1. 一级预防 婚前及孕前干预，防止出生缺陷胎儿的发生。

（1）加强婚前医学检查和孕前保健，对有家族遗传性疾病史者进行遗传咨询。

（2）治疗可引起胎儿畸形的内科疾病，如贫血、糖尿病、心脏病等，注意合理用药。

（3）筛查及治疗可引起胎儿畸形的感染性疾病，如结核、梅毒、病毒性肝炎、风疹、疱疹、弓形虫及巨细胞病毒感染。

（4）改变不良生活方式，戒烟、戒酒，避免接触有毒有害物质。

（5）根据需要增补叶酸或含叶酸的多种维生素。

2. 二级预防 包括产前筛查和产前诊断：

（1）*产前筛查* 采用简便、可行、无创的检查方法，对发病率高、病情严重的遗传性疾病或先天畸形进行孕期筛查，检出对子代具有出生缺陷高风险的人群，对可疑者再进行确诊，是防止出生缺陷的重要步骤。目前广泛用于产前筛查的疾病有唐氏综合征和神经管畸形及其他先天性畸形，如先天性心脏病等。常用的筛查方法有血清学检查和B超检查。

1）唐氏综合征的筛查：①妊娠早期筛查：血清学检查 β－HCG 和妊娠相关蛋白 A（PAPP－A），B 超检查胎儿颈项后透明度宽度（NT）。检出率约 85～90%。②妊娠中期检查：血清学检查甲胎蛋白（AFP）、绒毛膜促性腺激素（HCG）和游离雌三醇（uE$_3$），根据三者的变化，结合年龄、孕龄计算出唐氏综合征和其他染色体畸形的风险度。

2）神经管畸形的筛查：妊娠 14～22 周测定孕妇血清中的甲胎蛋白（AFP），可作为神经管畸形的筛查指标；妊娠中期 99% 的神经管畸形可通过超声检查获得诊断。

3）先天性心脏病和其他器官畸形：妊娠 20～22 周行 B 超检查，可发现胎儿结构异常。

（2）*产前诊断* 又称宫内诊断，是指在胎儿出生之前应用各种先进的检测手段，了解胎儿在宫内的发育情况，对先天性和遗传学疾病作出诊断，为胎儿宫内治疗和选择性流产创造条件。

3. 三级预防 是指对新生儿进行筛查，开展先天性甲状腺功能低下、苯丙酮尿症、先天性听力障碍等疾病的筛查诊断，以便对缺陷儿及早诊断，选择最佳的矫正时机。

思 考 题

1. 李女士，28 岁，已婚，平素月经规律，末次月经 2013 年 5 月 18 日，现停经 46 天，偶觉恶心、食欲减退，考虑为早孕。

（1）为确定诊断，最快速、准确的方法是什么？

（2）如确诊早孕，护士可为其提供哪些孕期保健指导？

（3）该孕妇的预产期是何时？

2. 刘女士，妊娠 12 周，首次到医院孕检，医生应为其做哪些检查？

第四章　正常分娩期的护理

　知识要点

　　分娩是指妊娠满 28 周及以后，胎儿及其附属物从母体内全部娩出的过程。妊娠满 28 周至不足 37 周分娩者称早产；妊娠满 37 周至不足 42 周分娩者称足月产；妊娠满 42 周及以后分娩者称过期产。"十月怀胎，一朝分娩"，绝大多数产妇都能顺利完成分娩，如何帮助产妇安全度过分娩期呢？本章重点掌握决定分娩的四个因素、临产的诊断、分娩三个产程的划分和正常分娩的临床经过及其护理。

第一节　决定分娩的因素

　　分娩能否正常进行取决于四个因素，即产力、产道、胎儿及产妇的精神心理因素。四个因素都正常并互相适应，胎儿顺利经阴道娩出称正常分娩；反之，其中一个因素出现异常或不能互相适应，分娩就异常。

一、产力

　　将胎儿及其附属物从子宫内逼出的力量称产力，包括子宫收缩力（简称宫缩）及腹肌、膈肌（统称腹压）和肛提肌收缩力。

（一）子宫收缩力

　　子宫收缩力是临产后促使产程进展的主要力量，贯穿分娩全过程，具有以下特点：

　　1. 节律性　每次子宫收缩由弱到强，达高峰后维持一定时间，又由强转弱，最后消失，进入间歇期，子宫肌肉松弛；而后又开始新的收缩（图 4 - 1），如此反复交替。产程初期收缩时间较短，持续约 30 秒，间歇时间较长，约 5~6 分钟；随着产程的进展，收缩时间逐渐延长，间歇时间逐渐缩短，强度逐渐增加；至宫口开全后收缩时间约 60 秒，间歇时间约 1~2 分钟，强度最强。

　　正常子宫收缩具有规律、阵发、不自主收缩的特点。宫缩时子宫壁血管受压，胎儿血供暂时减少，胎心可暂时加快；宫缩间歇时血流通畅，胎儿血供恢复正常，胎心也恢复正常。因此听胎心应在宫缩间歇期进行。

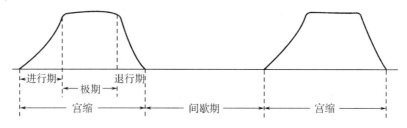

图 4 - 1　宫缩的节律性

2. 对称性和极性　每次宫缩从两侧子宫角部开始，先向子宫底方向集中，然后向子宫下段扩散，两侧对称，称为子宫收缩的对称性（图 4 - 2）；子宫底部收缩力最强、最持久，是子宫下段的 2 倍，在向下传导的过程中逐渐减弱，子宫下段收缩力最弱，称极性。

3. 缩复作用　宫缩时子宫肌纤维缩短变宽，间歇时肌纤维放松，但不能完全恢复到原来的长度，而较原来略短，称缩复作用。随着子宫收缩次数的增加，肌纤维越来越短，宫腔越来越小，迫使胎儿下降，从而使子宫下段被动扩张，宫颈口逐渐开大。

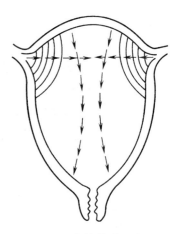

图 4 - 2　宫缩的对称性

（二）腹肌、膈肌、肛提肌的收缩力

腹肌、膈肌的收缩是胎儿娩出的重要辅助力量，参与第二、第三产程。

宫口开全后，先露下降进入阴道，压迫直肠，产妇出现便意感，反射性屏气，使腹肌、膈肌收缩，腹压增加，迫使胎儿先露下降和胎盘娩出。

肛提肌收缩协助胎头完成内旋转和仰伸。

二、产道

产道是胎儿娩出的通道，分为骨产道和软产道。

（一）骨产道

见第二章第一节。

（二）软产道

软产道包括子宫下段、子宫颈、阴道、盆底软组织，为一弯曲形管道。

1. 子宫下段的形成　子宫下段由子宫峡部牵拉伸展而成。妊娠 12 周后子宫峡部逐渐伸展，至妊娠晚期形成子宫下段。临产后由于子宫收缩的极性和缩复作用，子宫上段肌纤维变短，壁层变厚，容量变小，而子宫下段被动扩张至 7 ~ 10cm，壁层变薄，在上下段交界的子宫内面形成一环形隆起，称生理缩复环。

2. 子宫颈的变化 临产后由于宫缩的牵拉使宫颈管逐渐缩短最后消失，宫颈口逐渐扩张至10cm。初产妇多是临产前先宫颈管消失，临产后宫颈口逐渐扩张；而经产妇则宫颈管消失和宫颈口扩张可在临产后同时进行（图4-3）。

3. 阴道及盆底、会阴的变化 宫口开全后，宫腔、子宫下段及阴道形成一前壁短、后壁长的弯曲形管道，阴道黏膜皱襞展平而扩张，会阴体拉长变薄，以利于胎儿通过，但极易破裂。

三、胎儿

胎儿的大小、胎位及有无畸形也是决定分娩能否正常进行的重要因素。

1. 胎儿大小 胎儿过大或过熟，使胎头不易变形，可引起相对性头盆不称而难产。

胎头的特征：胎头是胎儿的最大部分；由两顶骨、两额骨、两颞骨和枕骨组成，两颅骨之间的缝隙称颅缝，两颅缝之间交界处的空隙较大区域称囟门，颅缝和囟门使胎头具有一定的可塑性，分娩时能重叠变形，利于胎头通过产道。

头先露有利于胎儿娩出，臀先露则因后出

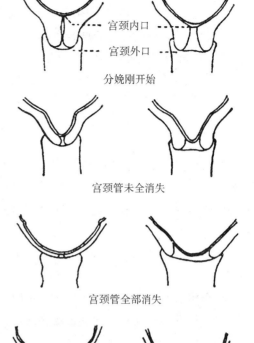

宫颈内口
宫颈外口
分娩刚开始

宫颈管未全消失

宫颈管全部消失

宫颈口开全
（1）初产妇　　　（2）经产妇

图4-3 宫颈管消失与宫口扩张

胎头没有变形机会而易难产，而横位时胎儿长轴与骨盆轴垂直，足月胎儿不能通过。

胎头的径线主要有4条（图4-4）：

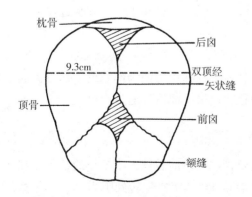
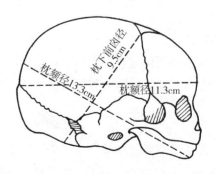

枕骨
后囟
9.3cm
双顶经
矢状缝
顶骨
前囟
额缝

枕下前囟径9.5cm
枕额径13.3cm
枕额径11.3cm

图4-4 胎头颅骨、颅缝、囟门及各径线

（1）**双顶径** 两顶骨隆突之间的距离，足月胎儿平均为9.3cm，是胎头的最大横径。临床上常常通过B超测定此值来判断胎儿大小。

（2）**枕额径** 鼻根至枕骨隆突之间的距离，足月胎儿平均为11.3cm，枕前位时胎头以半俯屈状态以此径衔接。

（3）枕下前囟径　前囟门中点至枕骨隆突下方的距离，足月胎儿平均为 9.5cm，为最小前后径，分娩过程中胎头俯屈后以此径通过产道。

（4）枕颏径　颏骨下方中央至小囟门顶部的距离，足月胎儿平均为 13.3cm。

2. 胎位　胎头的周径最大，肩次之，臀最小，因此胎头能否顺利娩出是关键。

3. 胎儿畸形　如脑积水、联体双胎等，因胎儿某部分体积过大而不能通过产道。

四、产妇的精神心理因素

分娩过程中多数产妇都有不同程度的怕痛、怕难产、怕出血、怕胎儿异常等而焦虑、紧张，这些情绪的改变会导致产妇血压升高和神经内分泌的变化，从而出现心率加快、呼吸急促、肺内气体交换不足，子宫因缺氧而致宫缩乏力、产程延长、胎儿宫内窘迫等。

第二节　枕先露的分娩机制

分娩过程中胎儿先露部通过产道时，为适应骨盆各平面的不同形态和大小而进行的一系列被动性转动，以使其最小径线通过产道的过程，称分娩机制。以临床上最常见的枕左前位为例做以下阐述（图 4-5）：

一、衔接

胎头双顶径进入骨盆入口平面，颅骨最低点达到或接近坐骨棘水平，称衔接，也称入盆。一般初产妇在预产期前 1~2 周，经产妇在临产开始后衔接。正常情况下胎头为半俯屈状态，以枕额径衔接在骨盆入口右斜径上。

二、下降

胎头沿着骨盆轴前进的动作称下降。下降呈间断性，贯穿于整个分娩过程中。

三、俯屈

胎头在下降过程中遇到肛提肌的阻力时，由于杠杆作用使颏部贴近胸壁称俯屈。俯屈的结果是由衔接时的枕额径变成枕下前囟径，以最小前后径通过产道。

四、内旋转

胎头下降到达中骨盆时，为适应中骨盆及骨盆出口前后径大于横径的特点，在产力及盆底阻力的共同作用下，胎头枕骨逆时针旋转 45°，使枕骨转到阻力小、部位宽的骨盆前方，矢状缝与骨盆出口前后径一致。此动作于第一产程末完成。

五、仰伸

胎头继续下降到达阴道口，当枕骨抵达耻骨联合下方时，即以此为支点，胎头逐渐仰伸，使顶、额、眼、鼻、口、颏相继娩出。此时双肩径进入骨盆入口。

六、复位及外旋转

胎头娩出后，胎头内旋转时发生的头颈扭曲因解除制约而恢复，枕部顺时针旋转45°，称复位；随后双肩径要与骨盆出口前后径一致，前肩顺时针旋转45°，胎头随之转动，称外旋转。

七、胎肩及胎体娩出

外旋转后，胎儿向下侧屈，前肩从耻骨弓下娩出，再向上侧屈，后肩从会阴前缘娩出，继之胎体及下肢随之娩出。

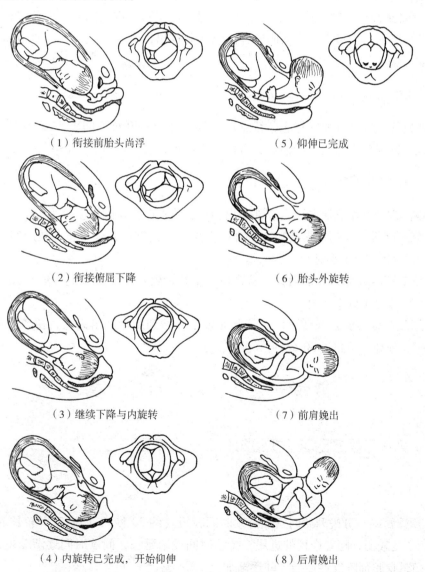

（1）衔接前胎头尚浮　　　　　　　　（5）仰伸已完成

（2）衔接俯屈下降　　　　　　　　　（6）胎头外旋转

（3）继续下降与内旋转　　　　　　　（7）前肩娩出

（4）内旋转已完成，开始仰伸　　　　（8）后肩娩出

图 4-5　枕左前位的分娩机制

第三节 临产的诊断及产程分期

一、临产先兆

临产先兆是指分娩开始前出现的一些征兆，预示分娩即将开始。

1. 子宫底下降 临产前 1～2 周，初产妇由于胎头入盆而宫底下降，腹部有轻松感，同时由于先露压迫膀胱而出现尿频症状。

2. 不规则宫缩 分娩前 1～2 周，子宫敏感性增加，可出现不规则宫缩，也称假阵缩。表现为宫缩持续时间短、间歇时间长且不恒定，不伴有宫颈管消失和宫颈口扩张。

3. 阴道血性分泌物 临产前 24～48 小时，由于宫颈内口附近的胎膜与宫壁分离，毛细血管破裂而有少量出血，与阴道分泌物一起排出，俗称"见红"，是临产即将开始的最可靠征象。

二、临产的诊断

规律宫缩是临产开始的标志，特点是宫缩持续 30～40 秒，间歇 5～6 分钟，逐渐加紧、加强；同时伴有宫颈管的消失、宫颈口的扩张、胎先露的下降。

三、产程的划分

从规律宫缩开始到胎儿胎盘全部娩出为止，称总产程。临床上分为三个产程：

1. 第一产程（宫颈扩张期） 从规律宫缩开始到宫口开全为止；初产妇约 11～12 小时，经产妇约 6～8 小时。

2. 第二产程（胎儿娩出期） 从宫口开全开始到胎儿娩出为止，初产妇约 1～2 小时，经产妇数分钟到 1 小时。

3. 第三产程（胎盘娩出期） 从胎儿娩出开始到胎盘娩出为止，初产妇和经产妇都需 5～15 分钟，不超过 30 分钟。

第四节 分娩期产妇的护理

一、第一产程的临床经过及护理

（一）临床经过

1. 规律宫缩 分娩开始时宫缩持续时间较短（约 30 秒），间歇时间较长（约 5～6 分钟），强度较弱，随着产程的进展，持续时间逐渐延长，间歇时间逐渐缩短，强度增加。产妇感觉腹部阵发性疼痛，并逐渐加重。

2. 宫口扩张 临产后宫缩逐渐加强，宫颈口逐渐扩张，宫颈口扩张是先慢后快。分为：

（1）潜伏期 从规律宫缩开始到宫口扩张 3cm，初产妇约 8 小时，最大时限 16 小时。此期宫口扩张缓慢，先露下降不明显。

（2）活跃期 从宫口扩张 3cm 到宫口开全，初产妇约 4 小时，最大时限 8 小时。此期宫口扩张较快，先露下降明显。

3. 先露下降 随着宫缩增强及宫口扩张，先露逐渐下降。先露下降以坐骨棘为标志。颅骨最低点（临床多用胎儿双顶径）达坐骨棘水平，用"0"表示，在坐骨棘以上 1cm 用"-1"表示；在坐骨棘以下 1cm 用"+1"表示，依此类推（图 4-6）。

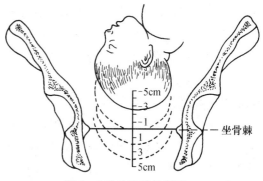

图 4-6 胎头下降的判定

4. 胎膜破裂 胎先露入盆后将羊水分为两部分，先露前面的称前羊水，约 100ml。当宫缩加强、宫口扩张、前羊水囊的压力增加到一定程度时，胎膜自然破裂，前羊水流出。多发生在宫口近开全时。

（二）护理

【护理评估】

1. 健康史 阅读产前检查记录，了解一般情况，包括姓名、年龄、身高、体重、孕产史、末次月经及预产期，有无阴道流血、高血压等，重点了解临产情况，记录腹痛开始时间、持续和间歇时间，有无阴道流水等。

2. 身体状况 观察生命体征，有无水肿，了解宫缩、宫口扩张、先露下降及破膜情况，了解胎心、胎位、胎儿大小。

3. 心理-社会状况 了解产妇对疼痛的耐受性，对正常分娩的信心，对胎儿的期望，家庭经济状况及支持程度。

【护理诊断】

1. 急性疼痛 与宫缩有关。

2. 焦虑 与疼痛及缺乏分娩相关知识有关。

3. 潜在并发症 产力异常、胎儿窘迫。

【护理目标】

1. 产妇感觉疼痛感减轻。

2. 产妇能简要叙述正常分娩经过并配合医生，焦虑情绪减轻。

3. 产力异常和胎儿窘迫能及时发现并得到有效处理。

【护理措施】

1. 减轻疼痛，促进舒适 热情接待产妇，介绍住院环境，介绍住院医生和助产士，待产室保持安静、舒适；运用导乐分娩，让家人或丈夫陪伴产妇；指导产妇宫缩时深呼吸、双手掌于腹部由上而下推按或用拳头按压腰骶部等，促进舒适，宫缩间歇时放松休息。

2. 提供心理支持，宣教分娩相关知识　建立良好的护患关系，主动了解产妇心理变化，及时提供分娩信息，讲解分娩过程，耐心解释产妇提出的疑问，消除心理障碍，树立正常分娩的信心。同时做好以下生活护理：

（1）活动与休息　胎膜早破、宫缩不强者，鼓励产妇在室内适当活动，以促进宫缩和产程进展；宫缩加强后指导产妇多取左侧卧位休息。

（2）补充水分与能量　鼓励产妇多喝水，少量多餐进高热量、易消化饮食，必要时静脉补充能量。

（3）排便与排尿　临产后应鼓励产妇2~4小时排尿一次，必要时导尿，以免膀胱充盈影响宫缩和先露下降；无禁忌证者应给予灌肠，以促进宫缩，并防止产时污染。目前有主张使用离子泻药。灌肠的禁忌证：①产前有阴道出血。②胎膜已破。③胎位异常，胎头未衔接。④瘢痕子宫如剖宫产史。⑤合并心脏病。⑥宫缩过强，估计短时间内能分娩者。⑦初产妇宫口开大4cm及以上，经产妇宫口开大2cm及以上。

（4）清洁卫生　入院后有条件的沐浴更衣，外阴部备皮并保持清洁干燥。

3. 观察产程进展，防治并发症

（1）观察宫缩　用手放于产妇腹部观察，宫缩时宫体隆起变硬，间歇时子宫松软，注意子宫收缩时间、间歇时间、强度，发现异常及时汇报医生处理。

（2）勤听胎心　在宫缩间歇期听取胎心，潜伏期每1~2小时听一次，活跃期每15~30分钟听一次，每次听1分钟，注意胎心速率、节律、强弱，或用胎心监护仪监测宫缩和胎心。若出现异常及时汇报处理。

（3）了解产程进展　通过适时肛查，或在严格消毒下阴道检查，来了解宫口扩张及先露下降情况，并通过描记产程曲线图来观察（图4-7）。肛查应在宫缩时进行。

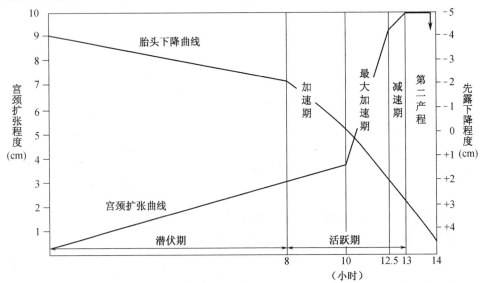

图4-7　产程曲线图

（4）胎膜破裂的护理　一旦破膜，立即听胎心，记录破膜时间，注意羊水的量、色、性状，破膜超过 12 小时尚未分娩者，遵医嘱用抗生素预防感染。

（5）观察生命体征　每 4~6 小时观察一次并记录。

【护理评价】

1. 产妇疼痛感有无减轻。
2. 产妇能否简要描述分娩过程及配合方法，保持适当摄入和排泄。
3. 产妇有无发生产力异常及胎儿窘迫，能否及时发现并得到有效处理。

二、第二产程的临床经过及护理

（一）临床经过

1. 宫缩频而强　宫口开全后，宫缩进一步加强，持续时间约 1 分钟或以上，间歇时间约 1~2 分钟，产妇感觉腹部疼痛加剧并有会阴痛。此时胎膜多已破裂，若尚未破膜应在宫缩间歇时行人工破膜。

2. 产妇屏气　当胎头降至盆底，压迫软组织及直肠壁，产妇出现便意感，并不由自主地向下屏气，以增加腹压。

3. 先露下降　随着产程进展，先露进一步下降，会阴膨隆变薄，阴唇张开，肛门松弛。

（1）拨露　宫缩时胎头下降露出于阴道口，间歇时又缩回阴道内，称为"拨露"。

（2）着冠　几次拨露后，胎头露出的体积不断增大，当胎头双顶径通过骨盆出口时，胎头在宫缩间歇时也不再缩回，称为"着冠"。

4. 胎儿娩出　着冠后会阴极度扩张，当枕部抵达耻骨弓下方时，以此为支点胎头仰伸娩出，随后胎肩及胎体相继娩出。

（二）护理

【护理评估】

1. 健康史　了解第一产程经过、产妇生命体征、产程进展情况、胎儿有无宫内窘迫等。

2. 身体状况　了解宫口开全时间、宫缩、胎心及羊水性状，了解拨露情况，评估会阴条件，了解有无膀胱充盈等。

3. 心理-社会状况　了解产妇体力消耗情况，有无因疼痛加剧希望急于结束分娩而产生焦虑或紧张情绪。

4. 辅助检查　胎心监护仪监测胎心和宫缩，发现异常及时汇报并处理。

【护理诊断】

1. 焦虑与疼痛　与缺乏顺利分娩信心和担心胎儿健康有关。

2. 知识缺乏　与缺乏正确使用腹压知识有关。

3. 潜在并发症　产道损伤、胎儿窘迫、新生儿窒息和产伤。

【护理目标】

1. 产妇情绪稳定，有信心完成分娩并主动配合医务人员。

2. 产妇能正确使用腹压。

3. 产妇会阴损伤减到最轻，胎儿窘迫能及时发现并得到有效处理，新生儿无窒息和产伤。

【护理措施】

1. 心理支持　关心、理解和支持产妇，采用导乐陪伴，协助产妇进食、擦汗，及时反馈产程进展信息，缓解焦虑情绪。

2. 指导产妇正确使用腹压　让产妇仰卧于产床上，两腿屈曲分开，双脚蹬在产床上，双手拉住把手，宫缩时深吸气后向下用力屏气，宫缩间歇时放松休息。下次宫缩时重复。

3. 观察产程进展，协助胎儿娩出，防治并发症

（1）观察产程　观察宫缩的频率和强度；勤听胎心，每5~10分钟听一次；了解拨露时先露下降情况。

（2）做好接生准备　①上产床：初产妇宫口开全、经产妇宫口开大4cm且宫缩有力时，送产妇到分娩室，准备接生。②产妇准备：取膀胱截石位；消毒外阴：先用消毒肥皂纱球擦洗外阴部，顺序是：小阴唇、大阴唇、阴阜、大腿内侧上1/3、会阴及肛周、肛门；再用温开水冲洗，冲洗前先用棉球堵住阴道口，冲洗顺序：由上而下，由外而内；然后用0.1%苯扎溴铵（新洁尔灭）或0.5%聚维酮碘消毒棉球擦洗消毒，顺序是：由上而下，由内而外。消毒后铺巾。③接生者准备：按外科手术要求洗手。

（3）接生　通常采用仰卧位接生法：①评估会阴条件，确定是否行会阴切开术。②接生步骤：接生者站在产妇右侧，当胎头拨露会阴较紧张时，开始保护会阴。③让产妇双足蹬在产床上，双手拉住把柄，臀部紧贴在床上，助产者右手肘关节支撑在产床上，拇指与四指分开，右掌抵在会阴缘，宫缩时向上向内托住会阴；左手轻轻下压胎头帮助俯屈；宫缩间歇时，保护会阴的手稍放松，让产妇也放松休息。当胎头着冠时，宫缩时嘱产妇张口哈气消除腹压，宫缩间歇时稍屏气，接生者右手继续保护会阴，左手帮助胎头仰伸，使胎头在宫缩间歇时缓缓娩出。胎头娩出后右手不能放松，左手拇指从胎儿鼻根处向下挤压出鼻、口内的黏液、羊水，同时帮助胎头复位、外旋转，然后下压胎颈使胎前肩从耻骨弓下娩出，再上托胎颈部，使后肩从会阴缘娩出。双肩娩出后保护会阴的右手可拿开，与左手一起抱住胎体协助娩出（图4-8）。

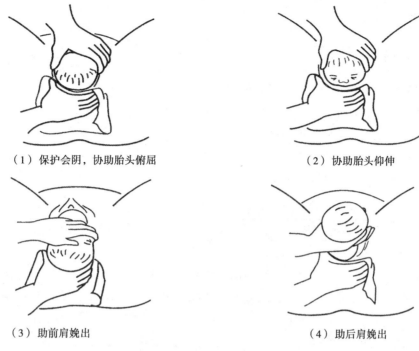

（1）保护会阴，协助胎头俯屈　　　　　　（2）协助胎头仰伸

（3）助前肩娩出　　　　　　　　　　　　（4）助后肩娩出

图 4 - 8　接产的步骤

【护理评价】

1. 产妇是否情绪稳定，能否积极配合。
2. 产妇能否在接生者指导下正确使用腹压。
3. 会阴有无裂伤，胎儿有无窘迫和新生儿有无窒息，是否得到及时救治。

三、第三产程的临床经过及护理

（一）临床经过

1. 子宫收缩与缩复　胎儿娩出后子宫底降至脐平，宫缩暂停几分钟后再现。

2. 胎盘剥离　由于胎儿娩出后子宫的缩复作用明显，宫腔明显缩小，胎盘与子宫壁之间发生了错位而剥离，剥离面出血形成血肿。由于宫缩及胎盘后血肿，使胎盘的剥离面逐渐扩大，最后完全剥离。胎盘剥离的征象：①子宫体变硬呈球形，宫底升高达脐上。②阴道口外露的脐带自行下降。③阴道少量流血。④用手掌尺侧缘下压子宫下段，宫体上升，外露的脐带不回缩。

3. 胎盘娩出　胎盘全部剥离后娩出的方式有两种：

（1）胎儿面先娩出　胎盘从中央先剥离，最后边缘剥离。特点是胎盘先娩出后有阴道流血，出血量相对较少。临床上多见。

（2）母体面先娩出　胎盘先从边缘剥离，最后中央剥离。血液沿胎盘边缘剥离面流出，故先有阴道流血，再胎盘娩出，出血量较多。临床上少见。

（二）护理

【护理评估】

1. **健康史** 了解第一、第二产程经过。

2. **身体状况** 评估胎盘剥离及娩出情况，了解宫缩、阴道出血、胎盘是否完整、外阴阴道裂伤情况，以及生命体征。

3. **新生儿情况** 新生儿娩出后1分钟进行阿普加（Apgar）评分，了解有无窒息及窒息程度（表4-1），同时行身体外观评估。

表4-1 新生儿阿普加（Apgar）评分表

体征	0分	1分	2分
每分钟心率	0	<100次	≥100次
呼吸	0	浅慢且不规则	佳
肌张力	松弛	四肢稍屈曲	四肢活动好
喉反射	无反射	有些动作	咳嗽、恶心
皮肤颜色	全身苍白	躯干红，四肢青紫	全身红润

4. **心理-社会状况** 观察产妇对新生儿第一反应，对新生儿性别的满意度及是否进入母亲角色。

【护理诊断】

1. **潜在并发症** 新生儿窒息、产后出血。

2. **有父母不称职的危险** 与产后疲惫、对新生儿情况不满意等有关。

【护理目标】

1. 新生儿正常，产妇未发生产后出血。

2. 产妇及家属接受新生儿并开始亲子互动。

【护理措施】

1. **正确处理第三产程，防治并发症**

（1）正确处理新生儿，预防新生儿窒息

1）清理呼吸道：胎儿娩出后立即清理呼吸道，拇指放在颏骨下，四指从胎儿鼻根处向下挤压出鼻、口内的黏液、羊水，再用吸痰管或吸球轻轻吸，保持呼吸道通畅。

2）阿普加评分：出生后1分钟，根据Apgar五项指标进行评分，得分8~10分为正常新生儿；4~7分为轻度窒息；0~3分为重度窒息。

3）处理脐带：在距离脐轮10~15cm处用两把止血钳夹住脐带，于中间剪断，用75%酒精消毒脐带根部及脐轮周围。目前多主张延期断脐，即等胎盘娩出后再剪断脐带。结扎脐带的方法有粗棉线结扎法、气门芯套扎法、脐带夹、止血钳等。棉线结扎法：用棉线在距离脐轮 0.5cm 处扎第一道，再在第一道上方 0.5cm 处扎第二道，在第二道上方 0.5cm 处剪断，残端用 5% 聚维酮碘消毒后以无菌纱布包扎，外面用脐绷带包扎。气门芯套扎法：将气门芯胶管切成 0.3cm 的胶圈，在胶圈上套拴 5cm 长的双丝线，放入 75% 乙醇浸泡 30 分钟后取出套在止血钳上，将止血钳夹住距脐根部 0.5cm 处的脐带，然后将其上端 0.5cm 处的脐带剪断，牵拉丝线将气门芯套在脐带上，取下止血钳，挤出脐带残端血液，消毒包扎。脐带结扎时要求止血可靠，严格无菌。

4）一般护理：擦干新生儿体表的羊水和血迹，保暖；测体重、身长，检查体表有无明显畸形；抱示母亲看清性别；左手腕上系腕带，在新生儿记录单上摁母亲拇指印和新生儿足印，穿好衣服，包裹于襁褓中，外系小标牌，新生儿腕带和小标牌上有母亲姓名、床号、住院号、新生儿性别、体重、出生时间；用抗生素眼药水滴眼，以防眼结膜炎。

（2）及时协助胎盘娩出，预防产后出血

1）协助胎盘娩出：确认胎盘完全剥离后，及时协助娩出，方法是：左手轻轻按压宫底，嘱产妇屏气，右手拉住脐带向下向外牵拉，当胎盘大部分从阴道口露出时，用双手捧住胎盘，朝一个方向旋转并缓缓往外牵拉，协助胎盘完整娩出。若有胎膜撕裂，则用血管钳夹住断裂端上方，按原来方向旋转，直至胎膜全部娩出。

2）检查胎盘胎膜：将胎盘铺平，检查胎盘小叶是否完整，测量其厚度及大小，然后将胎盘提起，检查胎膜是否完整，胎儿面有无血管断裂，以及时发现副胎盘。

3）检查软产道：仔细检查小阴唇内侧、尿道口周围、会阴、阴道及宫颈有无裂伤及裂伤程度，有裂伤按解剖层次缝合。

4）预防产后出血：胎儿肩部娩出后有产后出血可能者，给予肌内注射缩宫素。

5）早吸吮：胎儿娩出后 30 分钟，将新生儿抱给母亲，协助其肌肤相接触和首次哺乳，时间约 15~20 分钟。早吸吮可促进产妇子宫收缩，减少产后出血，并能促进乳汁分泌。

2. 提供舒适，情感支持　接生完毕移去臀下污染敷料，垫上消毒会阴垫，更换清洁衣裤，保暖；给产妇喂红糖水、流汁以补充水分；帮助产妇进入母亲角色，建立母子感情。

3. 产后观察　第三产程结束后，产妇留在产房内观察 2 小时，注意子宫收缩情况、宫底高度、有无宫腔积血；阴道出血量、色、性状；膀胱充盈度；阴道有无血肿及血压变化。如无异常，护送母儿进入产休室，并做好交接班。

【护理评价】

1. 新生儿有无窒息，产妇有无产后出血，是否得到及时救治。
2. 产妇是否接受新生儿。

第五节 分娩镇痛及护理

分娩疼痛虽说是一种生理现象，但也是多数妇女一生中遇到的最剧烈的疼痛，疼痛可使产妇精神紧张、焦虑烦躁、进食减少、消耗增加，导致产妇衰竭、胎儿窘迫、宫缩乏力、产程延长等，因此所有的产妇都希望无痛分娩。目前我国常用的方法是导乐陪伴和非药物性镇痛。

一、分娩镇痛的常用方法

（一）导乐陪伴分娩

导乐陪伴分娩是指由具有分娩经验及良好沟通技巧的妇女或助产士充当导乐，在产前、产时和产后陪伴产妇，给予产妇精神上的鼓励和支持，介绍可采用的各种体位，有效地减轻分娩疼痛的方法和建议，使其顺利分娩的方法。其优点是完全无副作用。目前也有医院推行丈夫陪伴分娩，既增加了产妇的安全感，又增加了丈夫的责任感，有利于提高产时服务质量，促进母婴安全，同时又有利于巩固夫妻感情，促进家庭化分娩成功，是一项值得推广的产时服务技术。

（二）非药物性镇痛

1. **控制呼吸** 是指在分娩过程中，根据宫缩的强度、频率和持续时间主动地调整呼吸频率和节律的方法。在第一产程早期，采用胸式呼吸，要深而慢，宫缩开始和结束时用鼻子吸气，用口呼气，间歇时停止。在第一产程末，呼吸快而浅；第二产程时深吸气后屏气。为保护会阴避免撕裂，则可使用喘-吹式呼吸方式。通过控制呼吸可以缓解由于分娩产生的压力，增强产妇的自我控制意识。

2. **按摩镇痛** 用手指压迫髂前上棘、髂嵴或耻骨联合，或由丈夫或陪伴的助产士按摩下腹部，或用双手握拳压迫腰骶部，可与呼吸法相结合。

3. **放松技巧** 首先通过有意识地刻意放松某些肌肉，然后逐渐放松全身肌肉。放松的方法多样，如触摸肌肉紧张部位、想象某些美好事物、听轻松愉快的音乐等，使全身肌肉放松，在分娩过程中不致因不自觉的紧张而造成不必要的肌肉紧张和疲倦。

4. **转移注意力** 根据大脑高度注意某一刺激时可以抑制对其他刺激的反应这一原理，给产妇播放喜爱的音乐以转移其注意力，从而降低对宫缩的感应力，增加对疼痛的耐受力。

5. **电磁刺激** 采用神经电刺激仪 HANS 在产程中镇痛。

6. **针灸法** 根据中医的针灸麻醉理论，利用电刺激相应穴位，使产妇自身产生镇痛性物质，达到镇痛效果。

7. **热水浴** 在未进入活跃期之前可以进行热水浴，水的浮力可以减轻人体关节所承受的压力，可使人放松，减轻分娩疼痛。水温比体温稍高即可，但应有人陪伴，胎膜已破则不宜水浴。

（三）药物性镇痛

有一部分妇女在采取非药物性镇痛方法后仍不能缓解分娩过程中的剧烈疼痛，也可遵医嘱使用硬膜外自控镇痛泵技术（PCEA）、蛛网膜下腔与硬膜外间隙联合阻滞技术（CSEA）、一氧化二氮（N_2O，笑气）吸入、麻醉等方法。

所有镇痛方法都存在优点或缺点，不是每一个孕妇都适用药物性镇痛，需要在产科医生的检查、监督下，条件适合者才能进行药物性镇痛分娩。

二、分娩疼痛的护理

【护理评估】

1. 健康史　了解产妇生命体征有无异常，评估分娩因素有无异常。

2. 身体状况　评估胎儿宫内情况、产程进展情况，尤其是宫缩强度和宫口扩张及胎先露下降情况，同时正确评估产妇对疼痛的耐受性，便于选择正确的镇痛方法。

3. 心理-社会状况　由于宫缩痛，产妇产生焦虑、紧张的情绪，甚至对自然分娩失去信心。

4. 辅助检查　根据产妇及胎儿的情况选择必要的检查。

【护理诊断】

1. 知识缺乏　缺乏分娩镇痛知识和自然分娩信心。

2. 潜在并发症　继发宫缩乏力、胎儿窘迫、产后出血。

【护理目标】

1. 产妇能正确认识分娩疼痛，了解分娩镇痛的相关知识，有信心自然分娩。

2. 胎儿窘迫没有发生，产妇宫缩正常，产后出血被及时发现并有效处理。

【护理措施】

1. 知识宣教　向产妇和家属解释分娩痛的原因，说明分娩疼痛是正常生理变化，介绍缓解疼痛的方法，以及拟采取的各项保障正常分娩的措施，让产妇心理放松，消除顾虑，增强自然分娩的信心。

2. 监测产程　预防并发症，密切监测产妇胎心、宫缩和产程进展情况，及时了解分娩镇痛效果。注意观察产妇情绪变化，及时调整分娩镇痛的方式，保证分娩期母婴安全。注意产后宫缩、阴道出血量、膀胱充盈度，发现异常及时汇报处理。

【护理评价】

1. 产妇是否正确认识分娩疼痛，有无信心自然分娩。

2. 胎儿窘迫是否发生，产妇宫缩是否正常，产后出血有无发生，是否被及时发现并得到有效处理。

思 考 题

1. 决定分娩的四个因素。

2. 第一产程的临床经过及观察要点。

3. 胎盘剥离的征象是什么?

4. 产后 2 小时观察的内容有哪些?

5. 某妇女，孕 1 产 0，孕 39^{+5}周，阵发性腹痛 5 小时，检查：宫缩（30～40）秒/（5～6）分，胎位枕左前，胎心 148 次/分，先露头 -2，宫口开大 2cm，胎膜未破，诊断临产入院。入院后给予产科常规处理，6 小时后宫口开全，胎膜破裂，宫缩（50～60）秒/（1～2）分，胎心 150 次/分，先露 +2。

问题：该产妇现在处于什么情况? 该怎么处理?

6. 周女士，26 岁，因阵发性腹痛 6 小时入院。入院诊断：孕 1 产 0 孕 39^{+3}周，检查：体温、脉搏、呼吸、血压正常，心肺检查无异常; 产科检查：宫高 32cm，腹围 97m，胎位枕左前，胎心 140 次/分，宫缩持续 30～40 秒，间歇 3～4 分钟，骨盆外测量正常; 肛查：宫口开大 3cm，先露 -1，胎膜未破。产妇因疼痛、担心胎儿能否顺利娩出而有焦虑、紧张现象。

问题：该产妇出现了什么情况? 该如何护理?

第五章　正常产褥期的护理

 知识要点

　　产褥期是产妇机体各系统生理的恢复，心理角色转换的关键时期，因此熟悉产褥期妇女的生理和心理变化，帮助产妇顺利度过产褥期具有十分重要的意义。本章重点掌握产褥期产妇的生理和心理变化，以及产褥期妇女的护理措施。

第一节　产褥期妇女的生理及心理调适

　　产褥期是指产妇全身各器官（除乳腺外），从胎盘娩出至恢复或接近正常未孕状态的一段时间，一般需 6 周。

一、产褥期妇女的生理变化

（一）生殖系统

　　1. 子宫复旧　子宫在胎盘娩出后逐渐恢复至未孕状态的过程称子宫复旧。包括子宫体肌纤维缩复，子宫内膜再生，宫颈及子宫下段复原和子宫血管变化。

　　（1）子宫体肌纤维缩复　子宫体肌纤维的缩复是肌细胞胞浆蛋白被分解排出，肌细胞体积缩小而致子宫的体积和重量逐渐缩小。产后 10 天子宫降至骨盆腔内，产后 6 周子宫恢复至正常非孕大小。同时，子宫重量也由分娩结束时的重约 1000g，在到产后 6 至 8 周时恢复至未孕时的 50g。

　　（2）子宫内膜再生　胎盘、胎膜娩出后，剩余的蜕膜变性、坏死，随恶露排出，子宫内膜基底层增生形成新的子宫内膜，约在产后 3 周除胎盘附着部位外的宫腔表面内膜已再生修复，而胎盘附着部位的内膜完全修复需至产后 6 周。

　　（3）宫颈及子宫下段复原　胎盘娩出后宫颈外口松软，壁薄皱起，呈袖口状。产后 1 周后宫颈内口关闭，宫颈管重新恢复，产后 4 周宫颈恢复至非孕时形态。由于分娩时引起宫颈的轻度裂伤，使初产妇的子宫颈外口由产前的圆形变为产后的"一"字形。同时，产后子宫下段逐渐缩复为非孕时的子宫峡部。

（4）**子宫血管变化** 胎盘娩出后，由于子宫收缩，导致开放的螺旋动脉和静脉窦被压缩闭塞，血管内血栓形成，使出血逐渐减少直至停止。

2. 阴道 分娩后扩大的阴道腔逐渐缩小，肌张力逐渐恢复，黏膜皱襞约在产后3周重现，但肌张力将不能完全恢复至未孕时状态。

3. 外阴 分娩后外阴常有轻度水肿，产后2~3天可自行消退。会阴部轻度裂伤或会阴切口缝合后3~5天可愈合。处女膜因在分娩时撕裂形成残存痕迹，称处女膜痕。

4. 盆底组织 盆底肌及其筋膜在分娩时因长时间的压迫、扩张导致其弹性下降，张力降低，且常伴有盆底肌纤维部分撕裂。产后合理的锻炼和休息可恢复或接近未孕状态。若损伤严重或产后过早重体力劳动可导致阴道壁膨出、子宫脱垂。

（二）乳房

1. 泌乳 乳房的主要变化是泌乳。妊娠期胎盘激素促进乳腺发育。分娩后雌、孕激素水平急剧下降，解除了对垂体生乳素功能的抑制开始泌乳。另一方面，当婴儿吮吸乳头时可反射性引起腺垂体释放催乳素促进乳汁分泌。吮吸动作还反射性地引起神经垂体释放缩宫素，缩宫素具有使乳腺腺泡周围的肌上皮细胞收缩的功能，使乳汁从腺腔、乳腺小管进入输乳导管和乳窦而喷出，此过程又称喷乳反射。此外，乳汁的分泌还与产妇的营养、睡眠及情绪等密切相关。

2. 哺乳 哺乳有利于产妇的子宫复旧，其次可增进母子感情，更重要的是母乳营养丰富，是新生儿最好的食物。产后7天内分泌的乳汁称初乳，因含较多的 β-胡萝卜素和有形物质，故呈淡黄色、质稠，初乳中含有丰富的蛋白质，尤其是免疫球蛋白G和分泌型免疫球蛋白A，脂肪和乳糖含量较成熟乳少，极易消化，是新生儿早期的天然食物。产后7~14天分泌的乳汁称过渡乳，蛋白质含量逐渐减少，脂肪和乳糖含量逐渐增多。产后14天以后分泌的乳汁称成熟乳，蛋白质、脂肪、糖等含量趋于平衡。同时母乳还含有矿物质、维生素和各种酶。

（三）血液循环系统

妊娠期血容量增加35%，产后2~3周恢复至未孕状态。但产后3日内，由于子宫缩复和胎盘循环的停止，大量血液从子宫流入体循环，同时妊娠期过多的组织间液回吸收使体循环血容量再次增加15%~25%，加重心脏负担。

产褥早期血液处于高凝状态，有利于胎盘剥离面形成血栓，减少产后出血。血纤维蛋白原、凝血酶、凝血酶原于产后2~4周降至正常。生理性贫血一般于产后2~6周恢复正常。白细胞总数于产后1~2周恢复正常水平。红细胞沉降率于产后3~4周降至正常。

（四）消化系统

由于产时体力消耗及体液大量的流失，产妇常感口渴，食欲不振，喜进流质或半流质饮食，产后1~2日可恢复。产后卧床时间长，胃肠肌张力及蠕动力减弱，腹肌及盆底肌肉松弛，容易发生便秘和肠胀气。

（五）泌尿系统

妊娠期体内潴留大量水分在产褥早期经肾脏排出，故产后最初1周尿量增多。在分娩过程中，因膀胱受压，黏膜水肿、充血、肌张力降低、会阴伤口疼痛、不习惯卧床排尿、器械助产、麻醉等均可导致尿潴留，尤其在产后24小时内。妊娠期发生的肾盂及输尿管扩张，约需产后2~8周恢复正常。

（六）内分泌系统

产后雌、孕激素水平急剧下降，产后1周可降至未孕水平。胎盘生乳素于产后6小时已测不出。垂体催乳素因是否哺乳而不同，不哺乳者于产后2周降至非孕水平。

月经复潮及排卵时间与是否哺乳有关，不哺乳产妇一般在产后6~10周月经复潮，哺乳产妇月经复潮延迟，有的在哺乳期间月经一直不来潮，平均在产后4~6个月恢复排卵。哺乳期产妇首次月经复潮前多有排卵，因此哺乳期产妇月经未来潮前依然有受孕可能。

（七）腹壁

产后腹壁松弛，其紧张度约需6~8周恢复。妊娠期出现下腹正中线色素沉着，在产褥期逐渐消退。初产妇腹部紫红色妊娠纹变为银白色陈旧性妊娠纹。

二、产褥期妇女的心理调适

产褥期是产妇在生理及心理上变化较大的阶段。产妇需要从妊娠期和分娩期的不适、疼痛、焦虑中恢复，需要接纳家庭新成员，这一过程称为心理调适。此期由于躯体的不适和社会及家庭角色的转换，产妇的心理处于脆弱和不稳定状态，并且面临着潜意识的内在冲突以及初为人母所需的情绪调整，随之而来的新生儿的健康状况，家人的关爱照顾，社会的支持程度，经济来源，休养的环境条件，产妇的年龄，文化程度及分娩经历等均不同程度地影响产妇的心理变化。因此，产褥期心理调适的指导和支持十分重要。

产褥期妇女的心理调适一般经历3个时期：

1. 依赖期 产后前3日。产妇表现出十分依赖的特性，很多事情需要通过别人来满足，如对孩子的关心、喂奶、淋浴等，同时产妇非常需要睡眠，显得疲倦，喜欢讨论过去的事情，尤其是关于自己妊娠和分娩的感受。较好的妊娠和分娩经历、满意的产后休息、营养和较早较多地接触孩子及与孩子间的目视都将有助于产妇较快地进入第二期。在此期，丈夫及家人的关心，医务人员的悉心指导和帮助都是极为重要的。

2. 依赖－独立期 产后3~14日。产妇表现为较为独立的行为，主动关心和参与护理孩子，亲自喂奶而不需要帮助。此期容易产生压抑，甚至出现产后精神抑郁，可能因分娩后产妇感情脆弱，太多的母亲责任，角色的转换，身体内分泌系统的急剧变化等因素造成，产妇表现为哭泣，对周围漠不关心，停止该进行的活动等等。及时护理和指导帮助产妇能纠正压抑情绪，提供婴儿喂养和护理知识，要求家人参与照顾及护理，鼓励产妇表达自己的情绪并与他人交流等，均能提高产妇的自信心和自尊感，使其接纳自己和孩子，平稳地应对压抑状态。

3. 独立期 产后 2 周 ~ 1 个月。此期，产妇、家人和婴儿已成为一个完整的系统，形成新的生活形式。在这一时期，产妇及其丈夫会承受更多的压力，如兴趣与需要的矛盾，事业与家庭的矛盾，哺育孩子、承担家务及维持夫妻关系中各种角色的矛盾。社会支持系统及医护人员应继续提供指导和必要的帮助。

第二节　产褥期妇女的护理

【护理评估】

1. 健康史 了解产妇此次妊娠及分娩情况，包括既往健康状况、有无合并症及并发症、分娩时间及方式、新生儿情况等。

2. 身体状况

（1）生命体征　产后 24 小时内体温略升高，一般不超过 38℃；脉搏在正常范围内；呼吸深慢，14 ~ 16 次/分；血压平稳。

（2）子宫复旧　子宫圆而硬，宫底在脐下 1 横指；产后第 1 天因盆底肌收缩，宫底稍上升达脐平，以后每天下降 1 ~ 2cm。产后 10 天子宫降至骨盆腔，腹部扪不到宫底。

（3）产后宫缩痛　产褥早期因宫缩引起下腹部阵发性剧烈疼痛称产后宫缩痛。于产后 1 ~ 2 天出现，2 ~ 3 天自然消失。多见于经产妇，哺乳时反射性宫缩素分泌增加可加重疼痛。

（4）恶露　产后随子宫蜕膜的脱落，含有血液、坏死的蜕膜组织及宫颈黏液经阴道排出，称恶露。正常恶露有血腥味，但无臭味，持续 4 ~ 6 周。若子宫复旧不良或胎盘、胎膜残留和合并感染时，恶露增多且有臭味。根据恶露颜色、内容物及时间不同分为 3 种：①血性恶露：色鲜红，量多，含大量的血液及少量胎膜和坏死蜕膜组织。持续 3 ~ 4 天。②浆液性恶露：色淡红似浆液，含少量血液，有较多坏死蜕膜组织、宫颈黏膜（液）及细菌等。持续约 10 天。③白色恶露：色泽较白，黏稠，含大量白细胞、坏死蜕膜组织、表皮细胞及细菌等。持续 3 周干净。

（5）会阴　阴道分娩者产后会阴有轻度水肿，一般在产后 2 ~ 3 天自行消退。会阴部有缝线者，拆线后症状自然消失。

（6）排泄　评估膀胱充盈情况，避免因充盈的膀胱影响子宫收缩，导致产后出血。同时评估有无便秘的症状。

（7）乳房　评估乳头类型，是否胜任母乳喂养。分娩后 2 ~ 3 天开始泌乳，乳房极度膨胀、变硬、局部温度升高，可有少量初乳分泌。开始哺乳时可有乳房胀痛、乳头皲裂、乳汁分泌不足等症状。

3. **心理状况** 初为人母的产妇可表现兴奋和喜悦，但伴随而来的新生儿的性别是否理想、健康状况是否良好及新生儿哭闹造成的睡眠不足、家人的关心、母亲角色的获得、母乳喂养的问题等等都对产妇的情绪有很大影响。同时注意评估有无影响心理变化的因素存在。

4. **辅助检查** 产后血、尿常规检查，药物敏感试验，必要时B超检查。

【护理诊断】

1. **潜在并发症** 产后出血、产褥感染。
2. **知识缺乏** 缺乏产褥期保健知识。
3. **尿潴留** 与产时损伤、活动减少及不习惯床上大小便有关。
4. **母乳喂养无效** 与喂养技能不熟有关。

【护理目标】

1. 产妇生命体征平稳，无并发症发生。
2. 产妇能了解有关产褥期保健知识。
3. 产妇未发生尿潴留和便秘。
4. 产妇母乳喂养成功。

【护理措施】

1. **预防并发症**

（1）预防产后出血 产后2小时内极易发生产后出血，应留产房观察血压、脉搏、阴道流血量、子宫收缩情况、宫底高度及膀胱充盈情况；及时补充水分和能量；协助婴儿早吸吮，促进宫缩。若发现子宫收缩乏力，应及时排空膀胱，按摩子宫，遵医嘱给予宫缩剂。2小时后生命体征平稳，将产妇和新生儿一同送回母婴同室病房休养。

（2）预防产褥感染

1）一般护理：提供清洁的环境，指导产妇及时更换会阴垫、衣服，保证足够的营养和睡眠。

2）观察生命体征：每天测体温、脉搏、呼吸2次，如体温超过38.5℃，改为每4小时测量1次，直至正常。

3）观察子宫复旧及恶露：每天在同一时间测量宫底高度，以了解子宫复旧情况，测量前应排空膀胱。同时应观察恶露的量、颜色及气味。若子宫复旧不全，恶露增多有异味，且子宫有压痛，常提示有感染的可能，应遵医嘱给予宫缩剂或抗菌药控制感染。

4）会阴护理：会阴每天2次及大便后用0.5%聚维酮碘溶液或1:5000高锰酸钾溶液冲洗或擦洗，保持会阴部清洁。会阴部水肿者，可用50%硫酸镁湿热敷，或产后24小时加用红外线照射外阴，促进吸收。会阴部有伤口者，嘱产妇向健侧卧位，每天观察伤口周围有无红、肿、热、痛及分泌物增多，如有伤口感染，应提前拆线引流并定时换药。

2. 加强知识教育 运用多种形式与产妇和家属进行沟通交流，了解他们对知识的需求，及时提供相关知识和信息，给予促进产妇康复、新生儿喂养及护理等知识的指导和帮助，减少产妇的困惑及无助感，使其顺利度过产褥期。

3. 预防尿潴留及便秘 产后 4 小时鼓励产妇排尿。如出现排尿困难，首先应解除顾虑，其次可采用热敷、针灸等方式诱导排尿，必要时导尿。鼓励产妇早日下床活动及做产后操，以促进肠蠕动。多饮水，多吃蔬菜和含纤维素食物，以保持大便通畅。若发生便秘，可口服缓泻剂，开塞露或肥皂水灌肠。

4. 母乳喂养指导 宣传母乳喂养的优点，鼓励产妇坚持母乳喂养，指导产妇掌握正确的喂养方法，促进母乳喂养成功（见本章第四节）。

5. 健康指导

（1）**饮食** 产后 1 小时让产妇进流质或清淡半流质饮食，以后可进富含营养如蛋白质、维生素及铁剂等多汤汁饮食，保证充足营养。

（2）**休息与活动** 充足的休息对保证乳汁分泌是十分重要的。嘱产妇学会与婴儿同步休息，生活规律。一般正常分娩者，产后 6 小时可下床活动。行会阴侧切和剖宫产的产妇适当推迟活动时间。产褥期应避免腹压增加、过久下蹲及重体力劳动，预防子宫脱垂。产后第 2 天可做抬腿、仰卧起坐及缩肛动作等产后健身操，直至产后 6 周。

（3）**乳房护理** 应保持乳房清洁、干燥，每次喂奶前均用温水擦洗乳房及乳头，禁用肥皂或酒精擦洗，避免引起局部皮肤干燥、皲裂。喂哺完毕挤出少量乳汁涂抹在乳头上，并佩戴合适的乳罩。

（4）**计划生育指导** 产后 42 天内禁止性生活，防止产褥感染。未哺乳者选用药物避孕，哺乳者宜选用工具避孕。

（5）**产后检查** 包括产后访视及产后健康检查两部分：①产后访视：产后访视至少 3 次，分别为产妇出院后 3 天内，产后 14 天、28 天。了解产妇饮食、睡眠、大小便、恶露、哺乳及新生儿健康状况，检查乳房、会阴伤口或剖宫产腹部伤口情况等。②产后健康检查：产后 42 天带孩子一起到医院进行一次全面检查，通过测血压、脉搏，查血、尿常规及妇科检查，以了解产妇全身情况，特别是生殖器官恢复情况，以及新生儿喂养和生长发育情况。及时发现异常，给予指导和处理。

【护理评价】

1. 产妇生命体征是否平稳，有无并发症的发生。
2. 产妇掌握产褥期保健知识的程度。
3. 母乳喂养是否成功。

第三节 新生儿护理

妊娠满 37 周至不足 42 周，出生体重 ≥2500g 的新生儿，称足月新生儿。从胎儿出生断脐到满 28 天的一段时间为新生儿期。

一、正常新生儿生理特点及护理

（一）正常新生儿的生理特点

1. 体温　新生儿体温调节中枢发育不完善，基础代谢较低，皮下脂肪较薄，体表面积相对较大，容易散热，体温易受外界温度的影响而波动。

2. 呼吸系统　新生儿以腹式呼吸为主，因新生儿代谢快，需氧量多，呼吸浅而快，40～60 次/分，2 天后降至 20～40 次/分。

3. 循环系统　新生儿耗氧量大，故心率较快，120～140 次/分，易受啼哭、吸乳等因素影响而发生波动，范围在 90～160 次/分。出生最初几天可在心前区听到心脏杂音，与动脉导管未完全闭合有关。新生儿血液多集中分布于躯干及内脏，因此可触及肝脾，四肢容易发冷、发绀。

4. 消化系统　新生儿胃容量小，呈水平状，贲门括约肌不发达，易溢乳甚至呕吐。出生 24 小时内排出墨绿色胎便，约 2～3 天排完，以后转为黄色，糊状，3～5 次/天。

5. 泌尿系统　新生儿肾单位数量与成人相似，但滤过能力、浓缩功能及调节功能较低，容易发生水、电解质紊乱。正常新生儿出生后不久即排小便，尿色清而微黄。

6. 神经系统　新生儿大脑皮质及锥体束未发育成熟，故动作慢而不协调，肌张力稍高，哭闹时可有肌强直，大脑皮质兴奋性低，睡眠时间长。有吸吮、吞咽、觅食、握持、拥抱等先天性反射活动。

7. 免疫系统　新生儿在胎儿期从母体获得 IgG，故出生后 6 个月内对多种传染病具有免疫力，如麻疹、风疹、白喉等。新生儿缺乏 IgA，易患消化道、呼吸道感染性疾病。新生儿自身 IgM 不足，缺少补体及白介素，对革兰阴性菌及真菌杀灭能力差，易引起败血症。

8. 皮肤　出生时体表有一层灰白色胎脂覆盖，具有保护皮肤和减少散热的作用。新生儿皮肤薄嫩，易受损伤而发生感染。

9. 生理性黄疸　新生儿出生后 2～3 天出现皮肤、巩膜黄染，持续 4～10 天自然消退，称生理性黄疸。是由于新生儿出生后肝内葡萄糖醛酰转换酶活性不足，不能使间接胆红素全部结合成直接胆红素排出体外，加之体内较多红细胞被破坏，导致高胆红素血症。

10. 生理性体重下降　新生儿由于出生后 2～4 天摄入少，经过皮肤、呼吸、大小便排出的水分相对较多，可出现生理性体重下降。一般不超过 10%，4 天后逐渐回升，7～10 天恢复到出生时水平。

11. 乳腺肿大及假月经　由于受胎盘分泌的雌激素影响，新生儿出生后 3～4 天可出现乳腺肿胀，2～3 周后自行消退。女婴出生后 1 周内，阴道可有白带及少量血性分泌物，持续 1～2 天后自行消失。

（二）正常新生儿的护理

【护理评估】

1. 健康史　了解母亲既往妊娠史及家族健康史；本次妊娠的经过，胎儿生长发育及其监测结果、分娩方式及经过，新生儿出生时间、体重、性别、Apgar 评分，检查出生记录是否完整。

2. 身体状况

（1）了解 Apgar 评分，评估新生儿出生时情况。

（2）体格检查：包括面色、呼吸、心率、体温、体重、身长、头颈部、躯干、四肢、皮肤、肛门、外生殖器、大小便以及脐部有无渗血、出血、红肿及分泌物。评估时注意保暖。

【护理诊断】

1. 清理呼吸道无效　与分娩时吞入黏液、血液或羊水有关。

2. 体温调节无效　与环境温度过低，体温调节系统不成熟有关。

3. 营养失调　与母乳摄入不足有关。

4. 有感染的危险　与新生儿抵抗力低下有关。

【护理目标】

1. 新生儿呼吸道通畅。
2. 新生儿体温调节有效。
3. 新生儿生长发育正常。
4. 新生儿生命体征正常，无感染征象。

【护理措施】

1. 保持呼吸道通畅

（1）密切观察呼吸和面色　正常新生儿呼吸均匀，面色红润。如出现面色苍白或青紫、呼吸急促，表示呼吸道不畅，应立即清理呼吸道，必要时吸氧。

（2）注意观察呕吐　出生后 1~2 天常有呕吐，应侧卧，避免窒息。

2. 保暖　新生儿出生后及时擦干身体，并注意保暖，必要时应用热水袋、婴儿暖箱或远红外辐射床。室温调节在 20℃~24℃，相对湿度在 55%~65%。每天测体温 2 次，如高于 37.5℃或低于 36℃，应每 4 小时测量 1 次，并查找原因给予处理。

3. 喂养指导　新生儿喂养有母乳喂养、人工喂养和混合喂养三种方法：

（1）母乳喂养　详见本章第四节。

（2）人工喂养　有医学指征不宜行母乳喂养者可选用人工喂养：①配置方法：奶粉配制：奶粉与水按 1:4 的容量比混合，相当于牛奶的浓度；1:6 的容量比，相当于 3:1 的牛奶浓度。牛奶配制：用鲜牛奶稀释成 3:1 浓度，加适量糖。②奶量：足月新生儿出生第 1 天 30~60ml/（kg·d），第 2 天 60~90ml/（kg·d），第 3 天 90~120ml/（kg·d），以后每天增加 10ml/（kg·d），10 天后为体重（g）的 1/5。具体的奶量应根据新生儿的情况酌情增减。③配置前应检查奶品质量、生产日期、保质期等。④食具定时消毒，妥善保管，避免污染。⑤一般 3~4 小时喂奶 1 次，喂前应测量奶温，避免过烫过冷。⑥喂完后，将婴儿竖抱轻拍背部，使其嗳气防止溢奶。

4. 预防感染

（1）接触新生儿前应清洁双手，沐浴用品一人一用，浴池、浴垫用消毒液浸泡，预防交叉感染。

（2）新生儿抵抗力低下，如患有呼吸道、皮肤黏膜、肠道传染病者，接触新生儿前应戴口罩、手套等。

（3）新生儿患有脓疱疮、脐部感染等，母亲患有传染病时，应采取相应的隔离措施。

（4）沐浴：每天 1 次沐浴，有利于皮肤清洁，预防感染，促进血液循环。

（5）脐部护理：保持脐部清洁干燥，每次沐浴后用 75% 酒精消毒脐部残端及脐轮周围，至脐带脱落。脐带脱落处如有红色肉芽组织增生，可用 2.5% 硝酸银溶液烧灼。如脐部有分泌物则用酒精消毒后保持干燥。使用尿布时，注意勿超过脐部以防尿粪污染脐部。脐部感染，局部用过氧化氢溶液清洗后涂 2.5% 碘酊，并遵医嘱用抗菌药。

（6）皮肤及臀部护理：新生儿娩出后尽快擦净皮肤表面水分，产后 6 小时除去胎脂。所用衣服、被单、尿布须柔软、清洁。臀部应保持清洁干燥，及时更换尿布，并涂以软膏，防止发生"红臀"。

（7）免疫接种：①乙肝疫苗：正常新生儿出生后 24 小时内注射 10μg，出生 1 个月、6 个月再分别注射 10μg，母亲乙肝表面抗原阳性的新生儿首次需用 30μg，同时与乙肝免疫球蛋白联合使用。②卡介苗：正常新生儿出生后 24 小时应接种卡介苗。方法有划痕法和皮内注射法。体温高于 37.5℃、早产儿、低体重儿以及产伤或其他疾病者，暂不接种。

【护理评价】

1. 新生儿呼吸道是否通畅，有无面色苍白或青紫。
2. 新生儿生命体征是否平稳，有无感染。
3. 新生儿喂养是否成功。

二、手术产新生儿的护理

手术产新生儿是指经产钳、胎头吸引、臀位牵引、剖宫产等助产术分娩的新生儿。

【护理评估】

按正常新生儿评估的同时，了解施行何种助产手术及指征，有无产伤。

【护理诊断】

1. 潜在并发症 颅内出血、新生儿窒息。

2. 有感染的危险 与新生儿抵抗力低下有关。

3. 有受伤的危险 与手术操作有关。

【护理目标】

1. 新生儿无并发症发生。

2. 新生儿生命体征平稳。

3. 新生儿无产伤。

【护理措施】

1. 按正常新生儿护理常规护理。

2. 预防并发症

（1）严格掌握助产手术的适应证和操作规程，避免胎头挤压及缺氧。遵医嘱给予维生素 K_1 5mg 肌内注射，预防颅内出血。

（2）保持安静，侧卧位，少搬动。各项检查和护理操作集中进行，动作轻柔。

（3）严密观察呼吸、心率、面色、哭声、囟门、肌张力等。注意观察有无呕吐、抽搐、发绀等情况。做好新生儿抢救准备，必要时吸氧。

（4）头皮血肿者注意观察其大小，不可揉按，早期可冷敷。

（5）及时清理呼吸道，保持其通畅。必要时吸氧。

3. 预防感染：严格执行无菌技术，所用衣物要干净、柔软；必要时遵医嘱给予抗生素。

4. 严格操作规程：动作轻柔，避免手术操作不当引起产伤。

5. 健康指导：应注意室内温度、湿度、空气流通，减少探视，注意保暖。坚持母乳喂养，加强对新生儿的观察，及时发现并发症。

【护理评价】

1. 新生儿是否有并发症的发生。

2. 新生儿生命体征是否平稳。

3. 新生儿是否有产伤。

第四节　母乳喂养

一、母乳喂养的优点

1. 婴儿方面

（1）母乳中的各种成分最利于婴儿的消化吸收，促进婴儿的生长发育。

（2）母乳中含多种抗体，能增强新生儿的抗病能力。

（3）母乳直接从乳腺分泌，温度适宜，无污染，喂养方便、经济。

（4）有利于牙齿的发育和保护。

（5）增进母子感情，有利于婴儿心理健康，从而提高社会适应能力。

2. 母亲方面

（1）促进子宫收缩，减少产后出血，有利于母亲恢复。

（2）避孕，哺乳者月经复潮及排卵较晚，有利于延长生育间隔。

（3）降低母亲患乳腺癌、子宫癌的危险。

二、促进母乳喂养成功的措施

1. 母乳喂养的措施

（1）实行母婴同室，鼓励按需哺乳，一般 2 小时哺乳 1 次，每次 5 ~ 10 分钟。

（2）早吸吮、早接触，产后 30 分钟内开始哺乳。

（3）协助母亲采取舒适体位进行哺乳。

（4）哺乳前产妇需洗净双手，用温水擦洗乳房和乳头，并用乳头刺激婴儿上唇产生觅食反射使其张口。

（5）将乳头及大部分乳晕放进新生儿口中，用"C"型手势托住乳房，防止乳房堵住新生儿鼻孔。

（6）两侧乳房交替进行哺乳，并让婴儿充分吸空乳房，如不能吸空应用拨吸奶器或手法将剩余乳汁挤出，以免影响乳汁的分泌。

（7）哺乳完毕将新生儿直立靠于母亲肩上，轻拍背部 1 ~ 2 分钟，排出胃内空气，以防吐奶。

（8）哺乳结束挤出少许乳汁涂抹在乳头和乳晕上，避免皲裂。

（9）产妇佩戴合适棉制乳罩。

（10）建立良好的支持系统，提供帮助。

2. 异常情况的处理

（1）*乳房胀痛*　多因乳腺管不通导致乳房胀痛并形成硬结，应尽早哺乳，热敷、按摩乳房，佩戴合适的乳罩，必要时服散结通乳的中药。

（2）*乳头平坦或凹陷*　可指导产妇做乳头伸展（图 5 - 1）及牵拉练习，每天各做 2 次，每次伸展 15 分钟，牵拉 10 ~ 20 次。同时还可指导产妇改变多种喂奶姿势和使用假乳套以利新生儿含住乳头，也可利用负压吸引作用使乳头突出。

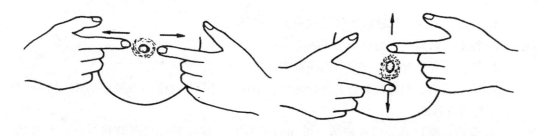

图 5 - 1　乳头伸展练习

（3）*乳汁分泌不足*　指导正确的哺乳方法，按需哺乳，夜间哺乳，调节饮食，鼓励产妇树立信心，坚持母乳喂养。此外，可选用中药、针灸等方法促进乳汁的分泌。

（4）乳头皲裂　轻者可继续哺乳。哺乳后，挤出少许乳汁涂在乳头和乳晕上，因乳汁有抑菌作用且含丰富蛋白质，起修复表皮作用。严重者，可用吸乳器吸出喂给新生儿或用乳头罩间接哺乳，在皲裂处涂敷蓖麻油蜜糊剂，于下次喂奶时洗净。

第五节　新生儿抚触

新生儿抚触是通过抚触者双手对被抚触者的皮肤各部位进行有次序的、有手法、有技巧的按摩，让大量温和的良好刺激通过皮肤的感受器传到中枢神经系统，产生生理效应，有利于新生儿的生长发育。

一、目的

1. 可促进婴儿体重的增长及应急能力的提高。
2. 促进婴儿神经系统及智力的发育。
3. 可促进睡眠，减少哭闹，有减轻焦虑和放松的作用。
4. 提高母亲的良性反应，促进母子间的交流，满足新生儿情感需求。
5. 能增加婴儿免疫力，有助于疾病康复。

二、抚触时间选择

1. 沐浴前后均可，午睡及晚上睡觉前。
2. 两次进食中间。
3. 新生儿清醒，不疲倦，不饥饿，不烦躁。

三、抚触前准备

1. 房间温暖，温度在28℃~30℃之间为宜。
2. 准备好毛巾、尿片、换洗的衣物和婴儿润肤油。
3. 温暖双手，先在掌心倒一些润肤油，轻轻抚触宝宝。

四、抚触注意事项

1. 注意室内温度和通风换气，避免室内空气污染。
2. 注意室内照明，避免刺激光源。
3. 防止噪音，避免影响婴儿的注意力。
4. 出生后第1天开始对婴儿进行抚触，但由于脐带未脱落（或断脐后24小时内），尽量不做腹部按摩。
5. 婴儿有脐出血、感觉疲劳、饥渴或哭吵时不宜抚触；出现肤色变化、神经质、呕吐等则停止按摩。
6. 4~7个月大时，婴儿开始爬行。这时婴儿有更多的活动，无须过多按摩，可对宝宝施行婴儿操训练。

7. 婴儿出牙时，面部按摩和亲吻可使脸颊肌肉放松。

五、抚触操作手法

顺序由头面部—胸部—腹部—上肢—下肢—背部—臀部；每个部位的动作重复4 ~ 5次。

1. 头面部 ①两拇指指腹从眉间向两侧推。②两拇指从下颌部中央向两侧以上滑行，让上下唇形成微笑状。③两手掌面从前额发际向上、后滑动，并止于两耳后乳突处，轻轻按压。

2. 胸部 两手分别从胸部的外下方（两侧肋下缘）向对侧上方交叉推进，至两侧肩部，在胸部划一个大的交叉，避开新生儿的乳腺。

3. 腹部 按顺时针方向按摩，依次从新生儿的右下腹至上腹向左下腹移动，呈顺时针方向画半圆，避开新生儿的脐部和膀胱。

4. 四肢 ①两手交替抓住婴儿的一侧上肢从上臂至手腕轻轻滑行，在滑行的过程中从近端向远端分别挤捏，然后用手指按摩婴儿的手掌和手指。②按摩婴儿的大腿、膝部、小腿，从大腿至脚踝部轻轻挤捏，然后按摩脚踝及足部，在确保婴儿脚踝不受伤害的前提下，用拇指从婴儿脚后跟按摩至脚趾。

5. 背部 以脊椎为中分线，双手分别平行放在脊椎两侧，往相反方向重复移动双手；从背部上端开始向下移至臀部，最后由头顶沿脊椎摸至骶部、臀部。

思 考 题

1. 简述产褥期妇女的心理调适的三个时期。
2. 简述产褥期的护理措施。
3. 如何进行新生儿的护理？
4. 如何进行母乳喂养指导？

第六章　异常妊娠的护理

知识要点

　　妊娠是正常的生理现象，但是在妊娠的过程中，部分孕妇会发生异常，常见的异常妊娠有异位妊娠、流产、早产、妊娠期高血压疾病、前置胎盘、胎盘早期剥离、羊水过多、过期妊娠，还有一些其他异常妊娠如妊娠剧吐、多胎妊娠、妊娠期特发性肝内胆汁淤积症等。这些异常情况的发生会给孕妇及胎儿的健康带来威胁，甚至会影响孕妇及胎儿的生命安全。本章的学习重点是掌握流产、异位妊娠、妊娠期高血压疾病、前置胎盘、胎盘早剥、早产、过期妊娠、羊水过多等的护理评估、护理诊断、护理措施；熟悉各类疾病的治疗原则及重要的治疗方法；了解各类疾病的病因、病理、辅助检查，使孕妇和胎儿的异常情况得到及时的发现和处理，从而保证孕妇和胎儿的安全。

第一节　异位妊娠

　　胚胎在子宫腔以外的部位着床发育者称为异位妊娠。异位妊娠近年来发病有上升趋势，是妇产科的常见急腹症，如不及时处理可危及生命。根据胚胎着床部位不同分为输卵管妊娠、卵巢妊娠、腹腔妊娠、宫颈妊娠、宫角及子宫残角妊娠等（图6-1）。异位妊娠的发病率约1%，其中95%左右为输卵管妊娠，本节主要讨论输卵管妊娠。

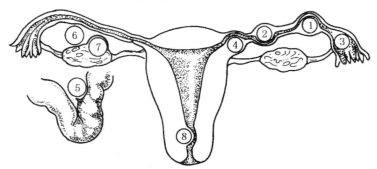

①输卵管壶腹部妊娠；②输卵管峡部妊娠；③输卵管伞部妊娠；④输卵管间质部妊娠；
⑤腹腔妊娠；⑥阔韧带妊娠；⑦卵巢妊娠；⑧宫颈妊娠

图6-1　异位妊娠发生的部位

输卵管妊娠最常见的部位是壶腹部，其次是峡部，间质部和伞部少见。输卵管管腔小，管壁薄，当输卵管妊娠发展到一定程度时，即可引起输卵管妊娠破裂、流产、陈旧性宫外孕、继发性腹腔妊娠等结局（图6-2）。部分病人可出现腹腔内大量出血，导致失血性休克，甚至危及生命。

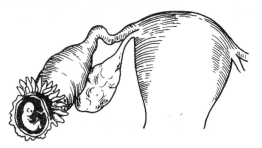
（1）输卵管妊娠流产

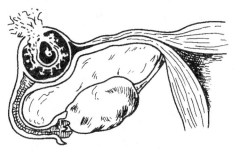
（2）输卵管妊娠破裂

图6-2 异位妊娠的结局

【护理评估】

1. 健康史 输卵管妊娠最主要的病因是慢性输卵管炎，另外输卵管发育异常或功能异常、卵子游走、盆腔肿瘤压迫及输卵管手术史亦有可能引起本病。护士评估时注意询问有无生殖器官炎症病史等致病因素，同时询问停经、腹痛、阴道流血的情况。

2. 身体状况

（1）症状 主要的症状为停经、腹痛、阴道流血，严重时可出现昏厥或休克。

1）停经史：多数病人有6~8周的停经史，也有个别病人可无停经史。

2）腹痛：常为就诊时的主要症状。常表现为一侧下腹部隐胀痛或突发性撕裂样疼痛，伴恶心、呕吐及肛门坠胀感；腹腔大量出血时疼痛可放射至肩部。

3）阴道流血：少于月经量的点滴状出血。

4）晕厥与休克：大量出血或剧烈疼痛可引起晕厥或休克。

（2）体征

1）一般情况：长期出血可致贫血，突然大量出血可致休克。

2）腹部检查：下腹部可有压痛、腹肌紧张及反跳痛，移动性浊音阳性。

3）盆腔检查：阴道后穹隆饱满有触痛，宫颈抬举痛及摇摆痛，子宫稍大，一侧可触及明显压痛的包块。出血多时可出现子宫漂浮感。

3. 心理-社会状况 由于大量的出血及剧烈的腹痛，病人及家属担心有生命危险而恐惧。因失去胎儿或担心以后的受孕能力而出现自责、悲伤、自尊紊乱等情绪反应。

4. 辅助检查

（1）阴道后穹隆穿刺 腹腔内血液易积聚在子宫直肠陷凹，即使血量不多，也能经阴道后穹隆穿刺抽出，若抽出暗红色不凝血，说明腹腔内有积血。是一种简单可靠的诊断方法。

（2）B超 宫外可见轮廓不清的液性或实性包块，如包块内见胚囊或胎心搏动即可确诊。

（3）血液 HCG 测定　用高灵敏度的放射免疫法定量测定并动态观察血 β–HCG，有助于异位妊娠的早期诊断。

（4）腹腔镜检查　适用于输卵管妊娠尚未破裂的早期病人。

（5）子宫内膜病理检查　临床仅用于鉴别宫内妊娠流产者，仅见蜕膜而无绒毛有助于异位妊娠的诊断。

5. 治疗原则

（1）治疗原则　手术治疗为主，药物治疗为辅。

（2）重要治疗措施

1）手术治疗：严重内出血的病人，应当在积极纠正休克的同时尽快手术，可行患侧输卵管切除术或保守性手术。

2）非手术治疗：输卵管妊娠未破裂或出血少、病情轻，尤其是有生育要求者可以进行中药或化疗药物如甲氨蝶呤（MTX）等治疗。

【护理诊断】

1. 潜在并发症　失血性休克。

2. 疼痛　与输卵管妊娠破裂或流产引起的内出血有关。

3. 恐惧　与生命受到威胁有关。

【护理目标】

1. 病人休克征象被及时发现和纠正，生命体征平稳。

2. 迅速的手术使病人疼痛能及时缓解。

3. 病人恐惧感减轻，情绪稳定，积极配合治疗。

【护理措施】

1. 一般护理

（1）卧床休息，避免刺激　输卵管妊娠非手术治疗的病人需要卧床休息，注意缓慢翻身，避免腹压增加以免诱发输卵管妊娠破裂的发生。

（2）增加营养　鼓励病人进食高营养、高维生素的半流质饮食。保持大便通畅。

（3）保持外阴清洁，预防感染　阴道流血的病人勤换月经垫及内裤，保持外阴清洁。

2. 急救护理　对大量内出血休克的病人，应积极进行抗休克护理。

3. 病情观察

（1）监测生命体征：根据情况严密观察血压、脉搏、呼吸。监测尿量，以了解组织灌注量。

（2）观察腹痛及阴道流血：如腹痛突然加剧、面色苍白、脉搏细速等，应及时报告医生，做好抢救准备。

（3）观察阴道排出物，及时送病检。

（4）及时配合行 B 超、血 HCG、血常规及尿常规检查。

4. 治疗配合

（1）手术病人 在纠正休克的同时，做好术前准备。

（2）保守治疗病人 根据医嘱正确使用化疗药，常用甲氨蝶呤肌内注射，5 天为一疗程，在用药期间应当严密观测药物的毒副作用。一些病人还可使用中药杀胚治疗，但应严格指征。

5. 心理护理 理解病人，维护病人自尊，帮助病人消除恐惧心理，允许家属陪伴。安慰、鼓励病人，说明今后还有受孕的可能性，帮助病人度过悲伤期。

6. 健康指导 手术后应注意休息，加强营养，纠正贫血，保守性手术的病人应门诊随访，警惕持续性异位妊娠；保持外阴清洁，禁止盆浴及性生活 1 个月。输卵管妊娠有一定的复发率，积极治疗盆腔炎性疾病，做好避孕指导，药物及避孕套避孕有利于减少异位妊娠的发生。再次妊娠时，应及早通过 B 超等检查排除异位妊娠。

【护理评价】

1. 病人的休克征象能否及时发现，生命体征是否平稳。
2. 病人疼痛能否尽快得到处理。
3. 病人恐惧心理是否消除，能否积极配合治疗及护理。

第二节 流 产

妊娠不足 28 周，胎儿体重不足 1000g 而终止者称为流产。流产发生在 12 周以前为早期流产，发生在 12 周后为晚期流产。流产又分为自然流产和人工流产，本节主要讲述自然流产。自然流产的发生率占全部妊娠的 10% ~15%，多数为早期流产。

【护理评估】

1. 健康史 染色体异常是早期流产的主要原因，占 50% ~60%。另外，某些全身性急慢性疾病、感染、内分泌疾病及黄体功能不全、生殖器官疾病或发育异常、血液高凝状态、孕妇接触有害物质及身体或精神受到创伤等原因亦可造成流产。护士在评估时注意询问有无上述致病因素，同时询问孕妇的停经时间、早孕反应、阴道流血、腹部疼痛等情况。

2. 身体状况 停经、阴道流血和腹痛是流产的主要症状。根据流产发生的特征不同，又分为以下类型：

（1）先兆流产 停经后出现少量阴道出血和下腹部轻微疼痛，宫口闭，子宫大小与孕周相符，胎膜未破，妊娠物未排出。

（2）难免流产 阴道流血增多，腹痛加剧或阴道流水，宫口扩张，有时可见胚胎组织堵塞于宫颈口内，但妊娠物未排出，子宫与孕周相符或略小。

（3）不全流产 部分妊娠物已排出体外，部分组织残留在宫腔，阴道流血不止，或量多，甚至发生休克，宫口扩张，不断有血液自子宫口流出，有时可见胚胎组织堵塞于宫颈口，子宫小于孕周。

（4）完全流产 妊娠物已全部排出体外，阴道流血逐渐停止，腹痛随之消失，宫口闭，子宫接近正常大小。

（5）稽留流产 指胚胎或胎儿死亡后滞留宫腔内未能及时自然排出者，表现为早孕反应或胎动消失，宫口闭，子宫小于孕周，未闻及胎心。若胎死宫内过久可诱发 DIC。

（6）复发性及习惯性流产 自然流产连续发生 2 次或 2 次以上者称为复发性流产；自然流产连续在同一妊娠月份发生 3 次或 3 次以上者称为习惯性流产。复发性及习惯性流产表现与一般流产相同，部分孕妇表现宫口松弛。

流产的发展过程如下：

$$先兆流产\begin{cases}继续妊娠\\难免流产\begin{cases}完全流产\\不全流产\end{cases}\end{cases}$$

流产时如果阴道流血时间过长、有组织残留于宫腔内或非法堕胎，有可能引起流产合并感染，严重时感染可扩散到盆腔、腹腔乃至全身，并发盆腔炎、腹膜炎、败血症及感染性休克等。

3. 心理－社会状况 孕妇及家属可因突然阴道流血而感到紧张，担心妊娠能否继续，害怕大出血危及生命。

4. 辅助检查

（1）实验室检查 多采用放射免疫法测定绒毛膜促性腺激素、胎盘生乳素、雌激素等。

（2）B 超 B 超检查判断胎儿是否存活，有助于帮助诊断流产类型并指导处理。

（3）其他 血常规、出凝血时间、血小板等检查主要用于监测稽留流产病人的凝血功能。

5. 治疗原则

（1）治疗原则 正确判断流产类型，不同类型给予相应的处理。

（2）重要治疗措施 先兆流产以保胎为主；难免流产应尽快清除宫腔内容物；不全流产应立即清除宫内残留物，以防大出血和感染；完全流产一般不需特殊处理；稽留流产应及早清除宫内妊娠物，以防并发症的发生；复发性及习惯性流产应查明病因，对因处理。

【护理诊断】

1. 自理能力缺陷 与保胎需要卧床有关。

2. 有感染的危险 与出血、组织残留有关。

3. 焦虑 与担心胎儿和自身安危有关。

4. 潜在并发症 失血性休克。

【护理目标】

1. 病人出血得到控制，生命体征平稳。
2. 病人不发生感染或感染得到及时发现和控制，体温、血象正常。
3. 病人焦虑情绪减轻，情绪稳定，积极配合治疗。

【护理措施】

1. 一般护理

（1）注意休息，避免刺激 指导先兆流产的孕妇卧床休息，做好生活护理。禁止性生活及不必要的妇科检查及其他诱发宫缩的刺激，减少出血。

（2）增加营养 鼓励病人进食高营养、高维生素的半流质饮食。防止便秘。

（3）预防感染 保持外阴清洁卫生，勤换月经垫及内裤，外阴擦洗每日 2 次，便后擦洗。

2. 急救护理 对不全流产大量流血导致休克的孕妇，应进行抗休克护理，包括立即取中凹卧位，迅速建立静脉通路，补充血容量，吸氧，保暖。

3. 病情观察

（1）保胎的孕妇重点观察并记录腹痛及阴道流血的量、色、性状，及时了解病情变化和严重程度。

（2）出血多的病人除观察腹痛和阴道流血外，应注意生命体征、面色、神志、尿量的变化，发现异常征象，及时报告医生，防治休克。

（3）病程较长者要观察体温的变化及阴道排出物的色、性状，遵照医嘱留取血、尿标本，及时了解有无并发感染。

4. 治疗配合

（1）先兆流产 需保胎者，遵医嘱使用对胎儿影响较小的镇静剂和其他保胎药物，如地西泮等。经治疗两周后若症状未缓解或病情加重，表示胚胎发育异常，不宜继续妊娠，须及时汇报处理。

（2）难免流产和不全流产 一旦确诊，做好清宫术的准备和配合。

（3）稽留流产 入院后先协助检查血常规及凝血功能，按医嘱口服雌激素片或注射苯甲酸雌二醇以提高子宫肌肉对缩宫素的敏感性，并做好输血的准备工作。刮宫时注意子宫穿孔发生，必要时于 5～7 日后再次刮宫；大于 12 周行静脉点滴缩宫素促使胎儿、胎盘排出。

（4）流产合并感染 如出血不多，先按医嘱抗感染，再清宫。出血多时，应先钳夹出大块胚胎组织，再抗感染，感染控制后，行清宫术。

5. 心理护理 孕妇及家属由于失去胎儿，往往会出现伤心、悲观的情绪，护士应当给予同情和理解，还应与孕妇及家属讨论本次流产的原因，并向他们解释流产的相关知识，帮助他们为再次妊娠做好准备。

6. 健康指导　帮助病人及家属正确认识流产的原因，指导下一次妊娠。早期妊娠应注意避免性生活，不做重体力劳动，防止流产的发生。有习惯性流产史的孕妇下一次妊娠确诊后应卧床休息，加强营养，禁止性生活，补充维生素。若有宫颈口松弛应在妊娠 14～16 周行宫颈口缝扎术。保胎治疗的时间应超过以往流产发生的妊娠周数。

【护理评价】

1. 病人出血是否得到控制，生命体征是否平稳。
2. 病人感染能否及时发现及处理。体温、血象是否正常。
3. 病人焦虑能否及时消除，是否能积极配合治疗及护理。

第三节　早　　产

妊娠满 28 周至不满 37 足周之间分娩者称为早产。此期分娩的新生儿称为早产儿，出生体重多不足 2500g，各器官发育尚不成熟，约 15% 的早产儿于新生儿时期死亡。因此，防止早产是降低围产儿死亡率的重要环节。

【护理评估】

1. 健康史　发生早产的常见原因有：

（1）孕妇因素　孕妇合并急、慢性疾病，生殖器官异常，过度疲劳，精神刺激，压力及外伤等因素。

（2）胎儿、胎盘因素　如前置胎盘、胎盘早剥、胎儿窘迫、胎儿畸形、胎膜早破、羊水过多、双胎妊娠等。

在评估时注意孕周、宫缩、阴道流血及流水等情况。

2. 身体状况　最初出现不规律的子宫收缩，伴有阴道血性分泌物，继之发展为规律子宫收缩，与足月妊娠分娩相似。若宫口开大 2cm，胎膜已破，早产往往不可避免，伴随规律子宫收缩，子宫颈管消失与宫口逐渐扩张。

3. 心理-社会状况　孕妇及家属可因突然提前分娩而没有充分的准备，感到紧张、害怕，同时担心新生儿的安全和健康。

4. 辅助检查

（1）B 超　确定胎儿大小，了解胎盘成熟度及羊水量。

（2）胎儿电子监护　监测宫缩、胎心、胎盘功能及胎血供应。

5. 治疗原则

（1）治疗原则　先兆早产进行保胎治疗；早产不可避免时，应尽力提高早产儿成活率。

（2）重要治疗措施

1）保胎治疗：适用于先兆早产的孕妇，目的是尽可能延长妊娠周数，以提高围生儿存活率。具体包括镇静休息、抑制宫缩、纠正贫血、预防感染、促胎肺成熟。

2）早产分娩：产程中给予吸氧，慎用镇静剂。会阴切开，尽量缩短第二产程，预防新生儿颅内出血。做好早产儿保暖及复苏的准备。

【护理诊断】

1. 有新生儿受伤的危险 与早产儿发育不成熟有关。

2. 焦虑 与担心早产儿预后有关。

【护理目标】

1. 新生儿受伤的危险降到最低。

2. 病人能平静地面对现实，接受治疗和护理。

【护理措施】

1. 一般护理

（1）卧床休息，增加营养 指导保胎治疗的孕妇绝对卧床休息，以左侧卧位为宜。吸氧，每天 3 次，每次 1 小时。

（2）避免刺激 禁止性生活，勿刺激乳头及腹部，慎做阴道检查、肛查及其他诱发宫缩的操作，保持情绪平稳。

2. 病情观察

（1）观察孕妇宫缩、阴道流血、胎膜破裂等情况，及时发现早产征象，报告医生。

（2）观察胎心和胎动变化，每日 3 次，教会孕妇胎动计数的方法，发现胎儿窘迫征象，及时报告医生。

3. 治疗配合

（1）遵医嘱使用宫缩抑制剂，常用药物有沙丁胺醇、硫酸镁等。

（2）遵医嘱使用地塞米松促进胎儿肺部成熟，避免早产儿出现呼吸窘迫综合征。

（3）精神过于紧张者，遵医嘱给予地西泮、苯巴比妥等镇静剂。

（4）临产后做好抢救新生儿窒息的准备，产后按早产儿护理。

（5）胎儿娩出后，遵医嘱给新生儿使用维生素 K_1 以预防颅内出血。

4. 心理护理 多陪伴孕妇，了解孕妇及家属的心理感受，及时提供早产及早产儿护理的相关知识，帮助产妇尽快适应早产儿母亲的角色。

5. 健康指导 加强孕期保健预防早产，积极治疗妊娠合并症和并发症；多采取左侧卧位；加强营养，避免创伤，保持身心健康；妊娠晚期禁止性生活及重体力劳动；指导孕妇及家属认识早产征象，出现异常及时纠正；指导孕妇及家属掌握早产儿的护理技能。

【护理评价】

1. 新生儿有无并发症，是否健康。

2. 孕妇焦虑情绪有无减轻，能否积极配合治疗及护理。

第四节　妊娠期高血压疾病

妊娠期高血压疾病包括妊娠期高血压、子痫前期、子痫、慢性高血压合并子痫前期及妊娠合并慢性高血压。妊娠期高血压、子痫前期、子痫为妊娠期特有疾病。本病多发生在妊娠 20 周以后，以高血压、水肿、蛋白尿为主要临床特征，可伴有全身多器官功能损害或功能衰竭，严重时出现抽搐、昏迷，甚至死亡，是目前孕产妇和围产儿死亡的重要原因之一。我国发病率为 9.4% ~ 10.4%。

妊娠期高血压疾病最基本的病理变化是全身小动脉痉挛。由于小动脉痉挛，引起外周血管阻力增加，血管内皮细胞损伤，通透性增加，血液浓缩等一系列病理变化，临床可出现高血压、蛋白尿、水肿等症状，全身各器官血流灌注减少，缺血缺氧引起各脏器损伤，严重时可发生脑水肿、脑出血、心肾衰竭、肝细胞坏死、胎盘功能减退、胎盘早剥、DIC 等严重的并发症。

【护理评估】

1. 健康史

（1）病因　尚不明确，目前有免疫学说、子宫 - 胎盘缺血缺氧学说、血管内皮机能障碍学说、遗传因素学说、营养缺乏学说等。

（2）高危因素　多见于年轻或高龄初产妇、多胎妊娠、羊水过多、巨大儿等子宫张力过高者；寒冷季节和气候变化过大时；高血压、慢性肾炎、营养不良、有妊娠期高血压疾病家族史者。

护士评估时注意询问妊娠期高血压疾病的高危因素；此次妊娠期间是否有异常现象出现，是否经过治疗、使用的药物及治疗效果。

2. 身体状况　护士在评估的过程中重点评估血压、蛋白尿、水肿、自觉症状及抽搐、昏迷等情况。

（1）妊娠期高血压疾病的分类及临床表现　见表 6 - 1。

表 6 - 1　妊娠期高血压疾病的分类及临床表现

分类	临床表现
妊娠期高血压	BP≥140/90mmHg，妊娠期首次出现，并于产后 12 周恢复正常；尿蛋白（－）；病人可伴有上腹部不适或血小板减少。产后方可确诊
子痫前期	
轻度	BP≥140/90mmHg；尿蛋白≥300mg/24h 或（＋）。可伴有上腹部不适、头痛等症状
重度	BP≥160/110mmHg；尿蛋白≥2g/24h 或（＋＋）；血肌酐 > 106μmol/L；血小板 < 100×10⁹/L；微血管病变性溶血（血 LDH 升高）；血清 ALT 或 AST 升高；持续性头痛或其他脑神经或视觉障碍；持续性上腹部不适
子痫	子痫前期孕妇抽搐不能用其他原因解释

分类	临床表现
慢性高血压并发子痫前期	高血压孕妇20周前无尿蛋白，若出现尿蛋白≥300mg/24h；高血压孕妇妊娠20周前尿蛋白突然增加，血压进一步升高或血小板<100×10⁹/L
妊娠合并慢性高血压	BP≥140/90mmHg，孕前或孕20周前或妊娠20周后首次诊断高血压病持续到产后12周后

（2）子痫的典型表现　子痫分为产前子痫、产时子痫、产后子痫，以产前子痫多见。抽搐发展迅速，先出现眼球、瞳孔固定，头扭向一侧，牙关紧闭，继而口角及面部肌肉开始颤动，数秒后全身及四肢肌肉强直，双臂屈曲，双手紧握，继之发生强烈抽动。抽搐时呼吸暂停，面色青紫，意识消失。抽搐持续1分钟左右后减弱，全身肌肉放松，随即恢复呼吸，重症病人可陷入昏迷。护士应特别注意抽搐发作的时间、持续的时间、间隔的时间、发作的频率、神志表现，有无舌咬伤、摔伤、骨折、窒息、吸入性肺炎等。

（3）并发症　可出现脑出血、心肾衰竭、肺水肿、胎盘早剥、视网膜剥离、DIC、胎儿窘迫等并发症。

3. 心理－社会状况　孕妇在妊娠期间得知自己血压升高后会担心自身、胎儿的健康而焦虑。还有部分孕妇及家属对该病缺乏认识，表现出淡漠，不重视，不按时进行产前检查，从而使病情加重。有部分孕妇及家属害怕药物治疗对胎儿有影响而不按时治疗。

4. 辅助检查

（1）尿液检查　尿常规、尿比重、尿蛋白等测定。尿蛋白定性（＋＋）以上或尿蛋白定量≥2g/24h表明病情严重。注意有无红细胞及管型，注意肾功能有无严重受损。

（2）血液检查　测定血常规、血细胞比容、血浆黏度、全血黏度，以了解血液有无浓缩；测定血小板计数、凝血时间，了解有无凝血功能障碍；测定肝功能及肾功能。

（3）眼底检查　眼底动静脉比例可从正常时的2:3变成1:2或1:4，严重者视网膜水肿、渗出、出血，甚至剥离。

（4）心电图　了解有无心肌损害、高血钾、低血钾等变化。

（5）其他　胎盘功能、B超显像检查、胎心监护、胎儿成熟度检查。

5. 治疗原则

（1）治疗原则　解痉、镇静、降压、扩容、利尿，适时终止妊娠。

（2）重要治疗措施

1）妊娠期高血压：可门诊治疗。注意保证休息，嘱咐孕妇尽量取左侧卧位休息；调节饮食，不宜过咸；增加产前检查的次数，发现异常及时处理，必要时可使用镇静剂如地西泮治疗。

2）子痫前期和子痫：需要住院治疗。硫酸镁是首选的解痉药物；常用的镇静剂有地西泮和冬眠I号；常应用的降压药物有肼屈嗪或硝苯地平；利尿药常用甘露醇、呋塞米；子痫前期经积极治疗 24~48 小时无明显好转应及时终止妊娠。子痫病人应迅速控制抽搐，防止并发症，抽搐控制后 2 小时可考虑终止妊娠。

【护理诊断】

1. 体液过多　与水钠潴留、低蛋白血症有关。

2. 有受伤的危险　与发生子痫抽搐、昏迷有关。

3. 知识缺乏　缺乏妊娠期高血压疾病的相关知识。

4. 潜在并发症　胎盘早剥、心力衰竭、脑出血、胎儿窘迫等。

【护理目标】

1. 孕妇水肿减轻或消失。

2. 孕妇病情控制良好，母儿受伤的危险降到最低。

3. 孕妇焦虑减轻，情绪稳定，积极配合治疗。

4. 并发症得到及时发现和处理。

【护理措施】

1. 一般护理

（1）嘱孕妇按时进行产前检查，一旦确诊，及时进行治疗。

（2）注意休息：保证每晚睡眠 8 小时，中午休息 1~2 小时，以左侧卧位为宜。

（3）孕妇营养：指导孕妇减少脂肪和盐类摄入，增加蛋白质、维生素、铁、钙及富含锌的食物，妊娠 20 周起每天补钙 2g。

2. 急救护理　见实训四。

（1）病室管理　病室保持安静，避免声、光刺激，限制探视，治疗和护理尽量集中进行。

（2）专人护理　记录病情、检查结果、出入量、治疗经过等。

（3）防止受伤　备好开口器、压舌板、舌钳，以利及时放置于病人上、下牙之间，防止抽搐时发生舌咬伤。加床挡，防止病人抽搐时坠床摔伤。

（4）保持呼吸道通畅　昏迷病人应暂时禁食、禁水，头偏向一侧，及时吸出呼吸道内分泌物。用拉舌钳牵拉舌头，防止舌后坠堵住呼吸道。取下活动义齿。

3. 病情观察

（1）观察并记录孕妇生命体征，定时测血压、脉搏、呼吸，观察病人有无头痛、眼花等自觉症状。

（2）观察记录子痫发生抽搐的次数、频率、持续时间、昏迷时间等。

（3）注意观察病人有无子宫收缩、宫口开大情况及监测胎心，及时送往产房待产。

（4）在分娩及产后短时间内仍然有子痫发生的可能，应注意观察。

4. 治疗配合

（1）解痉　首选药物是硫酸镁。但硫酸镁易引起中毒反应，首先表现为膝反射消失，随后可出现呼吸抑制及全身肌张力减退，严重时可出现心跳、呼吸骤停，因此用药时应特别注意：①用药方法：首次剂量25%硫酸镁20ml加入25%葡萄糖20ml后5～10分钟缓慢静脉注入，继之25%硫酸镁60ml加入10%葡萄糖1000ml静脉滴注，滴速15～30滴/分。②观察中毒反应：使用硫酸镁时膝反射必须存在；呼吸不少于16次/分；尿量不少于25ml/h或600ml/24h。在用药前和用药的过程中必须严密观察，如出现膝反射消失，呼吸少于16次/分，尿量少于25ml/h或600ml/24h，提示硫酸镁中毒，必须立即停药，并进行解救。③中毒的解救：10%葡萄糖酸钙10ml静脉注射，必要时可1小时重复1次，24小时不超过8次。

（2）镇静　适用于硫酸镁治疗效果不佳者，药物多选择冬眠合剂（哌替啶100mg，氯丙嗪50mg，异丙嗪50mg），用药时注意监测血压，防止出现体位性低血压。

（3）降压　用于硫酸镁使用后血压仍高，平均动脉压≥140mmHg或舒张压≥110mmHg时，按医嘱选择对胎儿影响较小的药物，如肼屈嗪或硝苯地平，以防脑血管意外和胎盘早期剥离。用药时观察血压变化，要求维持舒张压在90～100mmHg。

（4）利尿　利尿药物只用于全身水肿、心衰、脑水肿等情况，常用甘露醇和呋塞米。注意维持水、电解质平衡。

（5）扩容　扩容应在解痉的基础上进行，常用人血清蛋白、血浆、右旋糖酐或平衡液，扩容治疗时注意观察脉搏、呼吸、血压及尿量，防止肺水肿和心衰的发生。

（6）终止妊娠　对需要终止妊娠的病人应积极做好分娩及新生儿窒息的抢救准备。

5. 心理护理　耐心倾听，了解孕妇及家属的心理感受，并表示理解。告知产后多数能恢复正常。解释治疗和护理的原则及方法，并及时与家属沟通，鼓励病人积极配合治疗，使其保持乐观情绪。

6. 健康指导　加强产前检查，保证足够的休息和愉快的心情。给予产褥期宣教，告知病人出院后应定期复查血压、尿蛋白，再次妊娠的时间选择在血压正常1年后。妊娠期高血压疾病有再发的可能性，再次妊娠后及早进行产前检查和保健咨询。

【护理评价】

1. 孕妇病情是否得到良好控制，母婴损害降低到最低程度。
2. 孕妇并发症有无得到及时发现和正确处理。
3. 孕妇焦虑情绪有无减轻，能否积极配合治疗及护理。

第五节　前置胎盘

正常妊娠时胎盘附着于子宫体部的后壁、前壁或侧壁。妊娠28周后胎盘附着于子宫下段，甚至部分或全部覆盖宫颈内口，其位置低于胎儿先露部时，称前置胎盘。前置胎盘是妊娠晚期出血的主要原因之一，多见于经产妇，处理不当可危及母儿生命。国内报道其发生率为0.24%～1.57%。

根据胎盘边缘与宫颈内口的关系，前置胎盘可分为3种类型：①完全性前置胎盘：

又称中央性前置胎盘，胎盘组织完全覆盖宫颈内口。②边缘性前置胎盘：胎盘附着于子宫下段，边缘达宫颈内口，但未覆盖宫颈内口。③部分性前置胎盘：胎盘组织部分覆盖宫颈内口（图6-3）。

由于前置胎盘附着于子宫下段，妊娠晚期或分娩时，子宫下段逐渐拉长，宫颈管消失，宫口扩张，而附着于子宫下段或子宫内口的胎盘不能相应地伸展，以致前置部分的胎盘自其附着处剥离，引起出血。

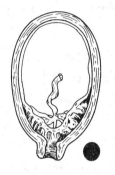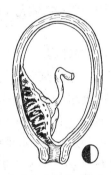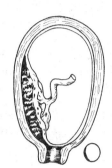

（1）完全性前置胎盘　　　　　（2）部分性前置胎盘　　　　　（3）边缘性前置胎盘

图6-3　前置胎盘的类型

【护理评估】

1. 健康史　病因目前尚不明确，可能与子宫内膜损伤与病变、胎盘面积过大、受精卵发育迟缓等有关。护士评估时应询问孕产史，了解有无多次刮宫、多次分娩或宫腔感染史，本次妊娠阴道流血发生的情况，并详细记录具体经过及医疗处理情况。

2. 身体状况

（1）症状　无诱因、无痛性妊娠晚期或分娩期出血是前置胎盘的特点。阴道流血的时间、量、发作次数与前置胎盘的类型有关。完全性前置胎盘初次出血时间早，多在妊娠28周左右，反复出血，量较多，有时一次大量阴道流血可使病人陷于休克状态。边缘性前置胎盘初次出血时间较晚，多在妊娠37～40周或临产后，量较少。部分性前置胎盘出血时间及出血量介于前两者之间。

（2）体征　子宫软、无压痛，子宫大小与妊娠周数相符；胎位及胎心清楚，胎先露高浮，部分孕妇伴有胎位异常；胎盘附着在前壁者可在耻骨联合上方听到胎盘血流音。反复多次阴道流血者可出现贫血，贫血程度与阴道流血量成正比，大量阴道流血者可发生休克，还可致胎儿窘迫，甚至死亡。

3. 心理－社会状况　孕妇及家属可因突然阴道流血而感到紧张、害怕，担心孕妇的健康与胎儿的安危。

4. 辅助检查

（1）B超　可清楚显示子宫壁、宫颈、胎先露及胎盘的位置，简单、安全、可靠，是目前诊断前置胎盘首选方法，准确率在95%以上。

（2）产后检查胎盘及胎膜　阴道分娩后检查胎盘，如胎盘边缘见陈旧性紫黑色血块附着，胎膜破口距胎盘边缘的距离在 7cm 以内，可诊断为前置胎盘。

5. 治疗原则

（1）治疗原则 制止出血、纠正贫血及预防感染。

（2）重要治疗措施

1）期待疗法：适用于妊娠 <34 周，估计胎儿体重 <2000g，阴道流血量不多，一般情况良好的孕妇。目的是尽可能延长妊娠周数，以提高围生儿存活率。具体包括镇静休息、抑制宫缩、纠正贫血、预防感染、促进胎儿肺成熟。期待疗法过程中一旦发生大量出血，应立即终止妊娠。

2）终止妊娠：适于大出血休克或期待疗法中发生大出血、反复出血，或妊娠已近足月的孕妇。剖宫产术为中央性和部分性前置胎盘首选。阴道分娩仅适用于边缘性前置胎盘而胎位正常，在临产后发生出血，但血量不多，估计在短时间内可以结束分娩者。

【护理诊断】

1. 组织灌注量改变 与阴道流血有关。

2. 有感染的危险 与贫血产妇抵抗力降低，胎盘剥离面接近宫颈口，细菌易侵入有关。

3. 恐惧 与担心胎儿和自身安危有关。

4. 潜在并发症 胎儿窘迫、早产、产后出血。

【护理目标】

1. 病人出血得到控制，生命体征平稳。

2. 病人不发生感染或感染得到及时发现和控制，体温、血象正常。

3. 病人焦虑情绪减轻，情绪稳定，积极配合治疗。

4. 孕妇早产、胎儿窘迫、产后出血被及时发现和处理。

【护理措施】

1. 一般护理

（1）卧床休息，增加营养 指导期待疗法的孕妇绝对卧床休息，以左侧卧位为宜。吸氧，每天 3 次，每次 1 小时。鼓励孕产妇进食富含铁与蛋白质的食物。

（2）避免刺激，减少出血 禁止性生活、阴道检查、肛查及其他诱发宫缩的刺激，保持情绪平稳。

（3）保持外阴清洁，预防感染 勤换卫生垫及内裤，外阴擦洗每日 2 次，便后擦洗。

2. 急救护理 对阴道大量流血导致休克的孕妇，应立即进行抗休克护理，迅速做好剖宫产术前准备。无条件手术者及时转上级医院诊治。

3. 病情观察

（1）观察并记录孕妇生命体征、面色及阴道流血的量、色、性状以及次数，及时了解病情变化和严重程度。

（2）观察胎心和胎动变化，每日 3 次，教会孕妇胎动计数的方法，发现胎儿窘迫征象，及时报告医生。

（3）观察孕妇宫缩和阴道流血情况，及时发现早产征象，报告医生。

4. 治疗配合

（1）遵医嘱使用宫缩抑制剂和糖皮质激素，以延长孕周，促进胎儿肺成熟，提高新生儿存活率。

（2）精神过于紧张者，遵医嘱给予地西泮等镇静剂。

（3）临产后做好抢救新生儿窒息的准备，产后按高危儿护理。

（4）胎儿娩出后，遵医嘱给产妇肌注缩宫素 10～20U，或麦角新碱 0.2～0.4mg，以预防产后出血。

（5）遵医嘱定时复查血常规，使用抗生素和抗贫血药。

5. 心理护理 关心理解孕妇，了解孕妇及家属的心理感受，及时提供帮助。介绍疾病的有关知识和处理原则，及时提供正面信息，使其保持乐观情绪，积极配合治疗。

6. 健康指导 教会产妇及家属按摩子宫的方法，以促进子宫收缩，减少产后出血。做好计划生育，避免多产、多次刮宫损伤子宫内膜。加强产前检查，妊娠期出现阴道流血应及时就诊，及时处理。

【护理评价】

1. 孕妇出血是否得到有效控制，生命体征是否平稳。

2. 孕妇及胎儿并发症有无得到及时发现和处理。

3. 孕妇感染有无及时发现和控制，体温、血象是否正常。

4. 孕妇焦虑有无减轻，能否积极配合治疗及护理。

第六节　胎盘早期剥离

妊娠 20 周后或分娩期，正常位置的胎盘在胎儿娩出前部分或全部从子宫壁剥离，称为胎盘早期剥离，简称胎盘早剥。我国发病率为 0.46%～2.1%，是妊娠晚期一种严重的并发症，往往起病急，进展快，如不及时处理，可危及母儿生命。

胎盘早剥的主要病理变化是底蜕膜出血，在胎盘与子宫壁之间形成血肿，促使胎盘自附着处剥离。根据胎盘剥离出血的方式不同，分成 3 种类型：①显性出血或外出血：胎盘剥离后胎盘剥离面出血冲破胎盘边缘，沿着胎膜与子宫壁之间经宫颈管流出。②隐性出血：胎盘中央剥离，形成胎盘后血肿，胎盘边缘仍附着于子宫壁上，胎膜与子宫壁未分离，或胎头固定于骨盆入口，使胎盘后血液不能流出者为隐性出血，胎盘后血肿不断增大，导致宫底升高，局部压力升高可使血液侵入子宫肌层，引起肌纤维分离、断裂、变性，当血液侵及子宫肌层至浆膜层，子宫表面呈现紫蓝色瘀斑，称为子宫胎盘卒中。③混合性出血：随着子宫壁与胎盘之间的积血增多，宫底升高，局部压力增加，血液可冲开胎盘边缘与胎膜而外流。另外，早剥的胎盘释放凝血活酶，进入母亲血循环会诱发 DIC，消耗大量凝血因子而继发凝血障碍（图 6 - 4）。

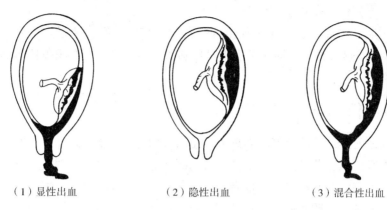

（1）显性出血　　　　　（2）隐性出血　　　　　（3）混合性出血

图 6 - 4　胎盘早期剥离的类型

【护理评估】

1. 健康史　注意评估有无以下发病因素：血管病变如妊娠期高血压疾病、慢性高血压、慢性肾炎；机械因素如撞击、挤压、摔伤等；子宫静脉压突然升高如长时间仰卧位；宫腔内压力突然下降如羊水过多破膜时羊水流出过快、双胎分娩过快；其他如吸烟、营养不良、吸毒等。

2. 身体状况

（1）轻型　以显性出血为主，胎盘剥离面积不超过胎盘面积的 1/3，多发生于分娩期。主要症状为阴道流血，腹痛轻或不明显。腹部检查：子宫软，腹部压痛轻或无压痛，子宫大小与妊娠周数相同，胎位清楚，胎心多正常。

（2）重型　以隐性出血或混合性出血为主，胎盘剥离面积超过 1/3，主要症状为突然发生的持续性腹痛，有或无阴道流血，严重时伴恶心、呕吐，病人可出现贫血或失血性休克的表现。腹部检查：子宫底升高，硬如板状，压痛明显，胎位不清，胎心多数已经消失。常常出现子宫胎盘卒中、胎儿窘迫、DIC、产后出血、肾功能衰竭等并发症。

3. 心理-社会状况　胎盘早剥病情发展迅速，孕妇及家属可因生命受到威胁而感到紧张、害怕。部分病人因要切除子宫从而产生无能感。

4. 辅助检查

（1）B 超　显示胎盘后与宫壁间有液性暗区，同时可以观察胎儿情况。

（2）实验室检查　血常规、血小板、出凝血时间及纤维蛋白原等有关凝血功能检查；严重病人需要检查肾功能。

5. 治疗原则

（1）治疗原则　纠正休克，及时终止妊娠，防治并发症。

（2）重要治疗措施　一旦确诊，应及时终止妊娠：

1）阴道分娩：适用于一般情况良好，胎盘剥离面积小，宫口已经开全，胎心良好的产妇。

2）剖宫产：胎盘剥离面积大，出血量大，病情危重时，应在积极纠正休克的同时迅速进行剖宫产手术。

3）子宫切除：在剖宫产手术中如出现子宫胎盘卒中，经按摩子宫、使用子宫收缩剂、热盐水纱垫湿热敷无效，同时发生难以控制的大出血时，应在积极抗休克的同时行子宫切除手术。

【护理诊断】

1. 组织灌注无效　与胎盘隐形剥离大量出血导致休克有关。

2. 潜在并发症　胎儿窘迫、弥散性血管内凝血、产后出血、肾功能衰竭等。

3. 恐惧　与担心胎儿和自身安危有关。

4. 预感性悲哀　与胎儿死亡、子宫切除有关。

【护理目标】

1. 病人出血得到控制，生命体征平稳。

2. 孕妇未发生并发症或并发症得到及时发现和纠正。

3. 病人焦虑情绪减轻，情绪稳定，积极配合治疗。

4. 病人能够接受现实，情绪稳定。

【护理措施】

1. 一般护理

（1）**卧床休息**　指导需要手术的孕妇绝对卧床休息，以左侧卧位为宜。吸氧，以加强胎儿宫内血氧供应。

（2）**避免刺激**　进行检查时动作轻柔，避免对子宫的刺激，保持情绪平稳。

（3）**预防感染**　手术后注意保持外阴清洁，勤换月经垫及内裤，外阴擦洗每日2次，便后擦洗。

（4）**指导产妇饮食及休息**　产妇手术后进高热量、高维生素、高蛋白、富含铁剂的食物。注意卧床休息，做好床边护理。

2. 急救护理　对大量内出血的孕妇，应立即行抗休克护理，同时迅速做好剖宫产术前准备。无条件手术者及时转上级医院诊治，注意监测胎儿情况。

3. 病情观察

（1）观察并记录孕妇生命体征，注意观察宫底高度、子宫压痛、子宫壁紧张度，以评估内出血情况，及时了解病情变化和严重程度。

（2）观察凝血功能，及时发现并发症：凝血功能障碍时表现为皮下、黏膜或注射部位出血，子宫出血不凝，有时有尿血、咯血或呕血现象。急性肾功能衰竭表现为少尿或无尿。护士应高度重视上述症状，发现异常，及时报告医生。

（3）产后观察宫缩和阴道流血情况。

4. 治疗配合

（1）协助终止妊娠　对于决定阴道分娩的产妇，护士应配合医生做好接产及新生儿的抢救准备。对于决定剖宫产的孕妇，护士应迅速完成剖宫产的术前准备。

（2）防止产后出血　胎儿娩出后，遵医嘱及时给予缩宫素，配合按摩子宫，预防产后出血。

（3）预防感染　遵医嘱使用抗生素。

5. 心理护理　部分病人及家属会因失去胎儿甚至切除子宫表现出愤怒的情绪，此时应关心理解病人及家属的心理感受，及时提供帮助。将产妇安排在周围没有新生儿的房间，允许家属陪伴。

6. 健康指导　根据情况指导母乳喂养，如死产者给予退乳措施，分娩24小时内尽早使用大剂量的雌激素，同时使用芒硝贴敷双乳，少进汤类；亦可用水煎生麦芽当茶饮。剖宫产者两年内不宜妊娠，注意采取避孕措施，产后42天进行产后检查。指导下次妊娠，加强产前检查，积极预防和治疗妊娠期高血压疾病、慢性肾炎等疾病，妊娠晚期避免腹部受伤及长时间仰卧，预防胎盘早剥。

【护理评价】

1. 孕妇出血是否得到有效控制，生命体征是否平稳。
2. 孕妇及胎儿并发症有无得到及时发现和处理。
3. 孕妇焦虑有无减轻，能否积极配合治疗及护理。
4. 孕妇能否接受现实，情绪是否稳定。

第七节　羊水过多

妊娠的任何时期羊水量超过2000ml称为羊水过多。羊水过多分为急性羊水过多和慢性羊水过多。其发生率为0.5%～1%。

【护理评估】

1. 健康史　羊水过多的原因有母体疾病如糖尿病、母儿血型不合、妊娠期高血压综合征；胎儿畸形如神经管畸形中的无脑儿、消化道畸形中食道或小肠闭锁等；以及双胎妊娠，特发性羊水过多等。

2. 身体状况

（1）症状

1）急性羊水过多：较少见。常发生在妊娠20～24周。羊水量在数日内急剧增加，子宫迅速增大，出现明显压迫症状如呼吸困难、心悸气短、腹壁胀痛、下肢水肿。

2）慢性羊水过多：较多见，多发生在妊娠晚期。羊水量在数周内逐渐增加，压迫症状较轻，孕妇多能适应。

（2）体征　检查见腹壁紧张发亮，宫高及腹围明显大于孕周，宫壁张力大，液体震荡感明显，胎位触不清，胎心遥远或听不到。

羊水过多易发生早产、妊娠期高血压疾病、胎盘早剥、胎位异常、胎膜早破、脐带脱垂、产后出血等并发症。

3. 心理 - 社会状况 孕妇由于压迫症状明显，活动受限而烦躁不安；由于自身疾病而产生内疚感；担心胎儿畸形和自身安全产生焦虑情绪。

4. 辅助检查

（1）B 超 如羊水最大暗区垂直深度 >7cm，羊水指数 >18cm，提示羊水过多。同时可发现无脑儿、脊柱裂及双胎妊娠等情况。

（2）甲胎蛋白（AFP） 羊水中 AFP 异常升高有助于胎儿神经管畸形的诊断。

5. 治疗原则 确定羊水过多合并胎儿畸形，及时终止妊娠。如无胎儿畸形，可根据羊水量增多的程度及孕龄综合决定处理方法。

【护理诊断】

1. 焦虑 与压迫症状严重、胎儿可能畸形有关。

2. 潜在并发症 胎盘早剥、早产、产后出血等。

【护理目标】

1. 病人焦虑情绪减轻，情绪稳定，积极配合治疗。

2. 孕妇早产、胎盘早剥、产后出血被及时发现和处理。

【护理措施】

1. 一般护理 指导孕妇摄取适当的低盐饮食，防止便秘，注意休息，左侧卧位，抬高下肢，避免腹压增加的活动，减少胎膜早破和早产的发生。

2. 病情观察 定期测量体重、宫高、腹围，判断病情进展。注意观察胎心、胎动及子宫收缩，及早发现胎儿窘迫及早产征象。人工破膜时注意观察子宫收缩及胎心，及早发现胎盘早剥及脐带脱垂的征象。产后密切观察子宫收缩及阴道流血情况，防止产后出血。

3. 治疗配合

（1）经腹壁羊膜腔穿刺放羊水的护理 做好手术前的准备工作，配合医生完成羊膜腔穿刺，放羊水时速度不超过 500ml/h，一次放羊水的量不超过 1500ml，手术后腹部放置沙袋固定以防腹压骤降引起休克。手术中注意无菌操作，同时遵医嘱给予镇静剂、宫缩抑制剂和抗生素。

（2）经阴道高位破膜引产的护理 做好输血、输液的准备；严格无菌操作；破膜时注意高位、小口、慢流速，使羊水缓慢流出，以防胎盘早剥；手术中注意观察孕妇血压、脉搏，手术后注意观察子宫收缩及阴道流血；胎儿娩出后及时使用缩宫素及按摩子宫，以防产后出血；畸形儿送病检。

4. 心理护理 主动耐心向孕产妇解释胎儿畸形产生的原因，并告知这并非是她的过错。嘱咐再孕时的注意事项，使病人及家属获得心理安慰，使病人积极配合，以减少危险的发生。

5. 健康指导 注意休息和饮食，以减轻症状和预防并发症。再次受孕后应进行遗传咨询和产前检查，加强孕期检查，进行高危监护。

【护理评价】

1. 孕妇及胎儿有无并发症发生。

2. 因胎儿畸形而终止妊娠者能否接受现实，情绪是否稳定，能否积极配合治疗及护理。

第八节 过期妊娠

平时月经周期规律，妊娠达到或超过 42 周尚未分娩者，称为过期妊娠。发生率占妊娠总数的 3% ~ 15%。过期妊娠围产儿患病率及死亡率均增加。过期妊娠时如果胎盘功能正常，胎儿继续发育可形成巨大胎儿，造成分娩困难、手术助产机会多，易发生新生儿锁骨骨折、颅内出血等。如胎盘功能减退，可导致胎儿发育停滞，成熟障碍，出生后形成"小老人"，严重者可导致胎儿窘迫甚至死亡。

【护理评估】

1. 健康史 过期妊娠发生的可能原因有胎儿胎盘单位合成雌激素不足；或内源性前列腺素和雌二醇不足而孕酮水平过高；头盆不称、胎儿畸形、遗传因素等。评估时注意询问平时月经是否规律，了解末次月经、早孕反应、子宫大小、胎动出现时间，进一步确定妊娠周数。了解家族中有无过期妊娠史。

2. 身体状况 详细核对预产期，测体重、宫高、腹围，评估与妊娠月份是否相符。如出现体重不再增加、羊水减少、先露部已经衔接，应当考虑过期妊娠。

3. 心理-社会状况 超过预产期迟迟不发动分娩，孕妇及家属担心新生儿的安全和健康可出现烦躁、焦虑情绪，要求医护人员尽快采取措施，使母儿平安；少数孕妇及家属对医生提出的引产建议不配合，想尽快分娩又不愿意引产，产生矛盾心理。

4. 辅助检查

（1）B 超 检查羊水量，胎头双顶径，股骨长度，胎盘成熟度等以确定妊娠是否过期。

（2）胎儿电子监护 无应激试验（NST）无反应型，缩宫素激惹试验（OCT）出现频繁晚期减速者，提示胎儿缺氧。

（3）尿雌三醇测定（E_3） $E_3 < 10mg/24h$，提示胎盘功能减退。

5. 治疗原则 确定过期妊娠后，及时终止妊娠。根据胎盘功能、胎儿大小等综合分析，选择合适的分娩方式。

【护理诊断】

1. 知识的缺乏　缺乏过期妊娠的相关知识。

2. 有围产儿受伤的危险　与胎盘功能减退或巨大儿有关。

【护理目标】

1. 围生儿受伤的危险降到最低。

2. 病人能正确地面对现实，接受治疗和护理。

【护理措施】

1. 一般护理

（1）左侧卧位　指导卧床休息时以左侧卧位为宜。间断性吸氧。

（2）适当活动　坚持每天散步 1~2 次，每次 30 分钟。

2. 病情观察

（1）定时测量生命体征、体重、宫高、腹围。

（2）观察胎心，如胎心 <120 次/分或 >160 次/分，提示胎心音异常。必要时进行胎儿电子监护，及时发现胎儿窘迫征象。

（3）自我胎动计数，如胎动 <10 次/12 小时，提示胎儿显著缺氧。

3. 治疗配合　协助医生终止妊娠：胎盘功能减退、有产科指征、高龄初产、胎儿窘迫或引产失败等须采取剖宫产者，遵医嘱做好剖宫产术前准备工作。引产术者协助医生人工破膜，静脉点滴缩宫素并严密监护；临产后严密观察产程进展及胎心率变化，吸氧，发现胎心异常或羊水污染及时处理，做好剖宫产及抢救新生儿窒息的准备。

4. 心理护理　向孕妇及家属讲明过期妊娠的危害，说明终止过期妊娠的必要性及终止妊娠的方法，减轻其矛盾心理，能接受及配合治疗和护理。

5. 健康指导　加强产前检查，准确核准预产期，指导孕妇妊娠晚期适当活动，预防过期妊娠。教会孕妇自我胎动监测，出现异常及时就诊。围产儿死亡者，给予心理安慰。指导避孕措施，至少半年后再次妊娠。

【护理评价】

1. 孕妇能否积极配合治疗及护理。

2. 新生儿结局是否良好。

第九节　其他异常妊娠

一、妊娠剧吐

妊娠早期少数孕妇恶心呕吐频繁，不能进食，继而发生脱水、酸中毒、肝肾功能损害，严重影响孕妇身体健康，称为妊娠剧吐。

【护理评估】

1. 健康史 此病目前病因不清，可能与血液中 HCG 过高有关。评估时注意有无多胎妊娠、葡萄胎、精神紧张、神经功能不稳定等情况。

2. 身体状况 妊娠剧吐多见于年轻的初孕妇，一般于停经 40 天左右出现，初为晨间呕吐或饭后恶心呕吐，逐渐加重，直至呕吐频繁不能进食。呕吐物为食物、黏液、胆汁，重者可出现血液。反复呕吐使病人精神不安、焦虑、失眠等。检查时可见病人极度疲乏，明显消瘦，皮肤皱缩，眼窝下陷，尿少。重度病人可伴有发热、脉细速、血压下降，精神萎靡不振，呼出气体有酮体味，病情进一步恶化，可出现黄疸、少尿、无尿，甚至出现意识模糊、昏睡及抽搐等肝肾功能损害的严重症状。

3. 心理－社会状况 孕妇担心自己频繁剧烈的呕吐会影响自身及胎儿健康。

4. 辅助检查

（1）尿液检查 尿比重增加，尿酮体阳性等。

（2）血液检查 血红蛋白及血细胞比容升高；二氧化碳结合力下降；血胆红素及转氨酶升高，尿素氮及肌酐增高；血钾、钠、氯降低。

5. 治疗原则 轻度病人可在门诊治疗；重度病人需要住院治疗，补充水分，纠正酸中毒及电解质紊乱。

【护理诊断】

1. 体液不足 与剧烈呕吐不能进食有关。

2. 焦虑 与担心母儿的安危有关。

【护理措施】

1. 一般护理 保证充分的休息和睡眠，消除可引起呕吐的因素，如油烟气味和污秽物的刺激。重症病人先暂时禁食，病情好转后可试进清淡饮食。

2. 病情观察 注意观察病人呕吐情况，有无发热、脉细速、血压下降、精神萎靡不振，呼出气体有无酮体味，是否有黄疸、少尿、无尿、意识模糊、昏睡及抽搐等症状。

3. 治疗配合

（1）补充营养和纠正酸中毒 5% 葡萄糖液 500ml，5% 葡萄糖盐水 1000ml，加用 10% 氯化钾 20ml、维生素 C 1g、维生素 B_6 100mg。合并代谢性酸中毒病人可根据二氧化碳结合力或血气分析结果，静脉点滴碳酸氢钠溶液。

（2）镇静止吐 可使用维生素 B_1、维生素 B_6、维生素 C 片，亦可使用地西泮等镇静剂。

（3）终止妊娠 经积极治疗仍无效果，出现下列情况之一者应行人工流产终止妊娠：①黄疸持续不退。②持续出现蛋白尿。③心率超过 120 次/分。④体温持续在 38℃

以上。⑤伴有精神症状。⑥出现多发性神经炎，视网膜出血者。

4. 心理护理　关心、安慰病人，使其解除思想顾虑，配合治疗。

5. 健康指导　告知孕妇及家属，出现剧烈呕吐时需要及时入院治疗，使用的药物一般不会对胎儿产生影响，配合治疗会使病情尽快好转。

二、多胎妊娠

一次妊娠有两个或两个以上胎儿者称为多胎妊娠，其中以双胎妊娠最常见。双胎妊娠又分为单卵双胎和双卵双胎。近年来，由于促排卵药物的应用及辅助生育技术的开展，多胎妊娠的发生率增加。

【护理评估】

1. 健康史　了解孕妇及其丈夫有无多胎家族史，孕妇的年龄、孕次，孕前是否使用过促排卵药物。

2. 身体状况

（1）临床表现　双胎妊娠早孕反应较重，子宫大于孕周，易出现压迫症状，如呼吸困难、下肢水肿及静脉曲张、腰背疼痛等。腹部检查：宫高及腹围大于孕周，可触及两个胎头及多个肢体，腹部的不同部位可听到两个胎心音，两者速率不同，相差 >10 次/分。

（2）对母儿影响

1）妊娠期：易发生贫血、妊娠期高血压疾病、羊水过多、前置胎盘、胎膜早破等。

2）分娩期：易发生宫缩乏力、胎盘早剥、胎头交锁等。

3）产褥期：易发生产后出血、产褥感染。

4）围生儿：易发生早产、胎儿生长受限、双胎输血综合征、脐带脱垂、胎儿畸形等。

3. 心理-社会状况　孕妇及家属既为孕育双胎而喜悦，又为母儿安危而担心。

4. 辅助检查　B 超在孕 7 周左右可见两个或两个以上的孕囊。

5. 治疗原则　及早确诊，加强产前检查及母儿监护，预防并发症。提前住院待产，选择理想的分娩方式。

【护理诊断】

1. 潜在并发症　胎膜早破、早产、胎盘早剥、产后出血。

2. 焦虑　与担心母儿的安危有关。

【护理措施】

1. 一般护理

（1）增加产前检查的次数，有异常随时就诊。

（2）加强营养，注意补充铁、钙、叶酸、维生素等物质，以满足两个胎儿的生长发育需求。注意休息，左侧卧位，抬高下肢，减轻下肢水肿。

2. 病情观察

（1）增加产前检查，预防和及时发现贫血、妊娠期高血压疾病、胎膜早破、早产等并发症。

（2）临产后密切观察产程进展及胎心变化，若发现产程延长或胎儿窘迫及时报告医生。

3. 治疗配合　协助医生完成分娩，第一个胎儿娩出不宜过快，以防止发生胎盘早剥；第一个胎儿娩出后立即断脐，以防止第二个胎儿失血；协助扶正第二个胎儿的胎位使其保持纵产式；第二个胎儿前肩娩出后及时使用子宫收缩剂，腹部放置沙袋或用腹带包扎，以防止产后出血及腹压下降引起的休克。

4. 心理护理　提供心理支持，帮助孕妇尽快接受成为两个孩子母亲的事实。告知双胎妊娠虽属高危妊娠，但只要积极配合各项处理，就不必过分担心母儿的安全。

5. 健康指导　加强产前检查，告知孕妇妊娠晚期多休息，少活动，预防早产。一旦发生胎膜破裂，立即平卧，并及时入院。准备好新生儿用物，指导进行正确的母乳喂养及新生儿护理。

三、妊娠期特发性肝内胆汁淤积症

妊娠期肝内胆汁淤积是妊娠中、晚期特有的并发症，临床上以皮肤瘙痒和黄疸为特征，主要危害胎儿、新生儿，也可导致孕产妇发生糖、脂代谢紊乱及产后出血。

【护理评估】

1. 健康史　此病目前病因不清，可能与女性激素、免疫、遗传及环境有关。

2. 身体状况

（1）症状　典型症状为妊娠晚期发生无诱因的皮肤瘙痒，约80%发生在妊娠30周后。瘙痒程度不一，昼轻夜剧，一般从手掌及脚掌开始，逐渐向肢端延伸甚至到达面部。

（2）体征　四肢可见抓痕；20%～50%病人发生数日至数周的黄疸；有尿色加深等高胆红素血症表现。

3. 心理-社会状况　孕妇担心自己的疾病会影响胎儿健康。

4. 辅助检查　血清胆酸测定可见明显升高；肝功能测定有 ALT 升高及血清胆红素升高。

5. 治疗原则　缓解瘙痒症状，恢复肝功能，降低胆酸水平；及时发现胎儿缺氧并采取相应措施，以改善妊娠结局。

【护理诊断】

1. 有胎儿受伤的危险　与胆酸毒性作用有关。

2. 皮肤完整性受损　与肝内胆汁淤积有关。

3. 焦虑 与担心母儿的安危有关。

【护理措施】

1. 一般护理 注意增加产前检查的次数，出现异常随时就诊。进高蛋白、高碳水化合物、高维生素饮食，减少油脂摄入。注意休息，左侧卧位，增加胎盘血流量。

2. 病情观察 注意观察病人饮食情况，有无厌油腻、恶心、乏力等症状；全身皮肤瘙痒及黄疸程度，有无抓痕。

3. 治疗配合

（1）**妊娠期** 指导病人加强自我监护，定时进行胎动计数，如有异常及时就诊。注意卧床休息，从妊娠34周开始进行NST试验，及早发现胎儿缺氧征象。孕妇注意保持皮肤清洁，不使用刺激性强的洗浴液，穿棉质内衣，可涂搽炉甘石洗剂等缓解瘙痒。

（2）**分娩期** 特别注意胎心变化，做好新生儿窒息的抢救准备。注意预防产后出血的发生。

（3）**产褥期** 产后及时使用缩宫素并鼓励产妇母乳喂养以促进子宫收缩，遵医嘱使用抗生素预防感染，禁用雌激素回乳，产后禁用避孕药避孕。

4. 心理护理 注意做好解释工作，介绍病情，缓解焦虑。

5. 健康指导 加强产前检查，告知孕妇及家属，即使出现黄疸和肝功能异常也不会传染给胎儿和亲友，分娩之后病情会很快好转。注意做好胎儿自我监护，有异常及时入院。

思 考 题

1. 名词解释：异位妊娠，流产，早产，妊娠期高血压疾病，前置胎盘，胎盘早期剥离，羊水过多，过期妊娠。

2. 简述硫酸镁治疗的方法、注意事项及中毒后的急救。

3. 病人，25岁，停经50天，少量阴道流血两天，伴有轻度下腹疼痛。妇科检查宫颈口关闭，子宫约50天孕大，妊娠试验阳性。此病人可能性最大的是什么疾病？请为这位病人制定一份护理计划。

4. 病人，30岁，不孕，月经规则，末次月经8月1日，于9月16日突然右下腹疼痛。查腹部压痛及反跳痛，移动性浊音阳性，血压80/50mmHg，脉搏120次/分。妇科检查：宫颈举痛阳性，子宫大小正常，软，后穹隆饱满。诊断可能性最大的是什么疾病？请为这位病人制定一份护理计划。

第七章　妊娠期合并症的护理

 知识要点

　　妊娠期合并症是否可以承担妊娠，能否顺利度过妊娠、分娩及产褥期？本章学习的重点是妊娠合并心脏病、急性病毒性肝炎、糖尿病、贫血的护理评估、护理诊断及护理措施，难点是妊娠与疾病的相互影响。通过教学活动，要求学生能够运用所学知识对妊娠合并症孕妇进行整体护理，降低孕产妇及围生儿的死亡率。

第一节　妊娠合并心脏病

　　妊娠合并心脏病是围生期严重的合并症，是孕产妇死亡的主要原因之一，占我国孕产妇死因的第 2 位，妊娠、分娩及产褥期均可能使心脏病病人的心脏负担加重而诱发心力衰竭。其发病率约为 1.06%，死亡率约为 0.73%。以先天性心脏病最多见，占 35% ~ 50%，其次为风湿性心脏病、妊娠期高血压疾病性心脏病、围生期心肌病、贫血性心脏病及心肌炎等。

一、妊娠、分娩对心脏病的影响

　　1. 妊娠期　妊娠期孕妇血容量自 6 周开始增加，妊娠 32 ~ 34 周达高峰，此后维持在较高水平，较孕前增加 30% ~ 45%；妊娠晚期子宫增大，膈肌上抬，心脏向左、向上移位，出入心脏的大血管扭曲，加重了心脏负担。

　　2. 分娩期　为心脏负担最重时期。第一产程时，每一次子宫收缩大量血液被挤入体循环，增加了回心血量。第二产程时心脏负担最重，除了子宫收缩加紧加强外，腹肌和骨骼肌收缩，使周围血管阻力更为增加，产妇用力屏气，肺循环压力增高和腹压升高。第三产程胎盘娩出，胎盘血循环中断，子宫体积缩小，回心血量突然增加；另外，腹腔内压骤减，大量血液向腹腔脏器灌注，回心血量骤减，这些急剧的血流动力学变化增加心脏负担，容易诱发心力衰竭。

　　3. 产褥期　产后 3 日内仍是心脏负担较重的时期。除子宫收缩使子宫内的大部分血液进入体循环外，组织间潴留的液体也开始回流到体循环，加重心脏负担。

因此，妊娠、分娩及产褥期心脏及血流动力学的改变，均可加重心脏负担而诱发心力衰竭。妊娠32~34周、分娩期及产后最初3天内，是心脏病孕产妇最易发生心力衰竭的时期。

二、心脏病对母儿的影响

心脏病不影响受孕，但较重的心脏病病人，或妊娠后心功能恶化者，会有不同程度的缺氧，使流产、早产、死胎、胎儿宫内发育迟缓、胎儿窘迫及新生儿窒息的发生率均明显增高。

三、妊娠合并心脏病的护理

【护理评估】

1. 健康史

（1）详细了解孕妇的心脏病类型，有无心力衰竭病史，心功能分级及既往诊疗经过。

（2）了解孕妇本次妊娠的情况，有无劳累后气短、心悸、疲乏无力、进行性呼吸困难、夜间憋闷、端坐呼吸、胸闷、胸痛、咳嗽、咯血、发绀等，有无其他增加心脏负荷的因素，如贫血、感染、便秘、过度疲劳等。

（3）了解既往孕产史。

2. 身体状况

（1）评估病人心脏功能现状　叩诊心界扩大，听诊有Ⅱ级以上舒张期杂音或Ⅲ级以上粗糙的全收缩期杂音、严重的心律失常。

（2）心脏功能的分级　我国目前采用美国纽约心脏病协会（NYHA，1994年）的心功能分级法，根据病人生活能力状况，将心功能分为Ⅰ~Ⅳ级。

Ⅰ级：一般体力活动不受限制。

Ⅱ级：一般体力活动略受限制，参加日常体力活动时感疲劳、心悸、气急。

Ⅲ级：一般体力活动明显受限制，休息时虽无症状，但轻微活动即感疲劳、心慌、气急，或过去有心衰史，即使目前心功能尚好，均属Ⅲ级。

Ⅳ级：孕妇不能进行任何体力活动，休息时仍有心悸、气急等明显心力衰竭表现。

（3）早期心力衰竭的表现　轻微活动即感心悸、气急、胸闷；休息时心率≥110次/分，呼吸超过≥20次/分；夜间常因胸闷而坐起呼吸，或到窗口呼吸新鲜空气；肺底出现少量持续湿啰音，咳嗽后不消失。

（4）体征　监测脉搏、呼吸变化；观察有无呼吸困难、紫绀、下肢浮肿等与心脏病有关的征象；产科检查评估母儿状况。

3. 心理－社会状况　因呼吸困难、心悸、胸闷，可能危及自身和胎儿的生命安全，孕妇及家属表现出紧张、焦虑及恐惧等情绪。

4. 辅助检查

（1）心电图检查　可诊断有无心律失常。

（2）超声心动图等检查　了解心脏大小、心瓣膜结构及功能等。

（3）胎儿电子监护仪　监测胎儿宫内健康状况。

5. 治疗原则

（1）妊娠期　心功能Ⅰ～Ⅱ级者，可以妊娠，应加强监护，预防心力衰竭、感染；心功能Ⅲ～Ⅳ级，或有心力衰竭病史者，均不宜妊娠，如已妊娠，应于妊娠12周前行人工流产。

（2）分娩期　心功能为Ⅰ～Ⅱ级，可在严密监护下经阴道分娩，产程开始即给予抗生素预防感染，第二产程避免屏气加腹压，行阴道助产缩短产程。心功能Ⅲ级及以上，应剖宫产结束分娩。

（3）产褥期　产后3日尤其产后24小时内，仍是心力衰竭发生的危险期，应卧床休息，应用广谱抗生素预防感染，直至产后1周无感染征象时停药。心脏功能Ⅲ～Ⅳ级者人工喂养并及时退乳。

【护理诊断】

1. 知识缺乏　缺乏有关妊娠合并心脏病的自我护理知识。

2. 焦虑/恐惧　与担心自身和胎儿安危有关。

3. 活动无耐力　与妊娠增加心脏负荷有关。

4. 潜在并发症　心力衰竭、感染、胎儿窘迫。

【护理目标】

1. 孕妇或产妇获得有关妊娠合并心脏病的知识。

2. 孕妇或产妇自觉焦虑减轻。

3. 孕妇或产妇能调整日常生活，适应妊娠及产褥，卧床期间基本生活需求得到满足。

4. 孕妇或产妇不发生心力衰竭、感染、胎儿窘迫等并发症，或并发症得到及时控制。

【护理措施】

1. 妊娠期

（1）一般护理

1）适当休息与活动：适当增加休息及睡眠时间，每日保证至少睡眠10小时，中午休息1～2小时。卧床休息时宜取左侧卧位或半卧位。避免劳累和情绪激动，应限制体力劳动。

2）合理饮食：给予高蛋白、高维生素、低脂肪、低盐饮食，少量多餐，多吃蔬菜和水果，防止便秘。整个妊娠期体重增加不宜超过12kg。

3）消除诱发心衰的因素：感染增加心脏负担，是诱发心衰和心内膜炎的重要因素。指导孕妇尽量避免感染，特别是上呼吸道感染。避免到公共场所，勿与传染病病人接触。如有感染征象，及时给予有效的抗生素治疗。积极防治贫血、妊娠期高血压疾病等。

（2）病情观察　可以妊娠者，应加强孕期保健，从确定妊娠开始时定期行产前检查。妊娠 20 周前每 2 周检查 1 次，妊娠 20 周后每周检查 1 次。了解心脏功能、有无早期心衰的征象及胎儿宫内状态，如有异常酌情增加检查次数。预产期前 2 周即住院待产。

（3）治疗配合　遵医嘱正确使用药物，如服用洋地黄类药物，注意观察疗效和毒性反应。孕期可间断吸氧，改善母儿缺氧状态。

（4）心理护理　听取病人及家属的感受，耐心解释病情，给予同情和理解，介绍医疗技术、设备和护理措施，消除思想顾虑和紧张情绪，以期积极配合治疗和护理。

（5）健康指导

1）加强孕期保健，提前住院待产。

2）指导合理安排休息、饮食。

3）教会孕产妇观察病情，指导自测脉搏、胎动。

4）防止贫血、上呼吸道感染、维生素缺乏、妊娠期高血压疾病等，如有异常及时就诊。

2. 分娩期　临产后，如果心功能Ⅰ～Ⅱ级，胎儿不大，胎位正常，宫颈条件良好，可在严密监护下经阴道分娩。

（1）一般护理　保持产房安静，鼓励产妇取左侧半卧位，避免仰卧，吸氧，适当镇静，给予易消化饮食，控制液体量，禁止灌肠。

（2）病情观察　持续监测胎心率及宫缩，每 15 分钟测量生命体征 1 次，若出现心慌、气短、胸闷等早期心衰的症状，立即报告医生并及时处理。

（3）治疗配合　第一产程开始后即应使用抗生素预防感染。第二产程避免屏气用力，应配合阴道手术助产，尽可能缩短第二产程，做好新生儿抢救工作。胎儿娩出后，产妇腹部立即放置沙袋，以防腹压突然下降而诱发心衰。特别注意子宫收缩，防止产后出血，可静脉注射或肌内注射缩宫素 10～20U，禁用麦角新碱；若出血过多，遵医嘱输血、输液，严格掌握静脉输液速度，以 20～30 滴/分为宜，以免增加心脏负担。

（4）心理护理　护士及家人陪伴、安慰、鼓励病人，耐心解答病人提出的问题，消除思想顾虑和紧张情绪。

（5）健康指导　指导产妇注意保持体力，避免加重心脏负担，配合医护处理。

3. 产褥期

（1）一般护理　产后 3 日内，仍需严密监测生命体征及早期心衰征象。产妇应半卧位，保证充足休息，必要时口服小剂量镇静剂。合理饮食，多吃水果、蔬菜，有便秘时按医嘱给缓泻剂，以免用力排便引起心衰。

（2）观察病情　产后 3 日内，尤其是产后 24 小时内，仍是发生心衰的危险时期，应密切观察产妇的生命体征和心功能状况，记录出入量，及时发现异常。

（3）治疗配合　保持外阴和腹部手术切口清洁，预防感染，遵医嘱应用抗生素达1周或更长时间。

（4）心理护理　产妇担心新生儿状况，或因为心脏功能不好，不能亲自照顾新生儿而烦躁，护士可及时告知新生儿目前的情况。

（5）健康指导

1）心功能Ⅰ、Ⅱ级的产妇可哺乳，但应避免劳累。心功能Ⅲ级或以上者不宜哺乳，应及时回乳，指导家属进行人工喂养。

2）不宜再妊娠者，建议严格避孕或行绝育术。

3）产后定期复查。

【护理评价】

1. 孕产妇是否获得有关妊娠合并心脏病的知识，能否配合治疗及护理。

2. 孕产妇焦虑是否减轻。

3. 孕产妇基本生活需求是否得到满足。

4. 孕产妇是否发生并发症，或并发症是否得到及时控制。

第二节　妊娠合并急性病毒性肝炎

病毒性肝炎是妊娠期妇女肝病和黄疸最常见的原因。目前明确的肝炎病毒有5种：甲型（HAV）、乙型（HBV）、丙型（HCV）、丁型（HDV）及戊型（HEV），其中乙型肝炎病毒最多见。因孕妇特殊的生理变化，肝炎对母儿健康危害较大，重症肝炎是我国孕产妇死亡的主要原因之一。

一、妊娠、分娩对病毒性肝炎的影响

妊娠期营养物质的需要量增加，孕产妇基础代谢率增高，胎儿的代谢和解毒作用，都使孕妇肝脏负担加重；分娩的疲劳、出血、手术、麻醉及孕期大量雌激素在肝内灭活的内分泌变化，均加重对肝脏的损害，尤其是并发妊娠期高血压疾病时，易致急性重型肝炎、肝性脑病等，母儿死亡率也明显增高。

二、病毒性肝炎对妊娠、分娩的影响

1. 对母体的影响　妊娠早期时，早孕反应加重；妊娠晚期发病时，容易并发妊娠期高血压疾病。妊娠期高血压疾病与病毒性肝炎均可导致弥散性血管内凝血（DIC）。由于肝功能损害，凝血酶原降低，纤维蛋白原减少，易致产后出血。

2. 对胎儿的影响　肝炎病毒可通过胎盘进入胎儿血液循环感染胎儿，故流产、早产、死胎、死产及新生儿死亡率均增高。

母婴传播是HBV传播的主要途径之一。母婴传播有3种途径：①子宫内经胎盘传播。②分娩时接触母血或羊水传播，是主要的传播方式，占 40% ~ 60% 。③产后接触母亲的唾液或母乳喂养经乳汁传播。因此，HBV 对胎儿、新生儿的影响较大。

三、妊娠合并急性病毒性肝炎的护理

【护理评估】

1. 健康史

（1）询问病人有无病毒性肝炎的病史、家族史及密切接触史等。

（2）评估病人的治疗情况及对肝炎相关知识的了解情况。

2. 身体状况

（1）症状 孕妇在妊娠期出现不能用早孕反应或其他原因解释的消化道症状，如乏力、食欲减退、厌油、恶心、呕吐、腹胀及肝区疼痛、尿色深黄等。

（2）体征 部分病人有皮肤、巩膜黄染，肝区触痛、叩击痛；产科检查重点监测胎儿情况。

3. 心理－社会状况 因上腹不适、黄疸，孕妇及家属担心母儿健康，可能产生焦虑、紧张、悲伤的情绪。

4. 辅助检查

（1）肝功能检查 确定肝功能是否受损。

（2）病毒血清标记物检测 血清病原学检查确定有无传染性。

（3）凝血功能检查 包括纤维蛋白原和凝血酶原时间等。

（4）B 超 监测胎儿在宫内生长发育情况。

5. 治疗原则 肝炎病人原则上不宜妊娠，处理原则与非妊娠肝炎病人基本相同。妊娠早期患急性肝炎，若为轻症应积极治疗，可继续妊娠。慢性活动性肝炎，妊娠后对母儿威胁较大，在积极治疗后应早期终止妊娠。妊娠中晚期则加强保健，积极保肝治疗，防治产后出血、感染等并发症。

【护理诊断】

1. 知识缺乏 缺乏有关病毒性肝炎的自我护理知识。

2. 潜在并发症 产后出血、肝性脑病。

3. 焦虑 与担心自身安全及传染胎儿有关。

4. 有新生儿感染的危险 与母婴传播有关。

【护理目标】

1. 孕妇获得相关的知识和技能。

2. 产后出血量在正常范围，不发生失血性休克。

3. 产妇焦虑心理减轻，能配合治疗和护理。

4. 新生儿不感染肝炎病毒。

【护理措施】

1. 一般护理

（1）急性期应卧床休息，病情好转可适当下床活动，以不疲劳为宜。进食高蛋白、高维生素、易消化的食物，多食蔬菜、水果，保持大便通畅。

（2）定期产前检查，观察胎儿生长发育情况，监测孕妇肝功能变化，防止肝炎病情加重。防止交叉感染，设置专用门诊室，执行消毒隔离制度，向病人讲解消毒隔离的重要性，取得其理解与配合。

2. 病情观察

（1）尽量争取经阴道分娩，将产妇安置在隔离待产室和产房，密切观察产程进展。

（2）严密观察子宫收缩、阴道流血情况。

（3）监测出凝血时间及凝血酶原等，观察有无口、鼻、皮肤黏膜出血倾向，预防DIC。严密观察有无行为异常、扑翼样震颤等肝性脑病前驱症状。

3. 治疗配合

（1）保护肝脏，积极防治肝性脑病　遵医嘱给予各种保肝药物，严格限制蛋白质的摄入，增加糖类摄入，保持大便通畅，严禁肥皂水灌肠。

（2）预防DIC及肝肾综合征　严密监测生命体征，准确严格限制入液量，记录出入量，应用肝素治疗时，应注意观察有无出血倾向。遵医嘱产前肌注维生素 K_1，每日 20~40mg；配备新鲜血液。

（3）正确处理产程　第二产程给予阴道助产，以减少体力消耗；避免软产道损伤及新生儿产伤、羊水吸入等，减少产时传播；胎儿娩出后，抽脐血做血清病原学检查及肝功能检查；及时应用宫缩剂，预防产后出血。

（4）预防感染　遵医嘱使用对肝脏损害较小的抗生素。严格遵守消毒隔离制度，所用物品、器械用过氧乙酸溶液浸泡消毒。

4. 心理护理　给予孕产妇心理支持，护士及家人陪伴、安慰、鼓励，解除心理负担。指导孕产妇理解相关知识，积极配合治疗。

5. 健康指导

（1）指导喂养　对新生儿进行免疫注射后，母亲为乙型肝炎病毒携带者（仅 HB-SAg 阳性），建议母乳喂养。不宜母乳喂养者，应指导产妇及家人进行人工喂养，产妇及时回乳，但不宜用雌激素退乳。

（2）新生儿免疫接种　出生后 6 小时内和 1 个月时，各肌注高效价乙肝免疫球蛋白 100μg；出生后 24 小时内注射乙肝疫苗 30μg，生后 1 个月、6 个月再分别注射 10μg，有效保护率达 95%。

（3）指导病人出院后继续护肝治疗　注意营养及休息，避免过度劳累。采取避孕套避孕，定期复诊。

【护理评价】

1. 孕妇是否获得相关的知识和技能。

2. 产后出血量是否在正常范围，肝性脑病是否得到及时预防或有效控制。

3. 产妇焦虑心理是否减轻或消失。

4. 新生儿是否感染肝炎病毒。

第三节　妊娠合并糖尿病

妊娠合并糖尿病包括原有糖尿病的基础上合并妊娠和妊娠期糖尿病。后者指妊娠期首次发现或发生的任何程度的糖耐量异常。80%以上的糖尿病孕妇为妊娠期糖尿病，病人的糖代谢多数于产后能恢复正常，但将来患Ⅱ型糖尿病的机会增加。自胰岛素广泛应用于临床后，糖尿病孕产妇及围生儿死亡率显著下降。但对母婴威胁仍较大，必须引起重视。

一、妊娠对糖尿病的影响

妊娠可使原有糖尿病的孕妇病情加重，既往无糖尿病的孕妇发生妊娠期糖尿病，糖尿病并发症发生率增加。这与妊娠期糖代谢特点及胰岛素需要量的变化有关。

二、糖尿病对妊娠的影响

糖尿病妇女受孕率低，流产、羊水过多、妊娠期高血压疾病、难产、产后出血发生率均明显增高，易合并感染，以泌尿系统感染最常见。巨大儿、胎儿生长受限、早产、胎儿畸形发生率均明显增高，新生儿易发生呼吸窘迫综合征、低血糖，严重时危及新生儿生命。

三、妊娠合并糖尿病的护理

【护理评估】

1. 健康史

（1）了解病人有无糖尿病病史或家族史。

（2）了解有无死胎、死产、巨大儿、畸形儿、新生儿死亡史。

2. 身体状况

（1）症状　妊娠期有无多饮、多食、多尿症状；有无并发症如低血糖、妊娠期高血压疾病、酮症酸中毒、羊水过多、感染等。

（2）体征　孕妇体重超过90kg，合并羊水过多或巨大胎儿者有糖尿病的可能。

3. 心理－社会状况　孕妇及家属担心妊娠、分娩时出现严重血管病变或产科并发症而加重病情，危及母儿的身心健康，常表现出紧张、焦虑、恐惧、不安的情绪。

4. 辅助检查

（1）血糖测定　两次或两次以上空腹血糖≥5.8mmol/L者，可确诊为糖尿病。

（2）糖筛查实验　建议孕妇24~28周进行。

（3）B超　监测胎儿宫内发育情况、有无畸形、胎盘状况及羊水量。

5. 治疗原则　糖尿病妇女于妊娠前应判断糖尿病的病情，确定能否妊娠。允许妊娠者，孕期应严密监护，尽可能将血糖控制在正常范围内，并选择终止妊娠的最佳时机和方式，防止并发症发生。

【护理诊断】

1. 营养失调　低于或高于机体需要量，与糖代谢异常有关。

2. 知识缺乏　与缺乏糖尿病保健知识有关。

3. 有胎儿受伤的危险　与巨大儿或胎儿畸形有关。

4. 有感染的危险　与机体抵抗力低下有关。

5. 焦虑　与担忧自身和胎儿安危有关。

6. 潜在并发症　低血糖、产后出血。

【护理目标】

1. 孕妇摄入的营养能满足身体需要。

2. 孕妇能学会饮食控制及胰岛素使用的方法。

3. 胎儿未受伤害。

4. 孕妇不发生感染。

5. 孕妇焦虑程度减轻。

6. 产妇及新生儿不发生低血糖，产妇不发生产后出血。

【护理措施】

1. 一般护理

（1）指导病人控制饮食　限制淀粉和糖类（如谷类、土豆、红薯、芋头、过甜水果等）的摄入，提倡少量多餐，每日进食 5~6 餐。

（2）适当运动　运动方式可选择散步，一般每日至少 1 次，每次 20~40 分钟，于餐后 1 小时进行。

（3）控制体重　整个妊娠期体重增加控制在 10~12kg 范围内较为理想。

（4）注意休息　能自我检测血糖或尿糖，知晓检测结果的意义。

（5）保持外阴清洁　勤换内裤并开水煮沸、日晒消毒。听音乐、看书或其他活动来分散注意力，减轻外阴瘙痒感，勿抓伤皮肤黏膜。

（6）加强胎儿监护　指导孕妇自数胎动，及时发现胎儿缺氧征兆。B超检查了解胎盘功能、胎儿大小或有无畸形。

2. 病情观察

（1）监测血糖　空腹血糖控制在 3.3~5.8mmol/L，餐后 2 小时 4.4~6.7mmol/L。

（2）加强孕期监护　密切监测宫缩、胎心率变化，临产及产程中，给予持续吸氧，严密监测血糖、宫缩变化，防止产程延长，避免发生酮症酸中毒，严密监测胎心变化，及时发现胎儿宫内窘迫，做好新生儿窒息抢救的准备工作。

3. 治疗配合

（1）胰岛素运用　对通过饮食控制和运动不能有效控制血糖者，胰岛素是主要的治疗药物。指导孕妇接受并正确使用胰岛素治疗。分娩后遵医嘱及时调整胰岛素用量，24 小时内减至原用量的 1/2。

（2）产科处理

1）一般在孕 38~39 周入院终止妊娠，根据胎位、胎儿大小、宫颈条件等选择剖宫产或阴道分娩。

2）阴道分娩者密切监测宫缩、胎心变化，避免产程延长，应在 12 小时内结束分娩，胎儿娩出后不论其体重大小均应按早产儿处理；出生时取脐血检测血糖，30 分钟后定时滴服 25% 葡萄糖溶液。如出现低血糖、呼吸窘迫综合征等情况，及时转儿科治疗。

3）产褥期注意预防感染。室内空气流通，定时消毒。做好皮肤、会阴护理，勤换内衣裤，如有会阴切口，应向健侧卧，以免伤口污染；如有腹部伤口，要注意保持清洁干燥，无菌换药。

4. 心理护理　耐心倾听孕妇的陈述，鼓励其说出心理感受，并尽量满足孕妇的需要，以减轻孕妇的焦虑。给孕妇及家属介绍妊娠合并糖尿病知识，解除焦虑、恐惧心理，心情愉快地度过妊娠期。

5. 健康指导　提高自我护理能力。产妇会合理安排饮食，进行血糖、尿糖的自我监测，产后用安全套避孕，定期随访。

【护理评价】

1. 孕妇摄入的营养是否满足身体需要。
2. 孕妇是否学会胰岛素使用的方法。
3. 胎儿是否受到伤害。
4. 孕妇是否发生感染。
5. 孕妇焦虑程度是否减轻。
6. 产妇及新生儿是否发生低血糖，产妇是否发生产后出血。

第四节　妊娠合并贫血

贫血是妊娠期常见的合并症之一，以缺铁性贫血最为常见，占妊娠期贫血的 95%，贫血对母儿可造成一定的损害，应予以重视。贫血孕妇的抵抗力低下，对分娩、手术和麻醉的耐受力降低，即使是轻度或中度贫血，孕妇在妊娠期和分娩期的风险也会增加。重度贫血可导致贫血性心脏病、妊娠期高血压疾病性心脏病、产后出血、失血性休克、产褥感染等并发症，甚至危及孕产妇生命。孕妇患重度贫血时，胎儿生长发育所需的氧及营养物质供应不足，容易造成胎儿生长受限、胎儿窘迫、早产或死胎等不良后果。

【护理评估】

1. 健康史　询问有无慢性失血性疾病如月经过多、寄生虫病或消化道疾病史，有无长期偏食、胃肠功能紊乱导致的营养不良病史。

2. 身体状况

（1）症状　轻度贫血者多无明显症状，严重贫血者可有乏力、头晕、心悸、气短、食欲不振、腹胀、水肿等表现。

（2）体征　检查可见皮肤黏膜苍白、皮肤毛发干燥、脱发、指甲脆薄等，并可伴发口腔炎、舌炎等。

3. 心理－社会状况　贫血对母儿可造成不良影响，孕妇及家属多有焦虑不安等心理。

4. 辅助检查

（1）血常规　孕妇血红蛋白 <100g/L，红细胞计数 $<3.5 \times 10^{12}$/L，或血细胞比容 <0.3，缺铁性贫血呈小细胞低色素性贫血。

（2）血清铁测定　孕妇血清铁 <6.5μmol/L（0.35mg/L），为缺铁性贫血。

5. 治疗原则　解除病因，治疗并发症，补充铁剂，积极预防产后出血和产褥感染。

【护理诊断】

1. 知识缺乏　缺乏妊娠合并贫血的保健知识及正确服用铁剂的知识。

2. 活动无耐力　与贫血引起的疲倦有关。

3. 有围生儿受伤的危险　与母亲贫血、早产等有关。

【护理目标】

1. 孕妇获得相关的知识。
2. 孕妇活动耐力增加，疲惫改善。
3. 围生儿健康。

【护理措施】

1. 一般护理　改变病人偏食等不良饮食习惯，增加营养，建议摄取富含铁、蛋白质及维生素 C 的食物，注意蔬菜、谷类、茶叶中的磷酸盐、鞣酸等影响铁的吸收。

2. 病情观察

（1）孕期　加强母儿监护，产前检查时常规给予血常规检测，妊娠晚期应重点复查。注意胎儿宫内生长发育状况，并积极预防感染。

（2）分娩期　中、重度贫血产妇临产前应配血备用。严密观察产程，为减少孕妇体力消耗，第二产程酌情给予阴道助产。因贫血孕妇对出血的耐受性差，少量出血易引起休克，应预防产后出血，胎儿前肩娩出时及时注射宫缩剂，密切观察子宫收缩及阴道流血情况。

3. 治疗配合

（1）纠正贫血　积极治疗慢性失血性疾病，必要时补充铁剂。正确服用铁剂：首选口服制剂。硫酸亚铁 0.3g，每日 3 次，同时服用维生素 C 300mg，或 10% 稀盐酸 0.5～2ml，以促进铁的吸收。铁剂对胃黏膜有刺激作用，应饭后或餐中服用。服用铁剂后，由于铁与肠内硫化氢作用而形成黑色便，应予以解释。

（2）预防感染　预防上呼吸道及泌尿道感染，接产过程严格执行无菌操作，产后做好会阴护理，保持外阴清洁，遵医嘱应用抗生素预防感染。

4. 心理护理　给孕妇及家属介绍妊娠合并贫血知识，解除焦虑心理，取得积极配合。

5. 健康指导

（1）孕前应积极治疗慢性失血性疾病。

（2）加强孕期营养，摄取富含铁、蛋白质、维生素 C 的食物，如动物肝脏、瘦肉、豆类、蛋类、菠菜、甘蓝、葡萄干、胡萝卜等，纠正偏食、挑食的不良习惯。

（3）妊娠 4 个月起常规补充铁剂，每日口服硫酸亚铁 0.3g，预防妊娠期贫血。

（4）定期产前检查，及早发现贫血，及时纠正，并指导正确服用铁剂的方法。

【护理评价】

1. 孕妇是否获得贫血的相关知识。
2. 孕妇活动耐力是否增加，疲乏是否减轻。
3. 围生儿是否健康。

思 考 题

1. 某产妇，31 岁。第 1 胎，妊娠合并心脏病，孕 38 周，临产后心功能Ⅱ级，选择自然分娩，各产程应如何护理？

2. 某女，26 岁，G_1P_0 孕 39 周 LOA，妊娠合并肝炎，自然临产 2 小时，对该产妇如何进行治疗配合？

3. 病人，女，25 岁，妊娠 6 个月。检查发现：尿糖（＋＋＋），空腹血糖 7.8mmol/L，餐后 2 小时血糖 16.7mmol/L，诊断为妊娠期糖尿病。该孕妇可能有哪些护理诊断？需如何护理？

4. 妊娠合并贫血者如何指导服用铁剂？

第八章 高危妊娠的管理

 知识要点

　　通过本章学习，学会识别高危妊娠，降低高危妊娠的发生率，加强高危妊娠的管理和监护，加强婚前、孕前保健工作，选择对母儿最有利的分娩方式，有计划地适时终止妊娠，最大限度地降低对母儿的伤害；学会做好新生儿抢救的准备，掌握新生儿窒息抢救的程序，做好新生儿窒息抢救和配合。

第一节　高危妊娠的监护

　　凡孕产妇有某种并发症或致病因素，足以危害母儿健康或导致难产者称为高危妊娠。具有高危妊娠因素的孕妇，称为高危孕妇。孕妇患有各种急慢性疾病和妊娠并发症，以及不良的环境、社会因素等，均可导致胎儿死亡、胎儿宫内生长迟缓、先天畸形、早产、新生儿疾病等，构成较高的危险性，从而增加了围产期的发病率和死亡率。具有下列危险因素的围生儿称为高危儿：①高危孕妇的新生儿。②早产儿、过期产儿。③小于胎龄儿或大于胎龄儿，出生体重 <2500g。④产时感染，手术产儿。⑤出生后 Apgar 评分≤3 分。⑥新生儿的兄姐中有严重的新生儿病史或新生儿期死亡等。

　　各级医疗保健机构应建立高危孕妇筛查制度，早期筛选高危孕妇，重点管理监护，及时正确处理，是减少孕产妇及围产儿死亡的重要措施。

【护理评估】

1. 健康史

（1）孕妇的年龄 <16 岁或 >35 岁。

（2）有异常孕产病史者，如自然流产、异位妊娠、早产、死产、死胎、难产、新生儿死亡等。

（3）此次妊娠有各种并发症，如妊娠期高血压疾病、前置胎盘、胎盘早剥、羊水过多或过少、过期妊娠等。

（4）有妊娠合并症，如妊娠合并心脏病、糖尿病、病毒性肝炎、贫血等。

（5）估计此次分娩可能发生难产者，如产道异常、胎位异常、巨大儿、多胎妊娠等。

（6）妊娠期接触大量放射线、化学毒物及服用对胎儿有影响的药物。

（7）胎盘功能不全。

（8）生殖器肿瘤或有盆腔手术史。

（9）高龄初产、婚后多年不孕或不孕经治疗后妊娠等。

2. 身体状况

（1）全身检查　步态不正常，身高 <145cm，体重 <40kg 或 >80kg，孕晚期每周体重增加 >500g，血压≥140/90mmHg，心肺有器质性病变等。

（2）妊娠情况　子宫大小与停经月份不相符，骨盆大小、形态异常，胎位异常，足月妊娠时估计胎儿体重≥4000g，或 <2500g；胎动突然减少，听诊胎心出现异常。

（3）分娩期情况　产力异常、产程进展缓慢、羊水污染、胎心异常等。

3. 心理 - 社会状况　孕妇及家属担心母儿健康而焦虑不安，可能对医生提出的建议不理解，从而产生矛盾、怀疑的心理。

4. 辅助检查

（1）常规的化验检查，血尿常规、肝肾功能检查等。

（2）心电图、B 超检查。

（3）胎盘功能的检查、胎儿成熟度检查、胎儿电子监护等。

5. 治疗原则　注意休息、饮食，改善缺氧，同时积极针对病因处理，加强监护，适时终止妊娠。

【护理诊断】

1. 自尊紊乱　与分娩的愿望及对孩子的期望得不到满足有关。

2. 功能障碍性悲伤　与现实的或预感到将丧失胎儿有关。

【护理目标】

1. 孕妇维持良好的自尊。

2. 孕妇正确面对自己及孩子的危险。

【护理措施】

1. 妊娠期护理

（1）一般护理　高危妊娠病房设在护士办公室附近，安静、舒适、空气新鲜，有监护装置。

（2）增加营养　孕妇的营养状态对胎儿的生长发育极为重要，故应给予孕妇足够的营养。积极纠正贫血，并补充足够的维生素、铁、钙及各种微量元素，孕妇不要挑食、偏食，要注意各种营养的合理搭配。

（3）注意休息　多取左侧卧位，可改善子宫胎盘的血循环，保证中午休息 1 ~ 2 小时。

（4）严密观察　勤听胎心，教会孕妇自数胎动，必要时给予胎儿电子监护，协助进行胎儿成熟度测定和胎盘功能的测定。

（5）准确执行医嘱　遵医嘱积极治疗各种并发症、合并症，对于胎盘功能减退的孕妇，间歇吸氧，每日 2 次，每次 30 分钟，同时遵医嘱给 10% 葡萄糖溶液 500ml 加维生素 C 2g，静脉滴注，每日 1 次，可提高胎儿对缺氧的耐受性。

（6）预防早产　一旦出现早产先兆，应立即卧床休息，并给予抑制宫缩的药物。

（7）适时终止妊娠　做好终止妊娠和母婴抢救的准备。

2. 分娩期护理　选择适当的时间和方式终止妊娠，必要时给予肾上腺皮质激素，以促进胎肺的成熟。

（1）第一产程　观察产程进展、羊水情况和产妇病情变化，吸氧，观察胎心，做好抢救准备。

（2）第二产程　配合医生行阴道助产术，尽量缩短产程。

（3）第三产程　遵医嘱用宫缩剂和抗生素，防止产后出血和感染的发生。

3. 产褥期护理　产妇和新生儿均需加强监护、巩固治疗。

4. 心理护理　主动向病人及家属介绍医院环境、医疗设施等，取得信任和合作；解释病情、检查治疗计划，缓解焦虑的情绪，积极配合治疗和护理，请家属对病人提供心理支持。

5. 健康指导

（1）做好婚前、孕前保健和咨询，对不宜结婚或不宜生育者，做好解释、劝导工作。

（2）通过高危筛查建立健康档案，定期产前检查，学会自我监护。

（3）加强卫生宣教，禁烟、戒酒，避免接触宠物，注意健康的生活方式。

【护理评价】

1. 孕妇的高危因素得到有效控制，胎儿发育、生长良好。
2. 孕妇参与、配合治疗，主动获取自我护理的知识、技能。
3. 孕妇能与医护人员共同讨论自己及胎儿的安全或表达丧失胎儿的悲哀。

第二节　胎儿窘迫及新生儿窒息的护理

胎儿窘迫和新生儿窒息一旦发生，如处理不及时将会导致胎儿及新生儿死亡，或造成新生儿伤残。护理评估要注意了解孕产妇的病史，观察宫缩、胎心音、羊水及胎动情况，发现异常要及时报告医师协助处理。

一、胎儿窘迫

胎儿窘迫是指胎儿在宫内有缺氧征象，危及胎儿健康和生命，可分为急性和慢性两种类型。急性胎儿窘迫多发生在分娩期，少数发生在妊娠后期，是剖宫产的主要适应证之一。胎儿的中枢神经系统对缺氧最敏感，胎儿窘迫如处理不及时，可导致胎儿死亡或留下后遗症。加强胎儿监护，早发现并及时采取措施，可降低围生儿死亡率。慢性胎儿窘迫常发生在妊娠晚期，多伴有孕妇全身性疾病或妊娠期并发症，主要由胎盘功能不全造成，可使胎儿生长受限。这里主要介绍急性胎儿窘迫。

【护理评估】

1. 健康史

（1）母体因素　母体血氧含量不足，如严重心肺疾患、重度贫血、产前出血。

（2）子宫胎盘血供不足　过期妊娠发生胎盘老化，子宫收缩异常或不恰当使用缩宫素造成宫缩过频、过强或不协调，导致胎盘血流受阻。

（3）脐带因素　脐带打结、受压、缠绕，脐带脱垂等。

（4）胎儿因素　胎儿畸形，先天性心血管疾病，胎头受压过久引起颅脑损伤，宫腔内感染，母儿血型不合等。

2. 身体状况　评估孕产妇全身情况，有无口唇发绀、重度贫血以及心脏功能等。

（1）胎心异常　是急性胎儿窘迫最早出现的临床征象。缺氧初期，心率 > 160 次/分；如缺氧继续存在，胎心率 < 120 次/分；当胎心率 < 100 次/分，则提示缺氧严重，可随时发生胎死宫内。

（2）胎动的变化　当胎儿缺氧时，孕妇自感胎动明显变化，在缺氧早期可表现为胎动频繁；如缺氧未纠正，则胎动次数逐渐减少，甚至消失。一般胎动消失 24 小时后胎心音消失。

（3）羊水变化

1）羊水量的变化：当胎儿缺氧时，胎儿肾血流量减少，尿生成减少导致羊水量减少，妊娠晚期羊水量少于 300ml 时称为羊水过少。B 超检查可帮助诊断，羊水指数（AFI）≤8cm，提示可疑羊水过少；AFI≤5cm 时可诊断为羊水过少。

2）羊水颜色的变化：当胎儿缺氧时，迷走神经兴奋，肠蠕动亢进，肛门括约肌松弛，使胎粪排入羊膜腔中而污染羊水。所以，根据羊水颜色的变化可判断胎儿缺氧的程度（表 8 - 1）。但臀部先露时由于腹部受挤压有可能挤出胎粪，故臀部先露时羊水污染不一定是胎儿窘迫。

表 8 - 1　羊水污染分度及临床意义

分度	羊水颜色	临床意义
Ⅰ度	浅绿色	常见为胎儿慢性缺氧
Ⅱ度	黄绿色并浑浊	提示胎儿急性缺氧
Ⅲ度	棕黄色，稠厚	提示胎儿严重缺氧

3. 心理 - 社会状况　孕产妇及家属因担心胎儿的生命安全而紧张、焦虑，对需要手术结束分娩产生犹豫、无助感，迫切希望了解目前的临床状况。

4. 辅助检查

（1）胎心监护　胎心基线率（BFHR）变异消失，无应激试验（NST）无反应型，缩宫素激惹试验（OCT）可出现频繁的晚期减速或变异减速，均提示胎儿窘迫。

（2）胎盘功能检查　测定孕妇24小时尿 E_3 值，如 <10mg/24h，或急剧减少30% ~ 40%，提示胎盘功能减退。

（3）胎儿头皮血血气分析　pH值 <7.2（正常7.25 ~ 7.35），表示严重缺氧。

（4）羊膜镜检查　见羊水混浊呈浅绿色、黄绿色甚至棕黄色，提示胎儿窘迫。

5. 治疗原则　急性胎儿窘迫多发生在分娩过程中，应针对可能出现的原因采取相应措施：

（1）积极寻找并消除病因：若因缩宫素应用不当致宫缩过强则停用缩宫素，必要时可应用抑制宫缩药物。

（2）吸氧，嘱产妇左侧卧位。

（3）尽快终止妊娠。

【护理诊断】

1. 气体交换受损（胎儿）　与胎儿在宫内缺氧有关。

2. 焦虑　与胎儿缺氧状态有关。

3. 预感性悲哀　与胎儿可能死亡有关。

【护理目标】

1. 胎儿缺氧情况改善，胎心率维持在120 ~ 160次/分。

2. 孕产妇焦虑减轻，主动配合治疗与护理。

3. 孕产妇能够接受胎儿死亡的事实。

【护理措施】

1. 一般护理

（1）改变体位　嘱孕妇取左侧卧位，改善子宫胎盘的血液循环，增加胎儿的血液供应，观察10分钟后，若胎心转为正常，可继续观察。

（2）给氧　面罩或鼻导管吸入高浓度氧气，每分钟10L，吸氧30分钟/次，间歇5分钟。可提高母血氧分压，使胎儿脐静脉血氧含量明显增加，改善胎儿缺氧状态。

2. 病情观察　严密观察产程进展及胎心变化，勤听胎心音，每10 ~ 15分钟听胎心一次，有条件时可进行胎心监护，如出现变异减速和晚期减速立即报告医生，以便及时处理。密切观察孕妇生命体征，有异常及时报告医生。

3. 治疗配合　经上述处理症状无好转者，尽快结束分娩。第一产程，估计在短时间内不能经阴道分娩者，应立即行剖宫产；第二产程，根据先露高低，行阴道助产或剖宫产。护士应配合医生做好术前准备。做好抢救新生儿窒息的准备。

4. 心理护理

（1）向孕妇讲解疾病有关知识及治疗过程，耐心解答孕妇及家属的提问，减轻焦虑，积极配合治疗。

（2）对胎死宫内者，护士或家人应多陪伴、倾听，给予适当的帮助、鼓励，使孕产妇情绪稳定。

5. 健康指导

（1）做好孕期保健，加强高危妊娠监护和产前胎儿监护。积极治疗妊娠合并症和妊娠并发症，消除胎儿窘迫的诱因。

（2）向孕妇宣传孕期自我保健常识，加强孕期营养及卫生指导，孕晚期以左侧卧位为宜，给予高蛋白、高维生素，富含铁、钙饮食，补充胎儿生长发育所需要的营养。

（3）教会孕妇自 30 周开始进行胎动计数，发现异常及时就诊。

【护理评价】

1. 胎儿缺氧情况是否改善，胎心率是否维持在正常范围。
2. 孕产妇焦虑是否减轻，能否主动配合治疗与护理。
3. 母儿是否安全，孕产妇能否接受胎儿死亡的事实。

二、新生儿窒息

胎儿娩出后 1 分钟，仅有心跳而无呼吸或未建立规律呼吸的缺氧状态称新生儿窒息，是导致新生儿伤残或死亡的主要原因之一。

【护理评估】

1. 健康史

（1）胎儿窘迫　胎儿娩出前即处于缺氧状态，未得到有效纠正。

（2）呼吸中枢受抑制或损害　常见于产程延长、滞产、急产或胎头吸引、产钳助产等，使胎头长时间受压缺氧及颅内出血，胎儿呼吸中枢受损；胎儿娩出前 6 小时内使用了镇静药、麻醉药等，使胎儿呼吸中枢受抑制。

（3）呼吸道阻塞　胎儿娩出过程中吸入羊水、黏液、胎粪，引起呼吸道阻塞。

（4）其他　胎儿畸形、脐带绕颈、肺透明膜病等可引起新生儿窒息。

2. 身体状况

（1）轻度窒息　Apgar 评分 4～7 分，新生儿出生后躯干红，四肢皮肤青紫，呼吸表浅不规律，心率 80～120 次/分，规则而有力，对外界刺激有反应，肌张力较好，四肢稍屈，喉反射存在。

（2）重度窒息　Apgar 评分 0～3 分，新生儿出生后皮肤苍白，口唇青紫，无呼吸或仅有喘息样微弱呼吸，心率少于 80 次/分、不规则、慢而弱，对外界刺激无反应，肌张力松弛，喉反射消失。

3. 心理-社会状况　产妇因害怕失去孩子而产生焦虑，常忽视了自己的疼痛。担心孩子幸存后是否存在严重的后遗症而感到恐惧和焦虑。

4. 治疗原则

（1）预防及积极治疗孕妇妊娠合并症和并发症。

（2）估计胎儿娩出后有窒息危险时，应充分做好准备，包括人员、仪器、物品等。

（3）及时复苏：按 ABCDE 复苏方案。清理呼吸道（A）、建立自主呼吸（B）、建立有效循环（C）、按医嘱给药（D）、评价（E），其中 ABC 最为重要，A 是根本，B 是关键，评价与保温贯穿于整个复苏过程。

（4）复苏后处理：评估和监测呼吸、心率、血压、尿量、肤色、神经系统症状等，注意维持内环境稳定，控制惊厥，治疗脑水肿。

【护理诊断】

1. 气体交换受损（新生儿） 与新生儿呼吸道存在羊水、黏液，难以清除有关。

2. 有受伤的危险（新生儿） 与脑组织缺氧及抢救时操作有关。

3. 焦虑（产妇） 与新生儿生命受到威胁有关。

【护理目标】

1. 新生儿被抢救成功。

2. 新生儿并发症发生率降至最低。

3. 产妇情绪稳定。

【护理措施】

1. 新生儿抢救的准备 估计胎儿娩出后可能发生窒息时，应迅速准备好氧气，药物（无菌生理盐水、25% 葡萄糖溶液、1∶10000 肾上腺素、5% 碳酸氢钠、纳洛酮等），器械（新生儿复苏气囊、喉镜、插管钳、不同型号的气管内导管、黏液吸管、电池、灯泡、胶布）及保暖设备。预先将产房、手术室温度提高至 30℃ ~ 32℃，相对湿度 50% ~60%，预热远红外线抢救台 30℃ ~32℃。

2. 配合医生按 ABCDE 程序进行复苏 新生儿娩出后立即置于远红外抢救台上，用温热干毛巾揩干全身的羊水和血迹，减少散热。复苏过程中严格无菌操作（见实训五）。

3. 新生儿复苏后的病情观察 观察新生儿呼吸、心率、皮肤颜色、口唇颜色、哭声、肌张力、呕吐、大小便等情况。注意保暖、继续给氧至呼吸平稳；保持侧卧位，防止呕吐物吸入呼吸道；保持安静，暂不沐浴，推迟哺乳。发现面色青紫、哭声高尖、呕吐、抽搐等应及时通知医生并协助处理。

4. 心理护理 与产妇和家属进行有效的沟通与交流，取得理解和信任，减轻恐惧和焦虑，让他们始终了解患儿病情，并指导照料患儿。

在处理死婴的善后工作中，鼓励产妇和家属用哭泣、倾诉、抚摸等方式来宣泄情绪，护士可以在一旁静静地陪伴，也可以帮助提供婴儿的足印、毛发等，以示哀念。

5. 健康指导 指导产妇及家属观察新生儿异常现象，对窒息程度重、持续时间长的患儿，因有可能出现脑瘫、耳聋、智力低下等后遗症，应指导家长带小儿定期随诊，及早发现和治疗。

【护理评价】

1. 新生儿 5 分钟的 Apgar 评分提高。
2. 新生儿没有受伤及感染的征象。
3. 产妇能理解新生儿的抢救，接受事实。

思 考 题

1. 高危妊娠的定义是什么？应如何评估及护理？
2. 简述急性胎儿窘迫的护理措施。
3. 简述新生儿窒息的复苏程序及护理要点。

第九章　异常分娩的护理

 知识要点

分娩过程能否顺利取决于产力、产道、胎儿和产妇的心理状态四个因素。这些因素在分娩过程中相互影响，其中任何一个或一个以上因素发生异常，或几个因素间不能相互协调、适应，而使分娩过程受到阻碍，称为异常分娩，又称难产。顺产和难产在一定条件下可相互转化。本章重点掌握产力、产道、胎儿及产妇精神心理异常所导致分娩异常的临床判断、处理原则及护理措施，为异常分娩的病人及其家属提供科学、合理的护理做准备。

第一节　产力异常

产力异常主要是指子宫收缩力异常，包括子宫收缩的节律性、对称性、极性不正常或频率、强度发生改变。临床上把子宫收缩力异常分为子宫收缩乏力（简称宫缩乏力）和子宫收缩过强（简称宫缩过强）两类，每类又分为协调性和不协调性两种。

一、子宫收缩乏力

【护理评估】

1. 健康史

（1）产道与胎儿因素　临产后，当骨盆异常或胎位异常时，胎先露下降受阻，不能紧贴子宫下段及子宫颈内口反射性地引起有效子宫收缩，是导致继发性宫缩乏力最常见原因。

（2）精神因素　多见于初产妇，尤其是 35 岁以上的高龄初产妇。精神过度紧张使大脑皮层功能紊乱，可导致子宫收缩乏力。

（3）子宫因素　子宫发育不良、畸形、子宫壁过度膨胀（如双胎、巨大儿、羊水过多等）、经产妇子宫肌纤维变性或子宫肌瘤等，均能引起子宫收缩乏力。

（4）内分泌失调　临产后，产妇体内雌激素、催产素、前列腺素、乙酰胆碱等分泌不足，孕激素下降缓慢，子宫对乙酰胆碱的敏感性降低等，从而影响子宫肌兴奋阈，致使子宫收缩乏力。

（5）**药物影响**　临产后，不适当地使用大剂量镇静剂、镇痛剂及麻醉剂（如吗啡、哌替啶、硫酸镁及苯巴比妥等），可以使子宫收缩受到抑制。

（6）**其他**　营养不良、贫血和一些慢性疾病所致体质虚弱者，临产后进食与睡眠不足、过多的体力消耗、水及电解质紊乱、产妇过度疲劳、膀胱直肠充盈、前置胎盘影响先露下降等均可导致宫缩乏力。

2. 身体状况　子宫收缩乏力临床分为协调性子宫收缩乏力与不协调性子宫收缩乏力两种类型。

（1）**协调性子宫收缩乏力（低张性子宫收缩乏力）**　是指子宫收缩具有正常的节律性、对称性及极性，但收缩力弱，持续时间短而间歇长。在收缩的高峰期，宫体隆起不明显，用手指压宫底部肌壁仍可出现凹陷。依据其在产程中出现时期不同分为：①原发性宫缩乏力：指产程开始即出现子宫收缩乏力，宫口不能如期扩张，胎先露部不能如期下降，产程延长。②继发性宫缩乏力：临产早期子宫收缩正常，在产程进行到某一阶段（多在活跃期或第二产程）宫缩减弱，多见于中骨盆及出口平面狭窄、持续性枕横位或枕后位等。

（2）**不协调性子宫收缩乏力（高张性子宫收缩乏力）**　是指子宫收缩失去正常的节律性、对称性及极性，表现为宫缩的节律不协调，宫缩间歇期子宫壁不能完全松弛；子宫收缩的兴奋点不是起自两侧子宫角，而是来自子宫的某一处或多处；宫缩的极性倒置，宫缩时，宫底部不强，而是中段或下段强。这种宫缩不能使宫口扩张，先露下降，属无效宫缩。产妇自觉下腹部持续疼痛、拒按，紧张，烦躁。产科检查时下腹部有压痛，宫缩间歇期不明显，胎位触不清，胎心不规则，产程进展异常。

（3）**产程曲线异常**　产程进展的标志是宫口扩张和胎先露部下降。临床上通过产程曲线图来观察产程进展（图9-1）。宫缩乏力导致的产程曲线异常有以下8种：

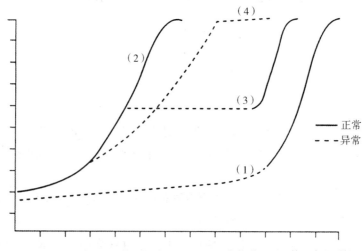

（1）潜伏期延长；（2）活跃期延长；（3）活跃期停滞；（4）第二产程延长

图9-1　异常的宫颈扩张曲线

1）潜伏期延长：从临产规律宫缩开始至宫口开大 3cm 为潜伏期。初产妇潜伏期正常约需 8 小时，最大时限 16 小时，超过 16 小时称为潜伏期延长。

2）活跃期延长：从宫口开大 3cm 开始至宫口开全为活跃期。初产妇活跃期正常约需 4 小时，最大时限 8 小时，超过 8 小时称为活跃期延长。

3）活跃期停滞：进入活跃期后，宫口不再扩张达 2 小时以上，称为活跃期停滞。

4）第二产程延长：第二产程初产妇超过 2 小时、经产妇超过 1 小时尚未分娩，称为第二产程延长。

5）第二产程停滞：第二产程达 1 小时胎头下降无进展，称为第二产程停滞。

6）胎头下降延缓：活跃期晚期及第二产程，胎头下降速度初产妇每小时小于 1cm，经产妇每小时小于 2cm，称为胎头下降延缓。

7）胎头下降停滞：活跃期晚期胎头停留在原处不下降达 1 小时以上，称为胎头下降停滞。

8）滞产：指总产程超过 24 小时者。

（4）对母儿的影响

1）对产妇的影响：①体力损耗：产程延长直接影响产妇休息及进食，同时体力消耗大，精神疲惫，可出现肠胀气、尿潴留等，严重者引起脱水、酸中毒、低钾血症，既可增加手术产率，又可进一步加重宫缩乏力。②产伤：由于第二产程延长，膀胱或尿道较长时间被压迫于胎先露（特别是胎头）与耻骨联合之间，可导致局部组织缺血、水肿和坏死，形成膀胱阴道瘘或尿道阴道瘘。③产褥感染：产程延长使肛查或阴道检查次数增加，以及胎膜早破、产后出血等，均使感染机会增加。④产后出血：因子宫收缩乏力，影响胎盘剥离、娩出和子宫壁的血窦关闭，易引起产后出血。

2）对胎儿、新生儿的影响：协调性子宫收缩乏力容易造成胎头在盆腔内旋转异常，使产程延长，导致手术干预及产伤机会增多，进而可致新生儿颅内出血发病率及死亡率增加；胎膜早破而容易造成的脐带受压或脱垂导致胎儿宫内窘迫、新生儿窒息或死亡。不协调性子宫收缩乏力不能使子宫壁完全放松，而致胎盘-胎儿血液循环受阻，从而使胎盘供血、供氧不足，容易发生胎儿宫内窘迫。

3. 心理-社会状况 由于产程长，产妇及家属表现出过度焦虑、恐惧，担心母儿安危，对经阴道分娩失去信心，请求医护人员帮助，尽快结束分娩。

4. 辅助检查

（1）监测宫缩 用胎儿电子监护仪监测宫缩的节律性、强度和频率，了解胎心改变与宫缩的关系。

（2）实验室检查 尿液检查可出现尿酮体阳性；血液生化检查，可出现钾、钠、氯及钙等电解质的改变，二氧化碳结合力降低等。

5. 治疗原则

（1）协调性子宫收缩乏力 排除头盆不称后改善产妇全身情况，加强宫缩。若宫缩不能加强或出现胎儿窘迫应行剖宫产。

（2）不协调性子宫收缩乏力 首先调节宫缩的节律性和极性，使之恢复至协调性宫缩，然后按协调性宫缩乏力处理。

【护理诊断】

1. 疲乏 与产程延长、产妇体力过度消耗有关。

2. 焦虑 与担心自身及胎儿安全有关。

3. 潜在并发症 产后出血。

【护理目标】

1. 病人疲乏减轻，保持良好体力，宫缩乏力被及时发现和纠正。

2. 病人焦虑减轻，情绪稳定，安全度过分娩期。

3. 产后出血能被预防或及时发现及处理。

【护理措施】

1. 减轻疲乏，纠正异常宫缩

（1）改善全身状况 ①保证休息，首先要关心和安慰产妇，消除其紧张与恐惧心理。对产程长、过度疲劳或烦躁不安者按医嘱给镇静剂，如地西泮（安定）10mg 缓慢静脉推注或哌替啶100mg 肌内注射，使其休息后恢复体力和宫缩。②补充营养、水分、电解质，鼓励产妇多进易消化、高热量饮食，对入量不足者需静脉补充液体。

（2）纠正异常宫缩 严密监测，及时发现异常宫缩，确定其类型并给予纠正：

1）协调性子宫收缩乏力：排除头盆不称后应加强宫缩：①排空充盈的膀胱和直肠，初产妇宫颈口开大不足 3cm、胎膜未破者可给予温肥皂水灌肠。②刺激乳头。③针刺穴位，通常针刺合谷、三阴交、太冲、关元、中极等穴位，有增强宫缩的效果。④人工破膜：宫颈扩张≥3cm，无头盆不称，胎头已衔接者，可行人工破膜。使先露部紧贴子宫下段及宫颈内口，反射性加强子宫收缩。⑤缩宫素静脉滴注：必须专人监护，严密观察。先用 5% 葡萄糖液 500ml 静脉滴注，调节为 8~10 滴/分，然后加入缩宫素 2.5~5U 摇匀，每隔 15 分钟观察 1 次子宫收缩、胎心、产程进展、血压及脉搏，并予记录。如子宫收缩不强，可逐渐加快滴速，一般不宜超过 40 滴/分，以宫缩维持在间隔 2~4 分钟，持续 40~60 秒为宜。

2）不协调性子宫收缩乏力：按医嘱给予镇静剂，如哌替啶100mg，产妇经充分休息后可恢复为协调性宫缩，在宫缩未恢复协调之前，严禁用缩宫素。若宫缩仍不协调或伴胎儿窘迫、头盆不称等，应及时通知医师，并做好剖宫产术和抢救新生儿的准备。

2. 做好手术准备 严密观察宫缩及胎心变化，如经上述处理产程仍无进展，甚至出现胎儿窘迫乃至产妇体力衰竭等情况时，应立即做好剖宫产准备。

3. 提供心理支持，减轻焦虑与恐惧 减少产妇的焦虑与恐惧是直接影响子宫收缩的重要因素，临产后允许家属陪伴，给予心理上的支持。护士必须重视评估产妇的心理状况，及时给予解释和支持，防止精神紧张。可用语言和非语言性沟通技巧以示关心。及时提供目前产程进展和护理计划等信息，使产妇和家属理解并能主动配合医护工作，安全度过分娩期。

4. 防止产后出血

（1）对有异常分娩因素的产妇，产前遵医嘱查血型、备血，做好输血输液准备。

（2）协助医生积极处理宫缩乏力，避免产程延长；胎儿娩出后及时注射宫缩剂，仔细检查胎盘、胎膜是否完整、软产道有无损伤等。

（3）产后 2~4 小时密切观察宫缩、阴道流血、血压、脉搏等情况，督促产妇及时排尿，教会产妇及家属按摩子宫，协助新生儿吸吮乳头。

【护理评价】

1. 宫缩乏力是否被及时发现和纠正，病人的疲乏感是否减轻，有无水、电解质失衡。

2. 孕妇的焦虑是否减轻，情绪是否稳定，舒适感是否增加。

3. 产后出血是否被预防和及时发现。

二、子宫收缩过强

【护理评估】

1. 健康史 详细询问阵痛开始的时间、程度，以及胎动的情况。认真查看产前检查的各项记录，了解经产妇既往有无急产史。评估临产后产妇有无精神紧张、过度疲劳，分娩过程中有无梗阻发生，有无应用缩宫素，有无胎盘早剥或宫腔内操作等诱发因素。

2. 身体状况

（1）协调性子宫收缩过强 子宫收缩的对称性、节律性和极性正常，但子宫收缩力过强、过频。若产道无梗阻，产程进展很快，宫颈口在短时间内迅速开全，分娩会在短时间内结束。总产程不超过 3 小时称为急产，多见于经产妇。由于宫缩过强、过频，产程过快，易致产妇软产道损伤，产褥感染机会增加；影响子宫胎盘血液循环，易发生胎儿窘迫和新生儿窒息；胎儿娩出过快易发生新生儿颅内出血或坠地外伤。若产道有梗阻，处理不及时，可造成子宫破裂。

（2）不协调性子宫收缩过强

1）强直性子宫收缩：由于外界因素所引起宫颈口以上部分的子宫肌层出现强直性痉挛性收缩，宫缩间歇期短或无间歇，产妇烦躁不安、持续腹痛、拒按。胎方位触诊不清，胎心音听不清。有时可在脐下或平脐处见一环状凹陷，并随宫缩上升达脐部或脐上，即病理性缩复环。腹部呈葫芦状，子宫下段压痛明显，并有血尿。

2）子宫痉挛性狭窄环：子宫壁局部肌肉呈痉挛性不协调性收缩，形成环状狭窄，持续不放松，称为子宫痉挛性狭窄环。狭窄环可发生在宫颈、宫体的任何部分，多在子宫上下段交界处，也可在胎体某一狭窄部，以胎颈、胎腰处常见。产妇持续性腹痛，烦躁，宫颈扩张缓慢，胎先露下降停滞，胎心不规则。此环与病理缩复环不同，其特点是不随宫缩上升，阴道检查时在宫腔内可触及狭窄环（图9-2）。

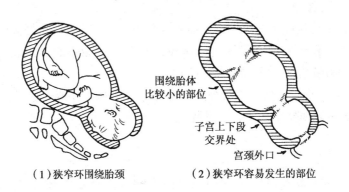

围绕胎体
比较小的部位

子宫上下段
交界处

宫颈外口

（1）狭窄环围绕胎颈　　　（2）狭窄环容易发生的部位

图9-2　子宫痉挛性狭窄环

3. 心理-社会状况　产妇疼痛难忍，常表现出烦躁不安、恐惧，担心自身及胎儿安危。

4. 辅助检查　胎儿电子监护仪监测宫缩及胎心音的变化。

5. 治疗原则　识别发生急产的高危人群和急产征兆，正确处理急产，预防并发症。必要时使用宫缩抑制剂，如无缓解或出现胎儿窘迫征象，应行剖宫产术。

【护理诊断】

1. 急性疼痛　与过频过强的子宫收缩有关。

2. 焦虑　与担心自身和胎儿安危有关。

3. 有母儿受伤的危险　与产程过快造成产妇软产道损伤、新生儿产伤有关。

4. 潜在并发症　子宫破裂。

【护理目标】

1. 病人能应用减轻疼痛的技巧。

2. 病人能描述自己的焦虑和应对方法。

3. 产妇软产道损伤得到及时修补，新生儿无产伤。

4. 产妇未发生子宫破裂。

【护理措施】

1. 缓解疼痛　①提供缓解疼痛的措施，如深呼吸、变换体位、腹部按摩、及时更换汗湿的衣服及床单、保持安静环境等。②必要时遵医嘱给予镇静剂或宫缩抑制剂。

2. 减轻焦虑　提供陪伴分娩，多给予产妇关心和指导，消除紧张焦虑心理。及时向产妇和家属提供产妇的信息，说明产程中有可能出现的问题及应采取的措施，取得他们的理解和配合。

3. 防止受伤，促进母儿健康　①产前详细了解孕产史，有急产史的孕妇在预产期前1~2周不宜外出，以免发生意外，宜提前2周住院待产，以防院外分娩，造成损伤和意外。②产时避免灌肠，提前做好接产和新生儿窒息抢救的准备工作。③产后及时检查软产道和新生儿，发现损伤及时处理。④分娩过快未经消毒者，遵医嘱给母儿使用抗生素。

4. 预防子宫破裂

（1）宫缩乏力静脉滴注缩宫素时，注意小剂量、低浓度、慢流量、勤观察，及时发现子宫破裂先兆，防止子宫破裂发生。

（2）严密观察宫缩：若有宫缩过强，立即停止一切刺激，如阴道内操作、缩宫素静滴等，及时通知医生。若宫口已开全，应指导产妇宫缩时张口哈气，减少屏气用力，减慢分娩过程，同时做好接产和抢救新生儿窒息的准备；出现胎儿窘迫者，应让产妇左侧卧位，给予吸氧，并做好剖宫产术的准备。

5. 健康指导　嘱产妇观察子宫复旧、会阴伤口、阴道出血等情况，进行产褥期健康教育及出院指导。如新生儿发生意外，多给予产妇安慰，帮其分析原因，为今后生育提供具体指导。

【护理评价】

1. 产妇能否应用减轻疼痛的技巧，舒适感有无增加。
2. 产妇焦虑心理有无减轻。
3. 产妇产道损伤有无得到及时处理，新生儿有无产伤。
4. 产妇有无发生子宫破裂。

第二节　产道异常

产道是胎儿娩出的通道。产道异常包括骨产道异常及软产道异常，临床常见骨产道异常，是指骨盆的径线过短或形态异常，阻碍胎先露下降，影响产程顺利进展，又称"狭窄骨盆"。狭窄骨盆常见 4 种类型：骨盆入口平面狭窄、中骨盆及出口平面狭窄、三个平面均狭窄（均小骨盆）和畸形骨盆。临床上需要综合分析，作出判断。

【护理评估】

1. 健康史　询问有无引起骨盆异常的疾病，如佝偻病、结核病、骨软化症以及外伤史。若为经产妇应了解有无难产和新生儿产伤等异常分娩史。

2. 身体状况

（1）一般检查　如孕妇身高在 145cm 以下，应警惕均小骨盆。注意观察孕妇的体型、步态，有无跛足，有无脊柱和髋关节畸形，米氏菱形窝是否对称，是否尖腹及悬垂腹等。

（2）腹部检查

1）观察腹型：测量子宫底高度和腹围，估计胎儿大小。

2）胎位检查：四步触诊判断胎位是否正常。

3）跨耻征检查：目的在于判断头盆是否相称。产妇体位：产妇排空膀胱后仰卧，两腿伸直。检查者将手放于耻骨联合上方，向骨盆腔方向推压浮动的胎头，若胎头低于耻骨联合平面表示头盆相称，称为跨耻征阴性；若胎头与耻骨联合在同一平面，表示可能头盆不称，为跨耻征可疑阳性；若胎头高于耻骨联合平面，则表示头盆明显不称，为跨耻征阳性（图9-3）。此项检查在初产妇预产期前两周或经产妇临产后胎头尚未入盆时进行有一定的临床意义。

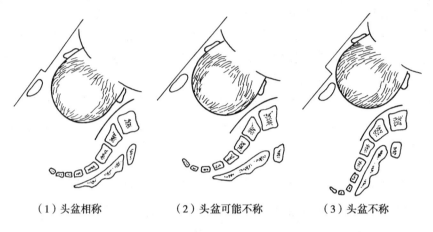

（1）头盆相称　　　　（2）头盆可能不称　　　　（3）头盆不称

图9-3　检查头盆相称程度

（3）骨盆测量

1）入口平面狭窄：常见于扁平骨盆，骨盆入口平面前后径狭窄，其形态呈横扁圆形。骶耻外径<18cm，入口前后径<10cm，对角径<11.5cm。影响胎头入盆或衔接。

2）中骨盆及出口平面狭窄：常见于漏斗骨盆，坐骨棘间径<10cm，坐骨结节间径<8cm，耻骨弓角度<90°，出口横径和后矢状径之和<15cm。临产后先露入盆不困难，但胎头下降至中骨盆和出口平面时，常不能顺利转为枕前位，形成持续性枕横位或枕后位，产程进入活跃晚期及第二产程后进展缓慢，甚至停滞。

3）三个平面均狭窄：骨盆外形属女型骨盆，但各平面径线均小于正常值2cm或更多，称为均小骨盆。多见于身材矮小、体形匀称的妇女。

4）畸形骨盆：骨盆失去正常形态称畸形骨盆，如骨软化症骨盆和偏斜骨盆，较少见。

（4）妇科检查　主要了解软产道有无异常：

1）外阴异常：有无外阴瘢痕、外阴坚韧、外阴水肿，由于组织缺乏弹性，无伸展，使阴道口狭窄，影响胎头娩出或造成严重的撕裂伤。

2）阴道异常：有无阴道横隔、纵隔、瘢痕性狭窄、阴道壁囊肿或肿瘤等。

3）宫颈异常：有无宫颈外口粘连，宫颈坚韧、水肿；宫颈瘢痕、宫颈癌、宫颈肌瘤等。

（5）对母儿的影响　骨盆狭窄影响胎先露的衔接、胎头内旋转，引起胎位异常、宫缩乏力或过强，导致产程延长、停滞或子宫破裂；膀胱等局部软组织因受压过久易形成生殖道瘘；易发生胎膜早破、脐带脱垂导致胎儿窘迫；因胎头受压过久或手术助产使新生儿颅内出血、产伤及感染的几率增加。

3. 心理-社会状况 产前检查确诊为产道明显异常，被告知需行剖宫产者，产妇多表现为对手术的恐惧和紧张。必须经试产才能确定分娩方式者，孕妇及家属常因不能预知分娩结果而焦虑不安。

4. 辅助检查 B超测量胎头双顶径、胸径、腹径、股骨长度，预测胎儿体重，判断能否顺利通过骨产道。

5. 治疗原则 明确骨盆狭窄类型及程度，了解胎位、胎心、胎儿大小、宫缩及宫口扩张情况、胎先露下降程度等，结合产妇年龄、产次、既往分娩史等进行综合判断，并结合病人具体情况选择合理的分娩方式。

【护理诊断】

1. 有母儿受伤的危险 与分娩困难造成软产道损伤和新生儿产伤有关。

2. 焦虑 与畏惧手术、担心母儿安危有关。

3. 有感染的危险 与胎膜早破、产程延长、手术操作有关。

4. 潜在并发症 胎儿窘迫、子宫破裂。

【护理目标】

1. 产妇平安分娩，围生儿受伤的危险降到最低程度。
2. 产妇焦虑减轻，能积极配合治疗。
3. 产妇无感染发生，出院时体温正常。
4. 产妇未发生子宫破裂，胎儿窘迫被及时发现并纠正。

【护理措施】

1. 防止受伤，促进母儿健康

（1）临产后严密观察宫缩、宫口扩张和胎先露下降情况，发现产程进展缓慢或宫缩过强，及时报告医生并协助处理。对明显头盆不称、不能经阴道分娩者，按医嘱做好剖宫产手术的准备与护理。避免发生新生儿产伤和颅内出血。对手术产儿应加强监护。

（2）骨盆入口平面狭窄：有轻度头盆不称者，严密观察下试产；明显头盆不称者，做好剖宫产术前准备。

（3）中骨盆和出口平面狭窄：不宜试产，遵医嘱做好阴道手术助产或剖宫产手术前准备。

（4）均小骨盆：若胎位正常、头盆相称、宫缩好，可以协助试产。

知识链接

试产的方法：①试产从宫口开大 3~4cm，胎膜已破开始，未破膜者外阴冲洗消毒后行人工破膜术，同时观察羊水量、性状和胎心情况。②静脉滴注缩宫素。③严密观察 2~4 小时，若胎头仍未入盆，或有胎儿窘迫须行剖宫产者，立即做好手术和抢救新生儿准备。

（5）软产道异常：评估对分娩的影响程度，协助医生采取会阴切开、局部湿热敷等相应处理措施。产程中出现的宫颈水肿可局部处理：①抬高产妇臀部，减轻胎头对宫颈的压力。②在宫颈水肿明显处或 3 点、9 点处注射 0.5% 利多卡因 5~10ml。③静脉推注地西泮 10mg。宫口近开全时，可以用手上推水肿的前唇，使其越过胎头。经处理无效影响分娩者，须行剖宫产术。产后检查软产道，发现损伤及时处理。

2. 减轻焦虑 给产妇及其家属提供心理支持，增强自信心；使产妇及其家属了解目前产程进展状况；提供最佳服务，使他们建立对医护人员的信任感，缓解恐惧，安全度过分娩期。

3. 防治感染

（1）产程中肛诊和阴道检查次数不宜过多，阴道检查、助产手术时注意无菌操作。

（2）产后测体温、脉搏每日 2 次；保持外阴清洁干燥；检查宫底有无压痛及恶露有无异常；腹部或外阴伤口有红肿、热、痛等感染征象时，可给红外线照射，每日 2 次，每次 20~30 分钟；若发现伤口化脓，协助医生提前拆线引流，遵医嘱应用抗生素。

4. 防治并发症 严密观察宫缩、胎心、羊水及产程进展情况，发现胎儿窘迫征象，及时给予吸氧，嘱左侧卧位，通知医生并配合处理。预防胎膜早破、脐带脱垂和子宫破裂。

5. 健康指导 向产妇进行产褥期健康教育及出院指导。指导产妇喂养及护理手术产儿，并告知产后检查的必要性和时间。

【护理评价】

1. 母儿受伤的危险是否降到最低程度，能否平安度过分娩及产褥期。
2. 产妇的焦虑是否减轻，能否配合护理工作。
3. 产妇有无感染征象。
4. 产妇有无发生子宫破裂，胎儿窘迫有无得到及时发现和纠正。

第三节　胎儿异常

胎儿的胎位异常或发育异常均可导致不同程度的异常分娩，造成难产。分娩时除枕前位为正常胎位外，其余均为异常胎位，临床常见持续性枕后位或枕横位以及臀位。胎儿发育异常常见巨大儿和脑积水。

【护理评估】

1. 健康史 仔细阅读产前检查的资料，如身高、骨盆测量值、胎方位，估计胎儿大小、羊水量、有无前置胎盘及盆腔肿瘤等。询问既往分娩史，注意有无头盆不称、糖尿病史。了解是否有分娩巨大儿、畸形儿等家族史。评估待产过程中产程进展、胎头下降等情况。

2. 身体状况

（1）胎位异常

1）持续性枕后位和枕横位：在分娩过程中，因各种原因影响胎头的下降、俯屈及内旋转使胎儿枕部持续性地位于骨盆后方及侧方，产妇可表现为自觉肛门坠胀及排便感，宫口尚未开全而过早屏气用力，可导致宫颈水肿、产程延长、产妇疲劳、胎儿窘迫、产后出血和感染。

2）臀先露（臀位）：是最常见的一种胎位异常，胎儿的先露部位臀、足或臀足混合，在宫底触及的是圆而硬的胎头。足先露时易发生胎膜早破、脐带脱垂，同时因胎儿臀围小于头围，发生后出头困难、新生儿产伤等。围产儿死亡率是枕先露的 3~8 倍。

（2）胎儿发育异常 胎儿发育异常也可引起难产，如巨大胎儿及畸形胎儿：

1）巨大儿：出生体重≥4000g 的新生儿。多见于父母身材高大、孕妇患轻型糖尿病、经产妇、过期妊娠等。临床表现为妊娠期子宫增大较快，妊娠后期孕妇可出现呼吸困难，自觉腹部及肋两侧胀痛等症状。常引起头盆不称、肩性难产、软产道损伤、新生儿产伤等不良后果。

2）胎儿畸形：①脑积水：指胎头颅腔内、脑室内外有大量脑脊液潴留，使头颅体积增大，颅缝明显增宽，囟门增大。临床表现为明显头盆不称，跨耻征阳性，如不及时处理可致子宫破裂。②其他：联体儿及胎儿颈、胸、腹等处发育异常或发生肿瘤，使局部体积增大致难产，通常于第二产程出现胎先露下降受阻。

3. 心理－社会状况 产前检查确诊为胎位异常或胎儿巨大的孕妇需行剖宫产术，多表现为对手术的畏惧和紧张。孕妇及家属常因不能预知分娩结果而忧心忡忡。胎儿畸形的孕妇，常有沮丧、抱怨、自责的心理。

4. 辅助检查

（1）B超 可估计头盆是否相称，探测胎头的位置、大小及形态，作出胎位及胎儿发育异常的诊断。

（2）实验室检查 可疑为巨大胎儿的孕妇，产前应做血糖、尿糖检查，孕晚期抽羊水做胎儿肺成熟度检查（L/S）、胎盘功能检查。疑为脑积水合并脊柱裂者，妊娠期可查孕妇血清或羊水中的甲胎蛋白水平。

5. 治疗原则

（1）临产前 ①胎位异常者：定期产前检查，妊娠30周以前不予处理；妊娠30周以后仍不正常者，则根据不同情况予以矫治。若矫治失败，提前1周住院待产，以决定分娩方式。②胎儿发育异常：定期产前检查，一旦发现为巨大胎儿，应及时查明原因，如系糖尿病孕妇则需积极治疗，于孕 36 周后根据胎儿成熟度、胎盘功能及血糖控制情况择期引产或行剖宫产。各种畸形儿一经确诊，及时终止妊娠。

（2）临产后　根据产妇及胎儿具体情况综合分析，以对产妇和胎儿造成最少的损伤为原则，采用阴道助产或剖宫产术。

【护理诊断】

1. 有母儿受伤的危险　与产程延长、手术助产引起产道损伤和新生儿产伤等有关。

2. 焦虑　与害怕手术分娩有关。

3. 潜在并发症　胎膜早破、脐带脱垂、胎儿窘迫、新生儿窒息、产后出血。

【护理目标】

1. 产妇能正视分娩障碍，积极配合，接受分娩处理方案。

2. 产妇分娩过程顺利，无并发症。

【护理措施】

1. 加强监护，减少母儿受伤的危险

（1）加强孕期保健，通过产前检查及时发现并处理异常情况。臀位的孕妇在妊娠 30 周后采用胸膝卧位法矫正胎位，每日 2 次，每次 15 分钟，1 周后重复。若矫正失效，提前 1 周住院待产。临产过程中，尽量卧床休息，提早做好助产和新生儿窒息抢救的准备；阴道助娩时胎儿脐部娩出至胎头娩出最长不能超过 8 分钟。胎儿发育异常者，寻找原因，及时终止妊娠。

（2）有明显头盆不称、胎位异常、胎儿巨大的孕妇，提前住院，按医嘱做好剖宫产术前准备与护理。

（3）胎儿娩出后，仔细检查软产道，如有裂伤，及时缝合。注意新生儿有无产伤，加强观察和护理。

2. 消除焦虑　对于产妇及家属的疑问、焦虑与恐惧，护士在执行医嘱及提供护理照顾时，应给予充分解释，消除产妇与家属的精神紧张状态。为待产妇提供分娩过程中增加舒适感的措施，如松弛身心、抚摸腹部等持续的关照，鼓励产妇更好地与医护配合，以增强其对分娩的自信心，安全度过分娩。

3. 防治并发症

（1）预防产后出血　临产后综合分析产妇及胎儿的具体情况，选择对母儿损伤最小的分娩方式。试产过程中，严密观察产程进展；胎儿娩出后遵医嘱给予缩宫素，认真检查胎盘胎膜是否完整，软产道有无损伤；按医嘱及时应用宫缩剂与抗生素，预防产后出血与感染。

（2）防止脐带脱垂和胎儿窘迫　孕妇在待产过程中应少活动，尽量少肛查，禁灌肠。一旦胎膜破裂立即听胎心，抬高臀部。如胎心有改变，及时报告医生，协助检查，及早发现、处理脐带脱垂和胎儿窘迫，做好新生儿窒息的抢救准备。

4. 健康指导　加强孕期保健，定期产前检查，发现胎位异常及时矫正并提前住院待产。注意产时母儿监护，并为产妇提供产褥期保健、新生儿喂养、避孕和今后生育指导。

【护理评价】

1. 产妇能否与医护配合，顺利度过分娩。
2. 有无胎儿宫内窘迫、产后出血等并发症发生。

第四节　产科手术妇女的护理

常用的产科手术有：会阴侧切术、产钳助产术、胎头吸引术及剖宫产术。会阴侧切术见实训六。

一、胎头吸引术

胎头吸引术是将胎头吸引器置于胎头，形成一定负压后吸住胎头，通过牵引协助胎儿娩出的一种助产手术。常用的胎头吸引器有金属直形空筒、牛角形空筒和金属扁圆形胎头吸引器（图9-4）。

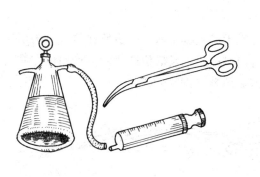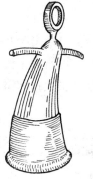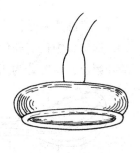

（1）直形空筒胎头吸引器　　　　　（2）牛角形空筒胎头吸引器　　　　　（3）金属扁圆形胎头吸引器

图9-4 常用的胎头吸引器

1. 适应证　①母婴合并症需缩短第二产程，如妊娠合并心脏病、子痫前期、胎儿窘迫及瘢痕子宫等。②子宫收缩乏力致第二产程延长。

2. 条件　①头先露，活胎。②无头盆不称。③宫口已开全、胎膜已破、双顶径"0"以下，先露部已达阴道外口。④有一定强度的宫缩力。

3. 物品准备　胎头吸引器1个，50ml注射器1支，血管钳2把，治疗巾2块，纱布4块，无菌导尿管1根，吸氧面罩1个，供氧设备，新生儿抢救药品等。

4. 操作步骤

（1）产妇取膀胱截石位，冲洗后消毒外阴，铺巾，导尿排空膀胱。

（2）阴道检查确认宫口开全，阴道口见胎头，已破膜，明确胎位。

（3）会阴侧切开术：见实训六。

（4）放置吸引器，术者左手示、中指下压阴道后壁，右手持涂以润滑剂的吸引器头端，沿阴道后壁缓慢滑入，使吸引器边缘紧贴胎头顶骨后部。检查吸引器四周，确定吸引器与胎头之间无阴道壁或宫颈软组织被夹于其中。调整吸引器横柄与胎头矢状缝相一致，作为旋转胎头方向的标记。

（5）抽吸胎头吸引器内空气使之形成负压，一般以每分钟使负压增加 $0.2kg/m^2$ 为度，最大负压以 $0.6kg/m^2$ 为度。若无负压表，则抽吸空气 150ml，用血管钳夹住连接管，确认吸引器与胎头紧贴。

（6）根据胎位在向外牵引过程中，旋转胎头至正枕前位，当胎头枕部达耻骨联合下缘时保护好会阴，胎头娩出阴道口时解除负压取下吸引器。

5. 护理要点

（1）术前向产妇讲解胎头吸引术助产目的及方法，取得产妇积极配合。

（2）牵拉胎头吸引器前，检查吸引器有无漏气。吸引器负压要适当，压力过大容易使胎儿头皮及颅脑损伤，压力不足容易滑脱；发生滑脱，可重新放置，超过 2 次失败应放弃。

（3）牵引时间不应超过 20 分钟。

（4）术后仔细检查软产道，有撕裂伤应立即缝合，并加强术后观察。

（5）新生儿护理：按手术产儿护理，严密观察有无颅脑损伤及颅内出血。

二、产钳助产术

产钳助产术是用产钳牵拉胎头以娩出胎儿的手术。根据手术时胎头所在位置分为出口、低位、中位、高位产钳 4 种。目前临床仅行出口产钳术及低位产钳术。产钳由左右两叶组成，每叶分为钳叶、钳茎、钳锁扣和钳柄 4 部分（图 9 - 5）。

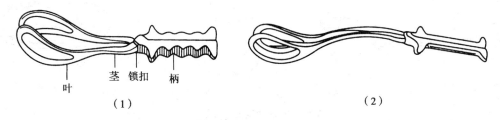

叶　茎　锁扣　柄
（1）　　　　　　　　　　　　（2）

图 9 - 5　产钳及其结构

1. 适应证　①同胎头吸引术。②胎头吸引术失败者。③臀位分娩后出胎头困难者。④面先露娩出困难者。

2. 条件　①活胎。②无头盆不称。③宫口已开全、胎膜已破、双顶径"0"以下。

3. 物品准备　会阴切开包 1 个，无菌产钳 1 副，20ml 注射器 1 个，9 号穿刺针头 1 个，无菌导尿管 1 根，吸氧面罩 1 个，坐凳，灯光，麻醉药，抢救药品等。

4. 操作步骤

（1）～（3）同胎头吸引术。

（4）放置产钳：术者左手持产钳左叶钳柄，将左叶沿右手掌面伸入手掌与胎头之间，在右手引导下将钳叶缓缓向胎头左侧及深部推进，将钳叶置于胎头左侧，钳叶及钳柄与地面平行，由助手持钳柄固定。然后术者右手持产钳右叶钳柄，在左手引导下将钳叶引导至胎头右侧，达左叶产钳对应位置。产钳放置好后，检查钳叶与胎头之间无软组织及脐带夹入，胎头矢状缝在两钳叶正中。

（5）产钳合拢：产钳右叶在上、左叶在下，两钳叶柄平行交叉，扣合锁住，钳柄对合。宫缩间隙略微放松钳锁。

（6）牵拉产钳：宫缩时术者向外、向下缓慢牵拉产钳，然后再平行牵拉。当胎头着冠后将钳柄上提，使胎头仰伸娩出。

（7）取下产钳：当胎头双顶径越过骨盆出口时，松开产钳，先取下产钳右叶，钳叶应顺胎头慢慢滑出，再同法取出产钳左叶，然后按分娩机转娩出胎体。

（8）检查：术后常规检查宫颈、阴道壁及会阴切口，并予以缝合。

5. 护理要点

（1）术前检查产钳是否完好。产妇及家属知情同意，指导产妇有效配合。

（2）产钳扣合时，立即听胎心，及时发现有无脐带受压。术中注意观察产妇宫缩及胎心变化，为下肢麻木和肌痉挛的产妇做局部按摩。

（3）术后产妇及新生儿护理同胎头吸引术。

三、剖宫产术

剖宫产术是经腹壁切开子宫取出胎儿及其附属物的手术。手术应用恰当能使母婴转危为安，但也存在出血、感染和脏器损伤的危险，故决定行剖宫产术应慎重。主要术式有子宫下段剖宫产术、子宫体部剖宫产术和腹膜外剖宫产术3种。

1. 适应证　①头盆不称、产道梗阻、胎位异常者。②相对性头盆不称及产力异常试产失败者。③胎儿窘迫，短期不能经阴道分娩者。④阴道助产失败者。⑤严重的妊娠合并症及并发症，如心力衰竭、重型胎盘早期剥离、中央性前置胎盘及先兆子宫破裂等。⑥其他：如珍贵儿、高龄初产及性病不宜经阴道生产者等。

2. 麻醉　常用连续硬膜外麻醉，也可选用全麻、腰麻、局麻加强化。

3. 手术方式

（1）子宫下段剖宫产术　消毒手术野、铺巾。下腹正中切口或下腹横切口，打开腹壁及腹膜腔，弧形切开子宫下段的膀胱腹膜反折，分离并下推膀胱，暴露子宫下段。在子宫下段前壁正中做一小横切口，用两示指向左右两侧钝性撕开延长切口约10cm，刺破胎膜，抽吸羊水后，取出胎儿、胎盘及胎膜。缝合子宫切口及腹膜反折，清理腹腔，清点敷料及器械无误，缝合腹壁各层直至皮肤。此术式切口愈合好，术后并发症少，临床广泛应用。

（2）子宫体部剖宫产术　在子宫前壁正中纵切口，长3~4cm，中、示指入宫腔，扩大切口10~12cm。适用急于娩出胎儿或不能在子宫下段手术者。

（3）腹膜外剖宫产术　在腹膜外分离推开膀胱，暴露子宫下段，切开取胎。多用于子宫有严重感染者。

4. 护理要点

（1）术前护理　按妇科腹部手术常规护理。

（2）术中配合

1）巡回护士术前核查手术室内术中所用物品的数量，是否处于完好备用状态。协助麻醉医生摆好产妇体位及穿刺麻醉管，完成静脉穿刺，听胎心。术中提供各种所需物品，协助助产士处理好接生及抢救新生儿。

2）器械护士熟悉手术步骤，手术中递送器械及敷料要及时、准确、灵活、方法正确。术前、术后认真清点器械、敷料，确保清楚无误。

3）助产士携带新生儿衣被、抢救器械、药品到手术室候产。胎儿娩出后及时清理呼吸道，并协助医生抢救新生儿窒息。

（3）术后护理

1）按妇科腹部手术术后护理常规护理。

2）注意观察子宫收缩和阴道流血情况。若阴道流血量多，遵医嘱及时给予宫缩剂，如缩宫素 10~20U 或麦角新碱 0.2mg 肌内注射。

3）缓解疼痛：教会产妇深呼吸、自己默默数数分散注意力等方法缓解疼痛；给产妇提供安静舒适的休养环境，减少不良刺激，必要时按医嘱给予止痛药物，如哌替啶。一般术后 2~3 日疼痛可自行缓解。注意伤口有无渗血、血肿、感染，第 7 日可拆线。

4）保持外阴清洁，每日擦洗外阴 2 次。

5）新生儿按手术产儿常规护理。

6）产褥期护理：按产褥期护理常规提供乳房、会阴部护理。因产妇腹部伤口疼痛，活动不便，需协助产妇喂奶及疏通乳腺。

（4）健康指导

1）教会产妇出院后床上做产后保健操。

2）补充高热量、高蛋白、高纤维素的食物和蔬菜。

3）保持外阴清洁，术后禁止性生活 6 周，6 周后到医院复查。

4）需再生育者，术后需避孕 2 年。

思 考 题

1. 协调性子宫收缩乏力的临床表现和护理措施有哪些？
2. 简述狭窄骨盆的分类及护理措施。
3. 简述胎头吸引术、产钳助产术的护理要点。
4. 简述剖宫产术的护理要点。

第十章 分娩期并发症的护理

 知识要点

分娩过程中由于某种原因，使得产妇出现出血过多、子宫破裂、胎膜早破或羊水栓塞等情况，均可不同程度地对母儿造成影响，甚至威胁生命。本章重点掌握产后出血的护理评估、护理诊断和护理措施，能为产后出血病人制定合理的救护计划。熟悉胎膜早破、羊水栓塞及子宫破裂的预防和护理措施。

第一节 产后出血

产后出血是指胎儿娩出后 24 小时内出血量超过 500ml 者。产后出血是分娩期的严重并发症，是我国产妇死亡首要原因，其发生率占分娩总数的 2% ~ 3%，其中 80% 以上发生在产后 2 小时之内。短时间内大量失血可迅速发生失血性休克、死亡，存活者可因休克时间过长引起垂体缺血坏死，继发腺垂体功能减退症，又称为席汉综合征。

【护理评估】

1. 健康史

（1）子宫收缩乏力 是产后出血最常见的原因，占 70% ~ 80%，可由全身性因素及子宫局部因素引起。宫缩乏力使产后子宫壁开放的血窦不能及时关闭而导致持续性出血。

（2）胎盘因素 包括胎盘滞留、粘连、植入、残留、嵌顿等。胎盘已经剥离处血窦开放，滞留的胎盘影响子宫的收缩与复旧，从而导致出血。

（3）软产道损伤 由于外阴组织弹性差，急产，产力过强，巨大儿，助产手术操作不当等引起。

（4）凝血功能障碍 任何原因的凝血功能异常均可引起产后出血，如血液病及妊娠并发症等，影响凝血或导致 DIC，引起出血不凝。

2. 身体状况 评估产后出血量，同时评估由于产后出血所导致症状和体征的严重程度。

（1）不同原因产后出血的表现 见表 10 - 1。

表 10 - 1 不同原因产后出血的临床表现

出血原因	出血特点
子宫收缩乏力	胎盘娩出后阴道出血量多,间歇性,色暗红,有凝血块。子宫软,轮廓不清,按压宫底有积血流出,使用宫缩剂后子宫变硬
软产道损伤	胎儿娩出后立即出现持续性阴道出血,呈鲜红色,能自凝
胎盘滞留	胎盘剥离延缓,胎盘娩出前阴道多量出血,呈间歇性,有血凝块
凝血功能障碍	胎盘娩出前、后出现持续性阴道流血,多而不凝,伴全身出血倾向

（2）评估产后出血量　注意观察阴道出血是否凝固,同时估计出血量。

知识链接

根据休克指数估计失血量：休克指数 = 脉率/收缩压,休克指数为 1,则失血为 500 ~ 1500ml；休克指数为 1.5,则失血为 1500 ~ 2500ml；休克指数为 2,则失血为 2500 ~ 3000ml。

（3）贫血与休克征象　由于大量失血,病人可出现面色苍白、头晕、心慌、乏力等贫血症状,严重者出现脉搏细数、四肢湿冷、血压下降等休克征象。

3. 心理 - 社会状况　产妇及其家属多感到紧张、焦虑和恐惧,担忧产妇的安危和身体康复等问题。

4. 辅助检查　检查血常规,出、凝血时间,凝血酶原时间及纤维蛋白原测定等结果。

5. 治疗原则　针对出血原因,迅速止血；补充血容量,纠正失血性休克；防治感染。

【护理诊断】

1. 潜在并发症　失血性休克。

2. 恐惧　与担心生命安危有关。

3. 有感染的危险　与失血后机体抵抗力降低及手术操作有关。

【护理目标】

1. 产妇生命体征正常,出血被控制。
2. 产妇恐惧消除,情绪稳定,能积极配合医护人员的工作。
3. 产妇感染被及时发现并有效控制。

【护理措施】

1. 迅速止血,防治休克　严密观察产妇一般情况、生命体征、子宫收缩和阴道流血情况,发现异常及时报告医生；立即开放静脉,按医嘱给予输液和输血,在纠正休克的同时快速止血。

（1）子宫收缩乏力　①按摩子宫：常用有两种方法（图 10 - 1）,操作步骤见实训七。②应用宫缩剂：根据医嘱使用缩宫素、麦角新碱等促进子宫收缩。心脏病、高血压病者麦角新碱慎用。③子宫腔内纱布填塞法（图10-2）：操作步骤见实训七。④上述治疗无效，根据条件可选用结扎盆腔血管、栓塞子宫动脉或切除子宫等。

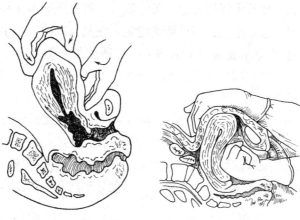

（1）经腹壁双手按摩子宫法　　　（2）腹部-阴道双手按摩子宫法

图10-1　按摩子宫

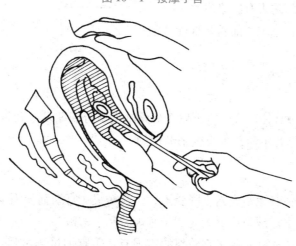

图10-2　子宫腔内纱布填塞法

（2）胎盘因素　胎盘已剥离尚未娩出者，可协助产妇排空膀胱，然后牵拉脐带，按压宫底协助胎盘娩出；胎盘粘连者，可行徒手剥离胎盘后协助娩出；胎盘、胎膜残留者，可行钳刮术或刮宫术；胎盘植入者，应及时做好子宫切除术的术前准备；子宫狭窄环所致胎盘嵌顿，使用麻醉剂，待环松解后徒手协助胎盘娩出。

（3）软产道裂伤　协助医生找到裂伤处，按解剖层次逐层缝合至彻底止血。

知识拓展

　　会阴裂伤分为3度：Ⅰ度为会阴皮肤及阴道黏膜撕裂；Ⅱ度为会阴体肌层撕裂；Ⅲ度为肛门外括约肌撕裂，甚至累及直肠前壁。

（4）凝血功能障碍　遵医嘱尽快改善凝血功能，准备新鲜血液、凝血因子等。若并发 DIC 应按 DIC 处理。

2. 缓解恐惧心理 做好产妇及家属的安慰、解释工作，保持产妇安静；嘱产妇卧床休息，多陪伴产妇，并给予同情安慰、关心照顾，做好产妇生活和婴儿护理，增加信任及安全感，从而缓解恐惧心理，保持情绪稳定，使其与医护人员主动配合。

3. 预防感染 ①保持环境和病室清洁，注意通风及消毒。②严格无菌操作，防止病原体侵入生殖道。③监测体温变化，每日 4 次。定时送检血液，遵医嘱给予抗生素。④保持会阴清洁，每日冲洗会阴 2 次，注意恶露颜色、气味及会阴伤口情况。

4. 健康指导 指导产妇有关加强营养和适量活动的自我保健技巧，继续观察子宫复旧及恶露情况，明确产后复查的时间、目的和意义，使产妇能按时接受检查，以了解产妇的康复情况，及时发现问题，调整产后指导方案，使产妇尽快恢复健康。部分产妇有可能发生晚期产后出血，应予以高度警惕，以免导致严重后果。

【护理评价】

1. 产妇生命体征是否平稳。
2. 产妇住院期间是否有感染发生。
3. 产妇情绪是否稳定，能否积极配合治疗。

第二节 子宫破裂

子宫破裂是指子宫体部或子宫下段于妊娠晚期或分娩期发生破裂，是产科最严重的并发症之一，威胁母儿生命，多发生于经产妇。

【护理评估】

1. 健康史 评估有无胎先露下降受阻、子宫瘢痕、宫缩剂使用不当和手术创伤等。

2. 身体状况 子宫破裂可分为先兆子宫破裂和子宫破裂两个阶段：

（1）先兆子宫破裂 先兆子宫破裂的表现有：①宫缩过频过强：宫缩持续时间长，间歇时间短，产妇出现烦躁不安、疼痛难忍。②病理性缩复环：强有力的宫缩使子宫下段拉长变薄，而宫体更加增厚变短，两者间形成明显的环状凹陷，此凹陷逐渐上升达脐部或脐部以上，称为病理性缩复环（图 10－3）。③子宫下段压痛明显，拒按。④排尿困难，甚至血尿。

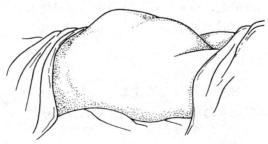

图 10－3 子宫先兆破裂时的病理性缩复环

（2）子宫破裂 子宫破裂表现为继先兆子宫破裂症状后，产妇突感下腹部撕裂样剧痛，宫缩消失。腹痛稍缓解后不久又出现全腹持续性疼痛，进入休克状态。查体全腹压痛、反跳痛等腹膜刺激征；腹壁下能扪及"三大块"（即子宫、胎头、胎体），胎心、胎动消失。阴道检查宫口回缩，胎先露升高甚至消失。

3. 心理－社会状况 产妇因剧烈的腹痛而烦躁不安，担心自身及胎儿安危；休克发生后，家属亦出现恐慌、悲伤、失望，甚至抱怨、愤怒的情绪。

4. 辅助检查 根据情况可选择血常规、尿常规及 B 超检查。

5. 治疗原则 先兆子宫破裂者抑制子宫收缩，立即行剖宫产术，迅速结束分娩。子宫破裂者在积极抢救休克的同时，剖腹取胎，行子宫修补或子宫切除术，术中、术后应给抗生素预防感染。

【护理诊断】

1. 急性疼痛 与强直性子宫收缩有关。

2. 组织灌注量不足 与子宫破裂后大量出血有关。

3. 恐惧 与担心生命安危有关。

【护理目标】

1. 强直性子宫收缩得到抑制，产妇疼痛减轻。

2. 产妇生命体征正常，出血被控制。

3. 产妇恐惧心理减轻，能配合治疗与护理。

【护理措施】

1. 抑制宫缩，预防子宫破裂

（1）建立健全三级保健网，宣传孕妇保健知识，加强产前检查。

（2）严密观察产程，如出现宫缩过强及下腹部压痛或腹部出现病理性缩复环时，应立即报告医生并停止缩宫素的使用及一切操作。

（3）遵医嘱吸氧，建立静脉通路，同时监测产妇的生命体征，按医嘱给予抑制宫缩并做好剖宫产的术前准备。

2. 抢救休克，做好子宫破裂病人的护理

（1）取中凹卧位或平卧位，吸氧，保暖。

（2）严密观察生命体征，迅速给予输液、输血，短时间内补足血容量；同时补充电解质及碱性药物，纠正酸中毒；积极进行抗休克处理。

（3）尽快做好剖腹探查手术准备；术中、术后按医嘱应用大剂量抗生素以防感染。

3. 提供心理支持 对胎儿已死亡的产妇，要帮助其度过悲伤阶段，允许其表现悲伤情绪，甚至哭泣，倾听产妇诉说内心感受。了解产妇的需求，提供必要援助，促使其接受现实，尽快摆脱悲哀，树立生活的信心。

4. 健康指导 加强产前检查，有骨盆狭窄、胎位异常或子宫瘢痕者应在预产期前 2

周住院待产。宣传计划生育，减少分娩、流产的次数。对行子宫修补术的病人，指导其2年后再孕，可选用药物或避孕套避孕。

【护理评价】

1. 产妇疼痛有无减轻。
2. 产妇休克是否及时发现并有效控制。
3. 产妇是否能诉说自己的悲哀，心情平静。

第三节　胎膜早破

胎膜早破是指临产前胎膜自然破裂，是常见的分娩期并发症，可使孕产妇宫内感染、早产、脐带脱垂、胎儿窘迫、围生儿死亡率及产褥感染率增加。胎膜破裂后继发的脐带脱垂，是严重威胁胎儿生命的并发症。

【护理评估】

1. 健康史　评估有无胎先露高浮、头盆不称、胎位异常、胎膜炎、多胎妊娠、羊水过多、创伤、妊娠晚期性生活、缺乏维生素及微量元素、宫颈内口松弛等因素。

2. 身体状况　孕妇突感阴道有不能自控的较多液体流出，可混有胎脂及胎粪。当咳嗽、打喷嚏、负重等腹压增加时流液增多。行肛诊检查时触不到羊膜囊，上推先露部流液量增多。阴道窥器检查可见液体从宫口流出。羊膜腔感染时胎儿心率增快，子宫压痛。若伴有脐带脱垂，胎心率于破膜时突然改变，阴道检查可触及条索状物。

3. 心理 - 社会状况　突然发生的胎膜早破使孕妇及家属惊慌失措、焦虑，担心孕妇和胎儿的安危。

4. 辅助检查

（1）阴道液酸碱度检查　用石蕊试纸测定阴道流液，pH≥7；阴道液干燥涂片检查呈羊齿状结晶。

（2）羊膜镜检查　可直视胎先露部，看不到前羊膜囊，可确诊为胎膜早破。

5. 治疗原则　胎儿成熟者预防感染和脐带脱垂等并发症，等待自然临产；未自然临产或胎儿不成熟，则促进胎儿肺成熟，选择合适的时机终止妊娠。若有脐带先露，变换体位即恢复胎心率，可继续试产；若脐带脱垂，应尽快结束分娩。

【护理诊断】

1. 有围生儿受伤的危险　与脐带脱垂和早产儿各器官发育不成熟有关。
2. 有感染的危险　与破膜后，下生殖道内病原体上行感染有关。

【护理目标】

1. 胎儿无并发症发生。
2. 孕妇无感染发生。

【护理措施】

1. 防止围生儿受伤

（1）嘱胎膜早破胎先露未衔接的产妇及时住院，应绝对卧床休息，采取左侧卧位，注意抬高臀部防止脐带脱垂。若有脐带先露或脐带脱垂，应在数分钟内结束分娩。

（2）密切观察胎心率的变化，监测胎动，了解胎儿宫内安危。定时观察羊水性状、颜色、气味等。头先露者，如为混有胎粪的羊水流出，表明胎儿宫内缺氧，应及时给予吸氧等处理并报告医生。

（3）对于<35孕周的胎膜早破者，遵医嘱给地塞米松促进胎肺成熟。若孕龄<37周，已临产，或孕龄达37周，破膜12～18小时后尚未临产者，均可按医嘱采取措施，尽快结束分娩。

2. 积极预防感染 嘱孕妇保持外阴清洁，会阴擦洗每日2次；严密观察生命体征，进行白细胞计数检查；破膜12小时按医嘱给抗生素预防感染。

3. 健康指导 加强围生期卫生保健宣教；妊娠后期禁止性生活；避免负重和腹部受压；宫颈内口松弛者于妊娠14～16周行宫颈环扎术；同时注意补充维生素及微量元素。

【护理评价】

1. 围产儿生命安全，未发生并发症。
2. 孕妇积极配合医护人员，无感染发生。

第四节　羊水栓塞

羊水栓塞是指在分娩过程中羊水突然进入母体血液循环引起的急性肺栓塞、过敏性休克、弥散性血管内凝血（DIC）、肾衰竭或猝死等一系列极严重的综合征。本病发病急，病情凶险，是造成孕产妇死亡的重要原因之一。发生在足月分娩者产妇死亡率高达80％。也可发生在妊娠早、中期的流产、引产或钳刮术中，但病情较缓和。

【护理评估】

1. 健康史 评估发生羊水栓塞的各种诱因，如是否有胎膜早破或人工破膜、前置胎盘或胎盘早剥、宫缩过强或强直性宫缩、中期妊娠引产或钳刮术及宫缩剂使用不当、剖宫产等病史。

2. 身体状况 羊水栓塞起病急骤，来势凶险，多发生于分娩过程中，尤其是胎儿娩出前后的短时间内。典型临床经过可分为休克期、出血期和急性肾功能衰竭期。

（1）休克期 主要发生于产程中或分娩前后一段时间内，破膜后产妇突然出现呛咳、气促、烦躁不安，继而出现呼吸困难、发绀、昏迷、脉搏细数、血压急剧下降，短时间内进入休克状态，约1/3病人可在数分钟内死亡，少数出现右心衰竭症状。

（2）出血期　经历休克期幸存者便进入凝血功能障碍阶段，表现为难以控制的大量阴道流血、切口渗血、全身皮肤黏膜出血、血尿及消化道大出血，产妇可死于出血性休克。

（3）急性肾功能衰竭期　病人出现少尿、无尿及尿毒症表现，主要由休克时间长、肾脏微血管栓塞缺血而引起肾组织损害所致。部分病人在休克出血控制后亦可因肾功能衰竭死亡。

3. 心理 - 社会状况　产妇突然危在旦夕，家属无法接受现实，表现出恐惧、情绪激动、愤怒，如果抢救无效还会出现过激行为。

4. 辅助检查

（1）实验室检查　痰液涂片可查到羊水内容物，腔静脉取血可查出羊水中的有形物质，DIC各项血液检查指标呈阳性。

（2）X线床边摄片　约90%的病人可见肺部双侧弥漫性点状、片状浸润影，沿肺门周围分布，伴轻度肺不张及心脏扩大。

5. 治疗原则　其原则是抗过敏、纠正呼吸循环功能衰竭和改善低氧血症；抗休克，纠正凝血障碍，防治肾衰竭及感染。

【护理诊断】

1. 气体交换受损　与肺动脉高压、肺水肿有关。
2. 组织灌注不足　与弥散性血管内凝血及失血有关。
3. 潜在并发症　胎儿窘迫、右心衰竭、肾衰竭。

【护理目标】

1. 产妇呼吸困难得到及时改善。
2. 产妇能维持体液平衡，维持基本的生理功能。
3. 保护胎儿或新生儿安全。

【护理措施】

1. 羊水栓塞的预防　①加强产前检查，注意诱发因素。②正确掌握缩宫素的使用方法。③人工破膜宜在宫缩的间歇期，破口要小，并控制羊水的流出速度。④中期引产者，羊膜穿刺次数不应超过3次，钳刮时应先刺破胎膜，使羊水流出后再钳夹胎块。⑤严格掌握剖宫产指征。

2. 羊水栓塞病人的处理与配合

（1）解除肺动脉高压，纠正呼吸困难　①加压给氧、协助气管插管或气管切开。②抗过敏：按医嘱立即静脉推注地塞米松或氢化可的松。③解痉挛：按医嘱使用阿托品、罂粟碱、氨茶碱等药，并观察治疗反应。④严密监测病情变化：注意产妇生命体征、心肺功能、阴道及全身出血和尿量变化；监测产程进展情况和胎心率变化。

（2）维持有效循环血量，防治DIC　迅速建立静脉通道，遵医嘱输液、输血，维持有效循环血量；配合医生做必要的实验室检查，注意有无出血不凝及穿刺部位渗血等。遵医嘱补充凝血因子，或应用肝素防止大出血。做好剖宫产或子宫切除术的准备。

3. 防治并发症

（1）密切观察胎心率的变化，破膜者应注意羊水的性质，若出现胎儿窘迫征象及时报告医生。

（2）遵医嘱应用强心剂和利尿剂，如毛花苷丙、呋塞米静脉推注或 20% 甘露醇快速静脉滴注，防治心衰及肾衰竭。

4. 健康指导　指导产后康复，如丧失胎儿，应帮助产妇和家属消除思想顾虑，指导避孕方法和再孕时间。

【护理评价】

1. 积极处理后休克症状是否改善。
2. 病人血压及尿量是否正常，阴道出血是否减少，全身皮肤、黏膜出血是否停止。
3. 胎儿或新生儿有无生命危险，病人出院时有无并发症。

思 考 题

1. 产后出血有哪些常见的原因？如何进行护理评估？
2. 为产后出血的病人制定一份合理救护计划。
3. 先兆子宫破裂的护理措施有哪些？
4. 简述羊水栓塞的护理评估与护理措施。

第十一章　异常产褥的护理

📚 知识要点

　　产褥感染是产褥期常见的并发症，如未采取相应的治疗及护理措施，不仅影响产妇的身心健康，严重者甚至危及产妇的生命。本章重点掌握产褥感染的护理措施。

第一节　产褥感染

　　产褥感染是指分娩时及产褥期生殖道受病原体感染，引起局部和全身的炎症变化。发病率为6%，是导致我国孕产妇死亡的四大原因之一。产褥病率是指分娩24小时以后的10日内，每日测口表体温4次，有2次达到或超过38℃。产褥病率多由产褥感染引起，也包括生殖道以外的其他感染，如泌尿系统感染、急性乳腺炎、上呼吸道感染及血栓性静脉炎等。

【护理评估】

　　1. 健康史　评估产褥感染的诱发因素，了解产妇个人身体状况及本次妊娠、分娩的经过。

　　（1）诱因　产妇体质虚弱、孕期贫血、妊娠晚期性生活、胎膜早破、产科手术、产后出血等，降低机体的抵抗力，增加病原体侵入生殖道的机会，诱发产褥感染。

　　（2）病原体　常见的病原体有大肠杆菌、需氧性链球菌、葡萄球菌、厌氧性链球菌、厌氧性杆菌、支原体及衣原体等，以厌氧菌感染多见。

　　（3）感染途径　①外源性感染：多由产时无菌操作不严，如接产者的双手、衣物、敷料、手术器械感染所致。②内源性感染：寄生于生殖道的病原体多不致病，在机体抵抗力下降等条件下，病原菌快速繁殖或毒力增强时而导致感染，是产褥感染的重要原因。

　　2. 身体状况　见表11-1。

表 11 – 1 产褥感染的类型及临床表现

感染类型	临床表现
急性外阴、阴道、宫颈炎	会阴部感染表现为局部红肿、疼痛，阴道与宫颈感染表现为黏膜充血，分泌物增多并呈脓性
急性子宫内膜炎及子宫肌炎	最常见。轻者表现为低热、恶露增多有臭味，下腹疼痛及压痛；重者出现寒战、高热、白细胞增多
急性盆腔结缔组织炎及急性输卵管炎	表现为高热、寒战、下腹痛伴肛门坠胀，单侧或双侧结缔组织增厚或触及炎性包块
急性盆腔腹膜炎及弥漫性腹膜炎	全身中毒症状明显，下腹或全腹压痛、反跳痛、肌紧张，若脓肿波及肠管及膀胱可有腹泻、里急后重与排尿困难
血栓性静脉炎	于产后 1~2 周多见，可出现反复发作的寒战、高热。病变多在股静脉、腘静脉及大隐静脉，表现为下肢皮肤发白和疼痛，习称"股白肿"
脓毒血症及败血症	表现为持续高热、寒战及全身中毒症状，可危及生命

3. 心理 – 社会状况 由于持续寒战、高热、局部疼痛等身体不适使产妇产生焦虑情绪，因自己不能照顾新生儿而不安、自责，同时家庭经济状况及其家人的态度也可给产妇心理造成一定影响。

4. 辅助检查

（1）血液检查 白细胞计数增多，血液细菌培养可查出致病菌。

（2）B超、CT检查 能够对感染形成的炎性包块、脓肿作出定位及诊断。

5. 治疗原则 及时有效抗感染并纠正全身状况。

（1）支持疗法 加强营养，增强全身抵抗力，纠正贫血和水、电解质紊乱。

（2）抗生素的应用 根据细菌培养及药敏试验选用有效的抗生素。

（3）血栓性静脉炎的处理 在应用大量抗生素的同时加用肝素、尿激酶等溶栓疗法。

（4）局部病灶的处理 在抗生素控制感染的同时及时处理局部病灶，如行宫腔内残留物清除术、会阴切口脓肿切开引流术及盆腔脓肿的经腹或后穹隆穿刺引流术。

【护理诊断】

1. 体温过高 与局部或全身感染有关。

2. 疼痛 与炎症刺激有关。

3. 焦虑 与不能照顾新生儿，担心疾病预后有关。

4. 知识缺乏 缺乏有关产褥感染的预防措施。

【护理目标】

1. 产妇感染得到控制，体温恢复正常。

2. 产妇疼痛减轻或消失。

3. 产妇焦虑情绪得以缓解。

4. 产妇能正确认识疾病的性质，积极配合治疗与护理。

【护理措施】

1. 一般护理 鼓励产妇多饮水，进高蛋白、高热量、高维生素、易消化的食物，提高机体抵抗力。严密观察体温、脉搏、呼吸、血压、意识及全身情况，体温超过39℃者给予物理降温。

2. 控制感染 协助产妇采取半卧位，促进恶露引流，防止感染扩散。保持会阴清洁，每日擦洗或冲洗会阴2次，会阴水肿者局部用50％硫酸镁湿热敷或用红外线照射。会阴侧切者采取健侧卧位，及时更换会阴垫。有感染者遵医嘱应用抗生素。

3. 缓解疼痛 下肢血栓性静脉炎病人应嘱其抬高患肢，以促进血液循环，减轻肿胀。

4. 心理护理 向产妇及家属解释病情、治疗措施及预后情况，解除思想顾虑。尽可能提供母婴接触的机会，减轻产妇及家属的焦虑情绪。

5. 健康指导 指导产妇注意休息，保持室内空气流通，增加营养和适度运动。养成良好的卫生习惯，保持外阴清洁，注意用物消毒。暂停哺乳期间，教会产妇乳房护理及人工喂养的方法。指导产妇自我识别产褥感染征象，如有发热、腹痛、恶露异常等现象及时就诊。

【护理评价】

1. 产妇体温是否恢复正常，感染是否得到控制。
2. 产妇疼痛是否减轻或消失。
3. 产妇焦虑情绪是否有所缓解。
4. 产妇能否采取预防感染的措施。

第二节　产后抑郁症

产后抑郁症是指产妇在分娩后出现的抑郁症状，是产褥期精神综合征中最常见的一种类型，表现为抑郁、沮丧、易激惹，重者出现幻觉或自杀等一系列症状。很多产妇在产后都有不同程度的抑郁与焦虑情绪，这不但会影响产妇，也会影响婴儿的心理健康。由于产后抑郁症是一种非精神病性的抑郁综合征，一般不需要药物治疗，因此及时发现并对产妇进行适当的心理干预至关重要。

【护理评估】

1. 健康史 详细询问有无诱发产后抑郁症的相关因素，特别了解家族史。产后抑郁症可能与以下因素有关：

（1）**生理因素** 妇女在妊娠期体内激素水平变化很大，各种激素之间比例的改变对产妇的情绪造成了一定的影响。

（2）**遗传因素** 有精神病家族史，特别是有家族抑郁症病史的产妇，产后抑郁症的发病率明显增高。

（3）分娩因素 产妇对分娩方式、分娩疼痛感的恐惧，可导致神经内分泌失调，从而产生焦虑、不安情绪，诱发产后抑郁症的发生。

（4）心理因素 对母亲角色适应不良或性别期待而产生的压力，导致产妇情绪复杂，发生抑郁。

（5）社会因素 分娩时医护人员的态度、缺乏丈夫的关爱以及家庭经济状况等，均可诱发产后抑郁症的发生。

2. 身体状况 病人常因日常琐事而恼怒、哭泣，可出现情绪低落、食欲不振、睡眠障碍、反应迟钝等表现，严重者可出现绝望、自杀或杀婴等倾向。

3. 辅助检查 目前尚无统一诊断标准，可以采用行为监测及心理评定量表对产妇的心理状态进行评估。美国精神病学会（1994年）在《精神疾病的诊断与统计手册》一书中制定了产褥期抑郁症的诊断标准（表11－2）。

表11－2 产褥期抑郁症的诊断标准

1. 在产后2周内出现下列5条或5条以上的症状，必须具备（1）、（2）两条：
（1）情绪抑郁
（2）对全部或多数活动明显缺乏兴趣或愉悦
（3）体重显著下降或增加
（4）失眠或睡眠过度
（5）精神运动性兴奋或阻滞
（6）疲劳或乏力
（7）遇事皆感毫无意义或自罪感
（8）思维能力减退或注意力溃散
（9）反复出现自杀企图
2. 在产后4周内发病

4. 治疗原则 包括心理治疗和药物治疗：

（1）心理治疗 为主要的治疗手段，通过心理咨询，消除致病的心理因素。

（2）药物治疗 对严重抑郁症者应住院治疗，在医生指导下服用抗抑郁药，如帕罗西汀、阿米替林等。

【护理诊断】

1. 有自杀的危险 与产妇的抑郁行为有关。

2. 有对他人施行暴力的危险 与产妇严重的孤独、绝望等心理障碍有关。

【护理目标】

1. 产妇了解产褥期的相关知识，恐惧感减轻或消失。

2. 产妇能适应母亲角色，正确抚育新生儿。

3. 产妇情绪稳定，未发生伤害自己与他人的行为。

【护理措施】

1. 心理疏导 帮助孕妇了解有关妊娠、分娩、优生优育以及产后保健、育婴知识等，对有并发症的孕妇应积极帮助其调整心态，使其树立信心，消除紧张与恐惧心理。

2. 创造良好的休养环境 给产妇创造一个良好的休养环境，在护理过程中，护士尽量将治疗操作集中进行，动作轻柔，减少不必要的打扰。

3. 适应母亲角色 向产妇讲述母乳喂养的优点，及时进行母乳喂养的指导，使产妇树立照顾婴儿和喂哺婴儿的信心，逐渐促进母子感情。

4. 建立良好的家庭关系 家人及医务人员要使用一些鼓励及劝导的语言，不厌其烦地对产妇进行心灵上的开导，使其觉得自己在社会上还有价值，感觉到身边的人都在关心帮助她，从而增强战胜疾病的信心。

5. 用药护理 遵医嘱给予抗抑郁的药物，注意观察药物的不良反应。

6. 健康指导 做好出院后的随访工作，积极为产妇提供心理咨询。

【护理评价】

1. 产妇是否了解产褥期的相关知识，恐惧感是否减轻或消失。
2. 产妇是否能适应母亲角色，正确抚育新生儿。
3. 产妇情绪是否稳定，未发生伤害自己与他人的行为。

思 考 题

1. 某产妇，25 岁，足月妊娠，胎膜早破。自然分娩后第 3 天，体温 38.6℃，恶露呈血性、混浊、有臭味，宫底平脐，压痛明显，白细胞 $15.8 \times 10^9/L$。

（1）该产妇最可能的诊断是什么？

（2）应该采取哪些治疗方案？

（3）护士应该如何护理？

2. 某产妇，足月妊娠，行胎头吸引助产分娩，产后第 2 天自觉会阴部疼痛。体格检查：体温 39℃，脉搏 96 次/分，血压 110/85mmHg，面部潮红，乳房无异常，腹软，宫底脐平，宫体压痛明显。白细胞 $17.7 \times 10^9/L$。诊断为产褥感染。

（1）引起该病最常见的病原体是什么？

（2）可能的感染途径有哪些？

第十二章 妇科病史采集与检查

 知识要点

> 妇科病史采集与检查是妇科临床实践的基本技能。护士应用护理程序对病人采集病史并进行体格检查，掌握第一手临床资料，了解病人的心理、社会状态，根据不同护理对象的需求制定符合病情的护理计划并实施，对病人进行有效的整体化护理。本章的学习重点是妇科病史的特点，妇科检查方法、步骤、注意事项与护理配合。

一、护理评估

1. 病史采集方法 护理评估是指采集病人的全面资料，加以整理、综合、判断的过程，是护理程序的基础。可通过观察、交谈、体格检查、心理测试等方法获得护理对象生理、病理、心理社会、精神、文化等资料。由于女性生殖系统疾病常涉及病人的隐私和与性生活相关的内容，采集病史时病人可因害羞和不适而隐瞒病情。所以在护理评估过程当中要做到态度和蔼、语言亲切、关心尊重病人，询问病史耐心细致，体格检查动作轻柔，并给予保护隐私的承诺。在可能的情况下避免第三者在场，使得采集到的病史真实可靠。

2. 病史采集内容

（1）一般项目 询问病人姓名、年龄、婚姻、籍贯、职业、民族、教育程度、宗教信仰、家庭住址、入院时间、入院方式，若非病人自述应注明陈述者与病人的关系。

（2）主诉 了解促使病人就诊的主要症状（体征）及持续的时间和病人的应对方式。妇科常见的症状包括外阴瘙痒、阴道流血、白带异常、闭经、下腹痛、下腹包块、不孕等，也有仅在妇科普查时发现妇科问题而本人无任何自觉不适的病人。

（3）现病史 为病史的主要组成部分。围绕主诉了解发病时间、原因及可能的诱因、病情发展经过、就医经过、采取的护理措施及效果。按照主要症状出现的时间顺序进行询问。还需了解病人有无伴随症状及其出现的时间、特点、与主要症状的关系。另外，询问病人的饮食、大小便、体重、活动、睡眠、心理反应、自我感觉、角色关系、应激能力等的变化。

（4）月经史 询问初潮年龄、月经周期及经期持续时间、经量、有无痛经、经前期不适等症状。常规询问末次月经时间（LMP）或绝经年龄。例如 12 岁初潮，月经周期 28 ~ 30 天，持续 6 ~ 7 天，末次月经来潮时间为 2013 年 1 月 10 日，可简写成 12 $\frac{6-7}{28-30}$ 2013.1.10。绝经后病人应询问绝经年龄、绝经后有无阴道流血、分泌物增多或其他不适。

（5）婚育史　包括婚龄、婚次、配偶健康情况，是否近亲结婚等。生育情况包括足月产、早产、流产次数及现存子女数。例如足月产 2 次，无早产，流产 1 次，现存子女 2 人，可简写为 2 - 0 - 1 - 2，或仅用孕 3 产 2（G_3P_2）表示。询问分娩方式、了解有无难产史、新生儿出生情况、有无产后出血或产褥感染史、自然流产或人工流产情况、末次分娩或流产的日期、采用的计划生育措施及其效果。

（6）既往史　询问既往健康和疾病情况。内容包括一般健康状况、疾病史（妇科疾病及与妇科疾病密切相关的疾病要重点询问）、传染病史、预防接种史、手术外伤史、输血史、药物过敏史。

（7）个人史　询问病人生活和居住情况、出生地及曾居留地区，有无烟、酒或其他特殊嗜好。

（8）家族史　了解病人父母、兄弟、姐妹、子女等家庭成员的健康状况，询问家族中有无遗传病史和传染病史，家庭成员有无与遗传有关的疾病（如糖尿病、高血压、癌肿等）。

3. 身体状况评估内容及方法　身体状况评估通常在采集完病史后进行，主要包括全身检查、腹部检查和盆腔检查。

（1）全身检查　常规测量体温、脉搏、呼吸、血压、身高、体重。观察精神状态、全身发育情况、毛发分布、皮肤、黏膜、淋巴结、头部器官、颈部、乳房、心、肺、脊柱和四肢。

（2）腹部检查　为妇科体格检查的重要组成部分，应在盆腔检查前进行。观察腹部是否隆起或呈蛙状腹，腹壁有无瘢痕、妊娠纹、静脉曲张等。扣诊腹壁厚度，肝、脾、肾有无增大及压痛，腹部其他部位有无压痛、反跳痛及肌紧张，腹部能否扪及包块及其部位、大小、形状、质地、活动度、表面光滑或有高低不平隆起、有无压痛。叩诊有无移动性浊音。

（3）盆腔检查　又称妇科检查，是了解内外生殖器官的情况和诊断妇科疾病特有的检查方法。

1）基本要求：①检查者关心体贴被检者，态度严肃、语言亲切，检查前耐心向病人解释检查方法和目的，取得病人的信任和配合，检查仔细，动作轻柔。②检查前嘱病人排空膀胱，必要时导尿。大便充盈者应在排便或灌肠后进行。③常规妇科检查均取膀胱截石位（尿瘘病人有时需取胸膝位）。病人臀部置于台缘，头部略抬高，两手平放于身旁，使腹肌松弛。检查者面向病人，立在病人两腿之间。危重病人不能上检查床，可在病床上检查。④置于被检查者臀下的垫单（或纸单、塑料布）、无菌手套和检查器械应一人一换，一次性使用，避免交叉感染。⑤避免在月经期行盆腔检查。

若为阴道异常出血则必须检查，检查前应消毒外阴，使用无菌手套及器械，以免发生感染。⑥无性生活史的病人禁做阴道窥器检查和双合诊检查，通常仅限于直肠－腹部诊。如确有检查必要时，应先征得病人及其家属同意后，方可以示指缓慢放入阴道扪诊。⑦男性医护人员对病人进行妇科检查时，需有其他女性医护人员在场，以缓解病人紧张心理和避免不必要的误会。⑧对疑有盆腔内病变的腹壁肥厚、高度紧张不合作或无性生活史的病人，当盆腔检查不满意时，可行 B 超检查，必要时可在麻醉下进行盆腔检查。

2）检查方法、步骤及内容

①外阴部检查：观察外阴发育及阴毛多少和分布情况，有无畸形、炎症、赘生物或肿块。注意皮肤、黏膜色泽、质地变化，有无增生、变薄或萎缩。然后分开小阴唇，暴露阴道前庭、阴道口和尿道口，观察有无异常，检查同时让病人用力向下屏气，观察有无阴道前壁或后壁膨出、子宫脱垂和尿失禁等情况。

②阴道窥器检查：根据病人阴道宽窄情况选用适当大小的阴道窥器，放置窥器前，将窥器两叶合拢，两叶前端涂润滑剂（拟取阴道分泌物检查或做宫颈细胞学检查时，用生理盐水润滑），检查者左手示指和拇指将两侧小阴唇分开，右手持窥器斜行沿阴道侧后壁缓慢插入阴道口，边推进边旋转，将窥器两叶转正并逐渐张开，直至完全暴露宫颈、阴道壁及穹隆部（图 12－1，图 12－2）。取出窥器时先将两叶合拢后再退出。窥器检查的内容是观察宫颈大小、颜色、外口形状，有无出血、柱状上皮异位、撕裂、外翻、腺囊肿、息肉，宫颈管内有无出血及分泌物，同时可采集宫颈外口鳞－柱交接部或宫颈分泌物标本做宫颈细胞学检查；观察阴道各壁及穹隆部黏膜色泽、皱襞多少，有无先天畸形、充血、溃疡、赘生物、囊肿等，同时注意观察阴道内分泌物的量、性状、色泽、有无臭味，分泌物异常者应行白带悬滴法查找病原体。

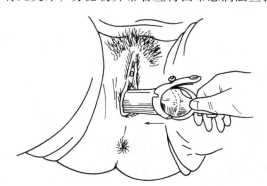 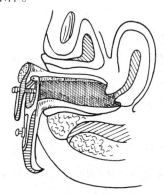

图 12－1　沿阴道侧后壁放入阴道窥器　　　　　　图 12－2　暴露宫颈

③双合诊：是盆腔检查中最重要的项目。检查者一手的示指和中指放入阴道内，另一手放在腹部配合检查，称为双合诊。目的在于检查阴道、宫颈、宫体、输卵管、卵巢、宫旁结缔组织、子宫韧带及骨盆腔内壁的情况（图 12－3，图 12－4）。

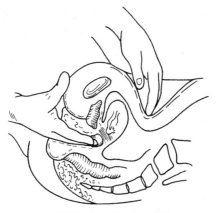

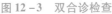

图 12-3　双合诊检查

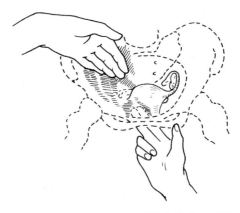

图 12-4　双合诊检查子宫旁附件

④三合诊：检查者一手的示指放入阴道，中指插入直肠，另一手在腹部配合，这种经直肠、阴道、腹部联合检查称为三合诊。此种检查方法能更清楚地检查后倾或后屈子宫的大小，发现子宫后壁、阴道直肠隔、宫颈旁、直肠子宫陷凹、子宫骶骨韧带、盆腔后壁的病变，估计盆腔内病变的范围，对生殖器官肿瘤、结核、子宫内膜异位症、炎症的诊断特别重要（图 12-5）。

⑤直肠-腹部诊：检查者一手示指伸入直肠内，另一手在腹部配合检查，称直肠-腹部诊。适用于无性生活史、阴道闭锁、月经期或其他不宜行阴道检查的病人。

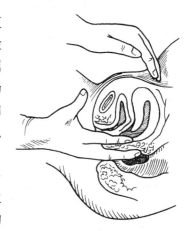

图 12-5　三合诊检查

3）记录：完成盆腔检查后应将检查结果按解剖部位先后顺序记录：

外阴：发育情况、阴毛分布形态、婚产型，如有异常应详加描述。

阴道：是否通畅，黏膜情况，分泌物量、色、性状及有无臭味。

宫颈：大小、质地，有无接触性出血，赘生物，举痛及摇摆痛等。

宫体：位置、大小、质地、活动度及有无压痛等。

附件：有无肿块、增厚及压痛。若扪及肿块，记录其位置、大小、形状、质地、表面光滑与否、活动度、有无压痛、与子宫的关系。左右两侧情况分别记录。

4. 心理-社会状况评估

（1）病人对健康问题及就医环境的感知　了解病人对健康问题的感受，对自己所患疾病的认识和态度，对病人角色的接受程度，对住院、治疗和护理的期望和感受。

（2）病人对疾病的反应　应用量化评估量表（常用 Lazarus 和 Folkman 于 1984 年编制的应对量表）评估病人患病前后的反应，面对压力时的解决方式，处理问题过程中遇到的困难，可以知道导致病人疾病的社会心理原因，从而采取相应的心理护理措施。

（3）病人的精神心理状态　注意病人在患病后的定向力、注意力、意识水平、情绪、仪表、举止、沟通交流能力、思维、记忆及判断能力有无改变。

二、护理诊断

护理诊断是对病人在生命历程中遇到的生理、心理、精神及社会等方面问题的阐述，这些问题可通过护理措施来解决。当护士全面收集护理对象的资料并加以综合整理分析后，根据护理对象的问题作出护理诊断。护理诊断可按照马斯洛（Maslow）的基本需要层次分类，也可按照戈登（Gordon）的11个功能性健康型态分类。目前我国多采用北美护理诊断协会（NANDA）认可的护理诊断。在确认相应的护理诊断后，按其重要性和紧迫性排列先后顺序，护士根据病情轻重缓急采取相应的护理措施。

三、护理目标

护理目标是指通过护理干预，护士期望护理对象达到的健康状态或是在行为上的改变，也就是护理效果的标准。制定护理目标可明确护理工作方向，指导护士为达到目标中期望的结果而制定护理措施，并对护理工作进行效果评价。护理目标分为：①长期目标：又称远期目标。指在较长时间内（数周或数月）能达到的目标，通常用于妇科出院病人、慢性炎症病人及手术后康复病人。②短期目标：又称近期目标，指在较短时间内（1周内或1天甚至更短的时间）能达到的目标，通常用于病情变化快或短期住院的妇科病人。

四、护理措施

护理措施指护士为协助护理对象达到预定护理目标而采取的具体护理活动，包括执行医嘱、缓解症状、促进舒适的护理措施，预防、减轻及消除病变反应的措施，用药指导及健康教育等。护理措施内容可分3类：①依赖性护理措施：护士执行医嘱而完成的护理活动。②协助性护理措施：护士与其他医务人员协同完成的护理活动。③独立性护理措施：护士运用自己的专业知识和能力独立提出和采取的措施。

五、护理评价

护理评价是指对整个护理效果的评定。通过将护理对象目前的健康状况与护理目标进行比较，判断实施护理措施后护理对象的反应，评价预期目标是否达到，借以调整护理诊断和护理计划。可有以下情况：①停止：护理目标全部实现，相应护理措施可以同时停止。②修订：对护理目标部分实现和未实现的情况进行分析，查找原因，然后对护理诊断、护理目标、护理措施中不恰当的地方进行修改。③排除：通过分析，排除已不存在的护理问题。④增加：在评价过程中获得新的护理诊断，应将其及相应的目标、措施加进护理计划中。

在评价过程中务必注意总结经验，吸取教训，不断改进和提高护理质量，争取病人早日康复。

思 考 题

简述妇科病史的采集方法和主要内容；盆腔检查的基本要求、检查方法和步骤有哪些？

第十三章　女性生殖系统炎症病人的护理

 知识要点

生殖系统炎症是妇科常见疾病，包括下生殖道的炎症，如外阴炎、阴道炎、子宫颈炎以及上生殖道的炎症，即盆腔炎性疾病。炎症可局限于一个部位，也可同时累及几个部位，病情可轻可重，严重者可引起败血症甚至感染性休克导致死亡。本章的学习重点是阴道炎、子宫颈炎、盆腔炎性疾病病人的护理评估、护理诊断和护理措施。

第一节　概　述

一、女性生殖器官的自然防御功能

1. 两侧阴唇自然合拢掩盖阴道口，阴道前后壁紧贴，子宫颈内口紧闭，子宫颈管黏膜分泌黏液形成胶冻状黏液栓堵塞宫颈管，以上均可防止外界污染及病原体的侵入。

2. 雌激素使阴道上皮增生变厚，上皮细胞内糖原含量增加，阴道内的乳杆菌可分解糖原产生乳酸，使阴道维持正常酸性环境（pH4~5），可抑制部分病原体的生长繁殖，称为阴道的自净作用。

3. 子宫内膜周期性剥脱，输卵管蠕动及纤毛向宫腔方向摆动，均有利于阻止病原体的侵入和生长繁殖。宫颈黏液、子宫内膜分泌液及输卵管分泌液内含有乳铁蛋白、溶菌酶，可抑制或清除侵入生殖道的病原体。

4. 生殖道免疫系统的作用。生殖道黏膜如宫颈和子宫黏膜聚集有不同数量的淋巴组织及散在淋巴细胞，此外生殖道内的中性粒细胞、巨噬细胞、补体以及一些细胞因子均在局部有重要的免疫功能。

虽然生殖器官有较强的自然防御功能，但由于阴道口与尿道口和肛门相邻近，易污染，又是性交、分娩及各种宫腔操作的必经之路，特别是在月经期、分娩、手术或损伤时，生殖道防御功能降低，病原体容易侵入或原有条件致病菌生长繁殖。此外，抗生素的不合理使用及不必要的阴道灌洗，可降低生殖道防御功能或破坏阴道的微生态环境，以上均可导致炎症的发生。

知识拓展

阴道的微生态环境

正常妇女阴道内有多种微生物寄居，形成了阴道正常微生物群，其中以细菌为主：①革兰阳性需氧菌及兼性厌氧菌：乳杆菌、棒状杆菌、肠球菌、非溶血性链球菌及表皮葡萄球菌。②革兰阴性需氧菌及兼性厌氧菌：加德纳菌、大肠埃希菌等。③专性厌氧菌：消化球菌、消化链球菌、类杆菌等。④支原体及假丝酵母菌。虽然有多种微生物存在，但这些微生物与阴道之间形成生态平衡而并不致病。但如果阴道生态平衡被打破或外源性病原体侵入，就可导致炎症发生。在维持阴道生态平衡的因素中，乳杆菌、阴道 pH 值及雌激素水平起重要作用。正常阴道菌群中，以产生过氧化氢的乳杆菌为优势菌，乳杆菌可维持阴道的酸性环境，并可抑制其他微生物的生长。

二、病原体

引起生殖器官炎症的病原体包括多种微生物，如细菌、病毒、真菌、原虫、衣原体、螺旋体、支原体等。常见的细菌有葡萄球菌、链球菌、大肠杆菌、厌氧菌、淋病奈瑟菌、结核杆菌等。病毒以疱疹病毒、人乳头瘤病毒多见。真菌以假丝酵母菌为主。原虫以阴道毛滴虫最多见。

三、传播途径

1. 沿生殖器黏膜上行蔓延　淋病奈瑟菌、沙眼衣原体及葡萄球菌等常通过此途径扩散。

2. 经淋巴系统蔓延　是产褥感染、流产后感染的主要传播途径，沿此途径扩散的常见病原体有链球菌、大肠埃希菌及厌氧菌。

3. 经血液循环传播　是结核杆菌感染的主要途径。

4. 直接蔓延　腹腔其他脏器感染后直接蔓延到邻近的生殖器官。

第二节　外阴及阴道炎症

外阴及阴道炎症可发生于任何年龄，以性成熟期及绝经后妇女多见。常见的有外阴炎、前庭大腺炎、滴虫性阴道炎、外阴阴道假丝酵母菌病、细菌性阴道病和萎缩性阴道炎：①外阴炎：是指外阴部皮肤与黏膜的炎症。可因阴道炎性分泌物、月经血、尿液及粪便等刺激引起。此外，不注意外阴清洁、局部使用化学药物过敏等也可引起外阴炎症。②前庭大腺炎：是因前庭大腺开口于阴道前庭小阴唇与处女膜之间的沟内，在性交、分娩、流产或外阴卫生不良时，病原体易于侵入而引起前庭大腺炎。主要病原体为葡萄球菌、链球菌、肠球菌、大肠埃希菌、淋病奈瑟菌及沙眼衣原体等。③滴虫性阴道炎：是由阴道毛滴虫感染引起的阴道炎。传播方式有两种：通过性交直接传播；通过公共浴池、游泳池、浴具、坐式马桶，或通过污染的妇科检查器具、敷料等间接传播。阴道毛滴虫适宜在温度 25℃～40℃，pH5.2～6.6 的潮湿环境中生长，pH 值在 5 以下或 7.5 以上环境中不生长。滴虫不但寄生在阴道，还常侵入尿道或尿道旁腺，甚至膀胱、肾盂以及男性的包皮皱褶、尿道或前列腺中。④外阴阴道假丝酵母菌病：是由假丝酵母菌引起的外阴阴道炎症。80%～90% 病原体为白假丝酵母菌，酸性环境适宜其生长，感染者的阴道 pH 值多在 4～4.7，通常 <4.5。传播方式主要为内源性感染。白假丝酵母菌为条件致病菌，只有在全身及阴道局部免疫力下降、阴道内糖原增加、酸度增高有利于假丝酵母菌生长时才出现症状。常见发病诱因有：妊娠、糖尿病、应用广谱抗生素、大量应用免疫抑制剂、应用大量雌激素制剂等。假丝酵母菌除寄生于阴道外，也可寄生在人的口腔和肠道内，并可互相传染。少数病人通过性交直接传染，极少数病人通过间接途径传染。⑤细菌性阴道病：是由阴道内正常菌群失调而引起的一种混合感染，但临床及病理特征无炎性改变。细菌性阴道病时，阴道内正常占优势的乳杆菌减少，而其他微生物大量繁殖，主要有加德纳菌、厌氧菌以及人型支原体，其中厌氧菌居多。促使阴道正常菌群发生变化的原因可能与频繁性交、多个性伴侣或阴道灌洗使阴道碱化有关。⑥萎缩性阴道炎：又称老年性阴道炎，常见于自然绝经及卵巢去势后的妇女。因卵巢功能衰退，雌激素水平降低，阴道内 pH 值增高，局部抵抗力下降，致病菌易于入侵或过度繁殖从而引起炎症。

【护理评估】

1. 健康史 询问有无炎症的诱因：①不洁性生活史。②与污染的公共浴池、浴具、游泳池、坐式便器、衣物及医疗器械等接触史。③月经、性交、流产、分娩、尿液或粪便刺激、穿紧身化纤内裤等。④妊娠、糖尿病、长期应用雌激素及广谱抗生素、大量应用免疫抑制剂等。

2. 身体状况 外阴阴道炎症的共同临床表现是外阴、阴道黏膜充血，分泌物增多，伴外阴瘙痒、烧灼感甚至疼痛，波及尿道口可出现尿频、尿痛。

（1）外阴炎 外阴皮肤瘙痒、疼痛、灼热感，检查可见局部充血水肿、糜烂，严重者形成溃疡或湿疹。慢性炎症者，外阴皮肤黏膜可增厚、粗糙、皲裂。

（2）前庭大腺炎 多发生于一侧，初期局部红肿、疼痛、压痛明显，形成脓肿时，表面皮肤发红变薄，有波动感，疼痛加剧，可有发热等全身症状。少数病人前庭大腺脓肿消退后，腺管口阻塞，分泌物积聚于腺腔形成前庭大腺囊肿，部分病人可有外阴坠胀或性交不适。

（3）滴虫性阴道炎 主要症状为白带增多伴外阴、阴道瘙痒，或有烧灼感、疼痛、性交痛等。典型白带特征为稀薄、泡沫状，可呈脓性、黄绿色，有臭味。妇科检查：阴道黏膜充血，严重者有散在出血点，甚至宫颈有出血斑点呈"草莓样"外观。因滴虫能吞噬精子，影响精子在阴道的存活，可能导致不孕。少数妇女阴道内有滴虫存在，但无炎症表现，称为带虫者。

（4）外阴阴道假丝酵母菌病　主要症状为外阴瘙痒、灼痛、性交痛、尿痛等，严重时奇痒难忍。部分病人白带增多，典型白带特征为白色稠厚呈凝乳状或豆渣样。妇科检查：外阴红肿，小阴唇内侧及阴道黏膜有白色膜状物附着，擦去后露出红肿黏膜面，甚至糜烂和溃疡。

（5）细菌性阴道病　10%～40%病人无临床症状。有症状者主要表现为阴道分泌物增多，有鱼腥臭味，性交后加重，可伴有外阴瘙痒或轻度烧灼感。妇科检查：阴道黏膜无充血等炎症表现，灰白色稀薄分泌物常黏附在阴道壁上，但容易从阴道壁拭去。

（6）萎缩性阴道炎　主要症状是阴道分泌物增多，稀薄、淡黄色，严重时呈脓血性白带，常伴外阴灼热不适、性交痛。妇科检查可见外阴阴道呈萎缩性改变，阴道黏膜充血，有出血点或浅表溃疡。

3. 心理–社会状况　病人因外阴瘙痒不适影响工作、睡眠及性生活而情绪低落、焦虑，因自责及担心被人歧视而有羞耻感，未婚或绝经后病人因害羞不愿就诊。

4. 辅助检查　应做阴道分泌物检查，悬滴法或培养法查找病原体，如找到阴道毛滴虫或假丝酵母菌孢子及假菌丝，即可确诊。

5. 治疗原则　消除诱因，切断传播途径，增强阴道抵抗力。外阴、阴道局部用药或与全身治疗结合杀灭病原体。前庭大腺脓肿行切开引流，前庭大腺囊肿行造口术。

【护理诊断】

1. 组织完整性受损　与炎症刺激、搔抓或用药不当有关。
2. 焦虑　与担心治疗效果不佳有关。
3. 知识缺乏　缺乏外阴、阴道炎症的预防与治疗等相关知识。

【护理目标】

1. 病人白带减少、瘙痒减除、受损的皮肤黏膜得以修复。
2. 病人焦虑感消除。
3. 病人能说出外阴及阴道炎症的预防和治疗知识。

【护理措施】

1. 心理护理　关心、理解、安慰病人，告知坚持按医嘱规范治疗即可治愈，增强信心，缓解其焦虑情绪。
2. 治疗配合

（1）协助做阴道分泌物检查　病人取分泌物前24～48小时应避免性生活、阴道灌洗和局部用药。

（2）外阴、阴道局部用药　外阴炎病人坐浴后局部涂抗生素软膏或紫草油。滴虫性和萎缩性阴道炎及细菌性阴道病病人，甲硝唑阴道泡腾片200mg塞入阴道，每晚1次，7～10日为一疗程。假丝酵母菌病用咪康唑、克霉唑或制霉菌素栓剂阴道内塞药，每晚1次。萎缩性阴道炎病人可用雌三醇乳膏涂抹阴道壁以提高局部抵抗力。月经期应暂停用药。

（3）全身治疗　①前庭大腺脓肿病人可遵医嘱给予抗生素治疗。②滴虫性阴道炎及细菌性阴道病可选择甲硝唑400mg，每日2次，连服7日，有较好的治疗效果。部分病人服用后可出现胃肠道反应，偶见头痛、白细胞减少，发现后应立即报告医生并停药。③假丝酵母菌病顽固病例、未婚者或不愿局部用药者可选用伊曲康唑、氟康唑等药物口服，有肝病史及孕妇禁用。④萎缩性阴道炎可选用尼尔雌醇或利维爱口服，增加阴道抵抗力。

知识拓展

妊娠期滴虫性阴道炎是否用甲硝唑治疗目前尚有争议，中华医学会妇产科感染协作组建议甲硝唑400mg，每日2次，连服7日，但用药前最好取得病人知情同意。妊娠期合并假丝酵母菌病病人应以局部治疗为主，禁用口服唑类药物，可选用咪康唑、克霉唑或制霉菌素栓剂阴道内塞药，每晚1次，7日疗法效果较好。滴虫性阴道炎可经性行为直接传染，性伴侣应常规同时进行治疗，治疗期间禁止性生活或使用避孕套。

（4）手术治疗　前庭大腺脓肿、囊肿病人需行切开引流或造口术者，做好相关护理配合。

3. 健康指导　解释外阴及阴道炎症的病因及传播途径，增强病人的自我保健意识。穿透气性好的棉织品内裤，保持外阴清洁干燥，注意性卫生，消除诱因。治疗期间避免饮酒及辛辣食物，外阴瘙痒时禁用刺激性药物、肥皂擦洗或搔抓。教会病人掌握阴道用药的正确方法，用药前洗净双手及会阴。将外阴清洗专用盆、毛巾、内裤等煮沸消毒。告知病人坚持按医嘱正规治疗的重要性，对治疗后症状持续存在者需随诊。

【护理评价】

1. 病人是否症状消失，舒适感增加，破损皮肤黏膜是否修复。
2. 病人焦虑是否消除。
3. 病人能否说出外阴及阴道炎症的预防和治疗知识。

第三节　子宫颈炎症

子宫颈炎症是常见的生殖道炎症，包括子宫颈阴道部及子宫颈管黏膜炎症，以子宫颈管黏膜炎症多见。常因分娩、流产、性交或手术操作损伤宫颈后，病原体侵入而引起子宫颈炎症。病原体主要有：①性传播疾病病原体：淋病奈瑟菌及沙眼衣原体。②内源性病原体：部分病人与细菌性阴道病及生殖道支原体感染有关。若子宫颈管黏膜炎症未及时彻底治疗，可引起上生殖道炎症。

【护理评估】

1. 健康史 询问有无分娩、流产或手术损伤宫颈后的感染史，有无性传播疾病史，有无卫生习惯不良等诱因存在。

2. 身体状况 多数病人无症状。有症状者主要表现为阴道分泌物增多，分泌物性状因病原体种类及炎症程度而不同，可呈乳白色黏液状、淡黄色脓性或血性分泌物。可伴有外阴瘙痒及灼热感，有时可出现经间期出血、性交后出血等症状。如合并泌尿道感染，可有尿频、尿急及尿痛。妇科检查：子宫颈充血、水肿、黏膜外翻，有黏液脓性分泌物附着或从子宫颈管流出，宫颈管黏膜质脆，易诱发出血。

3. 心理－社会状况 病人因白带增多、外阴瘙痒而烦躁不安，因性交后出血、怀疑恶变及担心治疗效果不佳而焦虑。

4. 辅助检查 取分泌物行淋病奈瑟菌及衣原体检测，明确子宫颈炎症的病原体。

5. 治疗原则 针对病原体及时选用有效抗生素治疗。单纯淋病奈瑟菌性子宫颈炎常用药物为第三代头孢菌素，主张大剂量、单次给药。沙眼衣原体感染所致子宫颈炎常用药物有四环素类，如多西环素；喹诺酮类如氧氟沙星或左氧氟沙星；红霉素类如阿奇霉素或红霉素。

> **知识拓展**
>
> **宫颈炎症相关疾病**
>
> 1. 宫颈糜烂样改变：部分病人宫颈外口处的宫颈阴道部外观呈细颗粒状的红色区，称为宫颈糜烂样改变或宫颈柱状上皮外移。以往称为"宫颈糜烂"，并认为是慢性宫颈炎的最常见病理改变。随着阴道镜的发展以及对宫颈病理生理认识的提高，宫颈糜烂被认为是正常的生理现象，因此这一名词已被废弃。
>
> 2. 宫颈息肉：宫颈管局部黏膜增生，向宫颈外口突出形成带蒂的赘生物。息肉可为1个或多个，颜色鲜红，舌形，质软而脆，易出血。宫颈息肉应手术切除，并送病理学检查。
>
> 3. 宫颈腺囊肿：宫颈转化区鳞状上皮取代柱状上皮过程中，新生的鳞状上皮覆盖宫颈腺管口或伸入腺管，将腺管口阻塞，导致腺体分泌物引流受阻、潴留而形成囊肿，检查时可见宫颈表面突出多个小囊泡，内含透明黏液。宫颈腺囊肿不做诊断，无需治疗。

【护理诊断】

1. 组织完整性受损 与炎症及分泌物刺激有关。

2. 焦虑 与担心治疗效果不佳有关。

【护理目标】

1. 病人病变组织修复，症状消失。
2. 病人焦虑缓解。

【护理措施】

1. 心理护理 关心、安慰病人，解释发病诱因及防治措施，告知按医嘱规范治疗即可治愈，缓解其焦虑情绪，增强信心。

2. 治疗配合 协助病人做阴道分泌物检查明确病原体，取分泌物前 24~48 小时避免性生活、阴道灌洗和局部用药。遵医嘱给予抗生素治疗，注意观察药物疗效及副作用。

3. 健康指导 注意性生活卫生，保持良好的个人卫生习惯。指导妇女定期妇科检查，及时发现子宫颈炎症并积极治疗。对治疗后症状持续存在者，应告知病人及时随诊。

【护理评价】

1. 病人的病变组织是否修复，症状是否消失。
2. 病人的焦虑有无缓解。

第四节　盆腔炎性疾病

盆腔炎性疾病（PID）是指女性上生殖道及其周围结缔组织、盆腔腹膜的炎症性疾病，主要包括子宫内膜炎、输卵管炎、输卵管卵巢脓肿、盆腔腹膜及宫旁结缔组织炎。炎症可局限于一个部位，也可同时累及几个部位，最常见的是输卵管炎及输卵管卵巢炎。盆腔炎性疾病多发生于性成熟期妇女。若病人未得到及时、彻底治疗，可导致炎症反复发作、不孕、输卵管妊娠、慢性盆腔疼痛等，称为盆腔炎性疾病后遗症。

【护理评估】

1. 健康史 了解病人的生育史、宫腔手术史及个人卫生习惯，有无下生殖道炎症、阑尾炎、腹膜炎病史，有无经期性生活、使用不洁月经垫及性生活紊乱史等。询问发病情况、病情演变及治疗经过等。

2. 身体状况

（1）盆腔炎性疾病

1）症状：常见症状为下腹痛，呈持续性，活动或性交后加重。伴发热及阴道分泌物增多，病情严重者可有寒战、高热、头痛、食欲不振等全身症状。若月经期发病可出现月经量增多、经期延长。若有腹膜炎可出现恶心、呕吐、腹胀、腹泻等消化系统症状。若有脓肿形成可有下腹包块及局部压迫刺激症状。若有输卵管炎的症状及体征并同时右上腹疼痛者，应疑有肝周围炎。

2）体征：轻者无明显体征，或仅妇科检查发现子宫颈举痛或子宫体压痛或附件区压痛。重者呈急性病容、体温升高、心率加快、下腹部压痛、反跳痛及肌紧张、肠鸣音减弱或消失。妇科检查：①阴道有脓性臭味分泌物。②子宫颈充血水肿，有脓性分泌物从子宫颈口流出，举痛明显。③阴道后穹隆触痛明显、可饱满。④子宫体稍大、有压痛、活动受限。⑤子宫两侧压痛明显，单纯输卵管炎时可触及增粗的输卵管、压痛明显，若输卵管积脓或输卵管卵巢脓肿，可触及包块且压痛明显，不活动。⑥子宫旁结缔组织炎时，可扪及子宫一侧或两侧片状增厚，或两侧宫骶韧带增粗、压痛明显。

（2）盆腔炎性疾病后遗症

1）症状：常见症状为慢性盆腔痛，表现为下腹部坠胀、疼痛及腰骶部酸痛，常在月经前后、劳累及性交后加剧。可引起输卵管积水、输卵管卵巢囊肿、不孕、输卵管妊娠及盆腔炎性疾病反复发作。

2）体征：根据病变部位不同而有不同表现。妇科检查：①子宫后倾、活动受限或粘连固定、触痛。②一侧或两侧输卵管呈条索状增粗并有压痛。③盆腔一侧或双侧触及活动受限的囊性肿物、触痛。④子宫一侧或两侧有片状增厚及压痛，宫骶韧带增粗、变硬，有触痛。

3. 心理－社会状况　发热、疼痛使病人烦躁不安，因担心治疗效果不佳或遗留后遗症而焦虑。

4. 辅助检查　血液检查红细胞沉降率升高、血C－反应蛋白升高。分泌物进行病原体检测。子宫内膜活检有子宫内膜炎症。阴道超声检查显示输卵管增粗、输卵管积液、盆腔积液、输卵管卵巢肿块。腹腔镜检查发现盆腔炎性疾病征象。

5. 治疗原则　盆腔炎性疾病以及时、足量的抗生素治疗为主，选择广谱抗生素并联合用药。轻症病人可门诊治疗，给予口服或肌注抗生素。推荐方案：氧氟沙星（或左氧氟沙星）口服，同时加服甲硝唑；或第三代头孢菌素肌注，同时口服甲硝唑。重症病人住院治疗，常用第二代及第三代头孢菌素药物静脉给药。对药物治疗无效、脓肿持续存在或脓肿破裂者需手术治疗。盆腔炎性疾病后遗症应根据不同情况选择合适的治疗方案，如对症治疗、中药治疗、物理疗法等综合治疗。输卵管积水应手术治疗。不孕者可借助辅助生育技术受孕。

【护理诊断】

1. 疼痛　与急性炎症或炎症后遗症有关。
2. 焦虑　与担心治疗效果不佳或遗留后遗症有关。
3. 知识缺乏　缺乏盆腔炎性疾病的预防、治疗、预后等相关知识。

【护理目标】

1. 病人疼痛消失。
2. 病人焦虑缓解，能积极配合治疗。

3. 病人能说出盆腔炎性疾病的相关知识。

【护理措施】

1. 心理护理　耐心倾听病人诉说，讲解疾病相关知识，告知经正确治疗绝大多数病人可治愈，解除顾虑，鼓励积极配合治疗。关心、体贴病人，满足其各种需求。

2. 治疗配合　①遵医嘱正确使用抗生素，注意观察疗效及副作用。②抗生素控制不满意或盆腔脓肿，需经腹或腹腔镜手术治疗者，为病人提供相应护理措施。③指导盆腔炎性疾病后遗症病人采取综合治疗措施，提高机体抵抗力，防止炎症反复发作。

3. 对症护理　①急性炎症应卧床休息，提倡半卧位，以利于分泌物排出或脓液积聚于子宫直肠陷凹，使炎症局限。②高热时给予物理降温。③腹胀者给予胃肠减压。④给予高热量、高蛋白、高维生素、易消化饮食，补充液体，提高病人抵抗力。⑤避免不必要的妇科检查，防止炎症扩散。⑥注意观察病情变化，及时向医生汇报，并做好记录。

4. 健康指导　①注意月经期、孕期及产褥期卫生，宫腔手术后注意外阴清洁，防止病原体上行感染。②经期禁止阴道检查、性交、盆浴及游泳，避免上行感染；注意性生活卫生；禁止性乱，防止性传播疾病；提倡避孕套避孕，防止性交直接传染。③有下生殖道感染者及时接受正规治疗，避免引起上生殖道炎症；急性盆腔炎性疾病要及时正规治疗，防止后遗症发生。④加强公共卫生宣传教育，提高对生殖道炎症的认识，强调预防感染的重要性。

【护理评价】

1. 病人疼痛是否消失。
2. 病人焦虑是否缓解，能否积极配合治疗。
3. 病人能否说出盆腔炎性疾病的相关知识。

第五节　淋　病

淋病是由淋病奈瑟菌引起的以泌尿生殖系统化脓性感染为主要表现的性传播疾病，其发病率居我国性传播疾病的首位。淋病奈瑟菌最易侵犯泌尿、生殖系统的黏膜组织。

淋病奈瑟菌属革兰染色阴性双球菌，成双排列，离开人体则不易存活，一般消毒剂容易将其杀死。人类是淋病奈瑟菌唯一的天然宿主，淋病病人及淋病奈瑟菌携带者是淋病的最主要传染源。其传播途径为：①直接传播：通过性交直接接触传染，是最主要的传播途径。②间接传播：通过被污染的器械、衣物、便桶、用具等传染，较少见。③产道感染：孕妇患淋病，胎儿通过软产道娩出时接触污染的阴道分泌物可被感染。

【护理评估】

1. 健康史　询问有无不洁性生活史、性伴侣是否患有淋病、是否接触过被淋病病人污染的物品。

2. 身体状况 潜伏期1～10日，平均3～5日，50%～70%的病人感染淋病奈瑟菌后无症状，但可成为重要的传染源，容易被忽视。感染初期常引起泌尿道或下生殖道炎症如尿道炎、尿道旁腺炎、前庭大腺炎、阴道炎、宫颈管黏膜炎，如病情发展可累及上生殖道，导致淋菌性盆腔炎。

（1）**急性淋病** 病人可出现尿急、尿频、尿痛、排尿困难、阴道分泌物增多、外阴瘙痒或有烧灼感等症状，分泌物呈黄色脓性。检查可见尿道口充血、触痛、有脓性分泌物，阴道黏膜及宫颈充血水肿、触痛，有脓性分泌物。淋菌性盆腔炎可发生急性子宫内膜炎、输卵管炎、继发性输卵管卵巢脓肿、盆腔腹膜炎、盆腔脓肿等，病人出现高热、恶心、呕吐、下腹疼痛、阴道脓性分泌物增多等症状，双合诊检查时因感染部位不同可有不同的阳性体征。有1%～3%淋病可通过血行播散引起全身淋菌性疾病，称为播散性淋病，病情严重，如不及时治疗可危及生命。

（2）**慢性淋病** 如感染后未经治疗或急性淋病治疗不彻底、不及时可迁延为慢性。病人可表现为慢性尿道炎、尿道旁腺炎、前庭大腺炎、宫颈炎、输卵管炎等。淋菌可长期潜伏在尿道旁腺、前庭大腺或宫颈管黏膜，引起反复急性发作。

3. 辅助检查 取尿道口或宫颈管等处分泌物涂片，革兰染色查找淋球菌，但此法检出率较低。取宫颈管分泌物做淋病奈瑟菌培养是诊断的最可靠方法，并可同时做药敏试验。

4. 治疗原则 治疗原则是及时、足量、规范应用抗生素，力求彻底治愈。目前首选药物以第三代头孢菌素为主。对轻症病人可采用大剂量单次给药，淋菌性盆腔炎及播散性淋病病人应每日给药，连续10日，保证足够治疗时间。性伴侣必须同时治疗。

【护理诊断】

1. 焦虑 与担心治疗效果不佳有关。

2. 自尊紊乱 与患性病而有羞耻感、担心被人歧视有关。

【护理措施】

1. 心理护理 关心、安慰病人，尊重其隐私，解除顾虑及自卑感。告知急性淋病及时规范治疗可以治愈，树立治愈的信心。

2. 治疗配合 协助取宫颈管等处分泌物涂片或培养查找淋球菌。操作时应注意保暖、保湿，并立即接种。遵医嘱正确给予抗生素治疗，常用头孢曲松钠、头孢克肟、大观霉素等。

3. 健康指导 急性淋病应保持外阴清洁，注意休息，禁止性生活及不必要的阴道检查，性伴侣必须同时治疗。污染的物品及用具应及时清理消毒，内裤、毛巾、浴盆可煮沸5～10分钟，物品器具用1%石炭酸溶液浸泡。指导病人按时随访以判断疗效，治疗结束后2周内，在无性接触史情况下，符合下列标准为治愈：临床症状和体征完全消失，在治疗结束后4～7日取宫颈管分泌物涂片及培养复查淋病奈瑟菌，连续3次均为阴性。

第六节　尖锐湿疣

尖锐湿疣是由人乳头瘤病毒（HPV）感染引起的以鳞状上皮疣状增生为主要病变的性传播疾病。近年常见，仅次于淋病，居第二位，尖锐湿疣常与其他性传播疾病同时存在。

人乳头瘤病毒属环状双链 DNA 病毒，目前研究共发现 100 多个型别，其中 30 多个型别与生殖道感染有关，HPV 还与生殖道恶性肿瘤有关。生殖道尖锐湿疣主要与低危型 HPV6、11 感染有关。主要传播途径是经性交直接传播，偶有通过被污染的衣物、用具、浴盆、便盆等间接传染，分娩时胎儿通过患病母亲软产道时可被感染。

【护理评估】

主要表现为外阴赘生物，好发部位以性交时容易受损的部位多见，如大小阴唇、尿道口、阴蒂、会阴、肛周，也可累及阴道及子宫颈。初发时为散在或呈簇状增生的粉色或白色小乳头状疣，以后逐渐增大、增多，继续增生可融合成乳头状、菜花状或鸡冠样，柔软，表面粗糙，呈白色或污灰色。病人可有外阴瘙痒、灼痛或性交痛，有时可破溃、渗出及继发感染。位于阴道和宫颈的病变可引起阴道分泌物增多及性交后出血。

【护理措施】

1. 心理护理　关心、安慰病人，尊重其隐私，解除自卑感，强调及时正规治疗的重要性，增强信心。

2. 治疗配合　目前尚无根治方法，治疗原则是去除外生疣体，改善症状和体征。病灶小、位于外阴者，可选择局部药物治疗，病灶大，可采用激光、冷冻、电灼、微波等物理方法治疗。局部治疗前先行表面麻醉以减轻疼痛，常用 0.5% 普鲁卡因或 1% 丁卡因。局麻后用 30%～50% 三氯醋酸或 0.5% 足叶草毒素酊涂于病灶处。也可指导病人自行用药。

3. 健康指导　避免性关系混乱，注意性生活卫生，推荐使用避孕套阻断传播。保持外阴清洁，养成良好的卫生习惯。性伴侣应进行尖锐湿疣的检查并同时治疗。污染的物品及用具应及时清理消毒。指导病人按时随访以判断疗效，治疗后的 3 个月内，每 2 周随访 1 次，复发者应及时接受治疗。

思 考 题

1. 女性生殖系统有哪些自然防御功能？生殖器官炎症的传播途径有哪些？

2. 滴虫性阴道炎、外阴阴道假丝酵母菌病、萎缩性阴道炎的症状、体征、护理措施有哪些？

3. 病例分析：病人 27 岁，以人工流产术后 5 天、下腹疼痛 3 天、疼痛加剧 2 小时急诊入院。查体：T 38.4℃，P 92 次/分，BP 100/75mmHg，急性病容，面色潮红，表情痛苦，双手捂腹部呻吟不止，下腹部压痛、反跳痛明显，腹肌紧张。妇科检查：阴道通畅，子宫颈充血，举痛明显，后穹隆触痛但不饱满，病人腹痛拒按，盆腔触诊不满意。B 超：子宫直肠陷凹有液性暗区。诊断为盆腔炎性疾病，收住院。

请列出该病人的护理评估、护理诊断及护理措施。

第十四章　妊娠滋养细胞疾病的护理

 知识要点

　　妊娠滋养细胞疾病（GTD）是一组由于胎盘滋养细胞异常增生引起的疾病，根据组织学特点分为葡萄胎、侵蚀性葡萄胎、绒毛膜癌（简称绒癌）及胎盘部位滋养细胞肿瘤。胎盘部位滋养细胞肿瘤是来源于胎盘种植部位的一种特殊类型的滋养细胞肿瘤，临床罕见，不在本章讨论。葡萄胎属良性病变，侵蚀性葡萄胎和绒毛膜癌是恶性病变，因其临床特点及处理基本相同，二者合称为妊娠滋养细胞肿瘤。本章的学习重点是葡萄胎、侵蚀性葡萄胎与绒毛膜癌的护理评估、护理诊断、护理措施，三种疾病的联系及区别。难点是其护理措施。

第一节　葡　萄　胎

　　葡萄胎又称水泡状胎块，因妊娠后胎盘绒毛滋养细胞增生、间质水肿，形成大小不等的水泡，水泡间由细蒂相连成串，形如葡萄，故称葡萄胎。葡萄胎的确切病因尚不明确，研究发现可能与地域、种族、营养状况与社会经济状况、孕卵异常、细胞遗传学异常等有关，年龄 <20 岁或 >40 岁妇女妊娠时葡萄胎的发病率较高。

　　葡萄胎分为完全性葡萄胎和部分性葡萄胎两类：①完全性葡萄胎：占多数，其病理特点为宫腔内充满大小不等的水泡，无胎儿及其附属物，水泡透亮、壁薄，水泡间隙混有血液或凝血块。镜下表现为滋养细胞不同程度增生、绒毛间质水肿、绒毛间质内血管消失。②部分性葡萄胎：较少见，其病理特点为仅部分绒毛变为水泡，常合并胚胎或胎儿组织，但胎儿多已死亡。镜下表现为绒毛轮廓不规则，滋养细胞增生程度较轻，间质内可见胎源性血管。

【护理评估】

　　1. 健康史　询问病人的月经史、生育史、既往史，有无滋养细胞疾病史；本次妊娠早孕反应发生的时间和程度，阴道流血发生的时间和量，是否伴有水泡状物排出。

2. 身体状况

（1）症状

1）停经后阴道流血：为最常见的症状。多数病人停经 8～12 周后出现不规则阴道流血，量多少不定，反复发生，有时可伴有水泡状组织排出。如未及时处理，可出现贫血、继发感染甚至大出血而致休克。

2）腹痛：因葡萄胎增长迅速使子宫快速过度扩张导致腹痛，多为阵发性下腹痛。若卵巢黄素化囊肿扭转或破裂可出现急性腹痛。

3）妊娠呕吐及妊娠期高血压疾病征象：妊娠呕吐出现时间早且严重，持续时间长。可在妊娠 20 周前出现高血压、蛋白尿和水肿，容易发展为子痫前期。

4）甲状腺功能亢进征象：约 7% 病人出现轻度甲状腺功能亢进，表现为心动过速，皮肤潮热和震颤，T_3、T_4 水平升高。

（2）体征

1）子宫异常增大、柔软：因水泡迅速增长及宫腔积血，约半数以上病人子宫大于停经月份，质地极软，约 1/3 病人子宫大小与停经月份相符，极少数病人子宫小于停经月份，可能与水泡退行性变有关。

2）卵巢黄素化囊肿：由于滋养细胞异常增生产生大量绒毛膜促性腺激素（HCG），刺激卵巢卵泡膜细胞发生黄素化而形成囊肿。多为双侧，大小不等，表面光滑。一般无症状，葡萄胎组织清除后 2～4 个月卵巢黄素囊肿可自行消退。

3. 心理－社会状况　家属常担心病人的安全及对今后生育的影响，因对疾病知识的缺乏和预后的不确定性等，常有焦虑或恐惧情绪。

4. 辅助检查

（1）人绒毛膜促性腺激素（HCG）测定　病人血清及尿中的 HCG 均异常增高且持续不降，如血 β－HCG 常在 100kU/L 以上，甚至达 1000kU/L。

（2）B 超　是诊断葡萄胎的重要方法。完全性葡萄胎表现为子宫明显大于停经周数，无妊娠囊和胎心搏动，宫腔内充满弥漫分布的光点和小囊样无回声区，呈"落雪状"或"蜂窝状"图像。伴有卵巢黄素化囊肿时，可在子宫一侧或两侧探到大小不等的无回声区。

5. 治疗原则　一经确诊应及时清除宫腔内容物。对具有高危因素和随访有困难的病人，可考虑预防性化疗。对于有高危因素且无生育要求者可行全子宫切除术，保留双侧附件。

知识拓展

葡萄胎恶变的高危因素有：①HCG >100kU/L。②子宫体明显大于相应孕周。③卵巢黄素囊肿直径 >6cm。④年龄 >40 岁。⑤重复葡萄胎病人。

【护理诊断】

1. 焦虑　与担心清宫术有危险、预后的不确定性、对今后生育有影响有关。

2. 有感染的危险　与长期阴道流血、贫血造成机体抵抗力下降有关。

3. 知识缺乏　缺乏疾病的相关信息及术后随访知识。

【护理目标】

1. 病人能正视葡萄胎流产的结局，积极配合清宫手术，焦虑感消失。

2. 病人避免了感染发生。

3. 病人能说出随访的重要性和方法。

【护理措施】

1. 心理护理　关心理解病人，鼓励表达内心的感受及顾虑，评估对疾病的心理承受能力，确定其主要心理问题。讲解关于葡萄胎的性质、治疗、预后等知识，告知治愈后可正常生育，使病人能坦然面对现实，消除悲哀心理，增强信心。

2. 严密监测病情，预防感染　观察腹痛及阴道流血情况，记录出血量，流血多者注意血压、脉搏、呼吸等生命体征。保持外阴清洁，勤换并保留消毒会阴垫，注意观察阴道排出物，发现有水泡状组织应送病理检查。注意体温变化，遵医嘱给予抗生素预防感染。

3. 做好清宫术的护理配合　①术前：告知清宫术的重要性，取得病人的理解和配合；配血备用、建立静脉通路，并准备好缩宫素、抢救药品及物品，以防治术中大出血及休克。②术中：充分扩张宫颈管，选用大号吸管吸引，开始吸宫后加缩宫素10U于液体中滴注，宫颈管未扩张者不能用缩宫素，以防将水泡挤入血管，导致肺栓塞或转移。子宫>妊娠12周者不宜1次吸刮干净，一般于1周后再次清宫。注意观察病人反应，发现异常及时报告医生。③术后：每次刮出物选取靠近宫壁的组织送病理检查。

4. 加强随访指导　葡萄胎有恶变的可能，恶变率10%~25%，清宫术后应定期随访，以便及早发现妊娠滋养细胞肿瘤并及时处理。向病人及家属讲解随访的重要意义、内容、时间及注意事项：①随访内容：HCG定量测定：最重要。询问是否有异常阴道流血、咳嗽、咯血等转移症状。妇科检查及B超：观察子宫复旧、卵巢黄素化囊肿消退情况。必要时行X线胸片检查。②随访时间：葡萄胎清宫后每周1次，直至HCG连续3次正常，随后每月1次至少持续半年，此后每半年1次，共随访2年。③注意事项：随访期间必须严格避孕1年，首选避孕套，一般不选宫内节育器及避孕药，以免混淆子宫出血的原因。

知识拓展

正常情况下，葡萄胎排空后血清HCG稳定下降，首次降至阴性的平均时间为9周，最长不超过14周，若葡萄胎排空后HCG持续不降或一度下降又升高应考虑恶变。

5. 健康指导　告知病人进食高蛋白、高维生素、易消化食物，保证充足睡眠，适当锻炼身体，以增强机体抵抗力。注意外阴清洁，清宫术后禁止性生活和盆浴 1 个月，以预防感染。

【护理评价】

1. 病人能否正视葡萄胎流产的结局，能否积极配合清宫手术。
2. 病人有无感染发生。
3. 病人能否说出随访的重要性和方法。

第二节　妊娠滋养细胞肿瘤

妊娠滋养细胞肿瘤 60% 继发于葡萄胎，30% 继发于流产，10% 继发于足月妊娠或异位妊娠。葡萄胎组织侵入子宫肌层或转移至子宫以外者称侵蚀性葡萄胎，多发生在葡萄胎清除后 6 个月内，恶性程度较低，仅 4% 病人有远处转移，预后较好。病理特点为大体检查可见子宫肌壁内有大小不等的水泡状组织，病灶侵蚀接近子宫浆膜层时，子宫表面可见紫蓝色结节。镜检可见绒毛结构及滋养细胞不同程度的增生和分化不良。葡萄胎清除后 1 年以上恶变者多数为绒毛膜癌，继发于流产、足月妊娠或异位妊娠者为绒毛膜癌，绒癌的病理特点为绝大多数原发于子宫，肿瘤常位于子宫肌层内，也可向宫腔或浆膜层突出，呈单个或多个大小不一的结节或包块，质地柔软且脆，暗红色，常伴出血、坏死及感染。镜下可见滋养细胞呈高度不规则增生、排列紊乱，无绒毛或水泡状结构。绒癌恶性程度极高，早期即可通过血循环转移至全身，化疗药物问世前其死亡率达 90% 以上。随着诊断技术及化学治疗的发展，目前其治愈率达 90% 以上，预后得到了极大改善。

【护理评估】

1. 健康史　询问既往史、月经史、生育史，既往曾患葡萄胎者，应了解清宫术的时间、水泡大小、吸出组织量，术后随访情况，是否做过预防性化疗。有不规则阴道流血者了解阴道流血的量、时间，了解子宫复旧情况。收集随访资料及肺部 X 线检查结果。

2. 身体状况

（1）*无转移滋养细胞肿瘤*　①阴道流血：葡萄胎清宫后或流产、足月产后出现不规则阴道流血，量多少不定，也可月经恢复正常数月后又出现阴道流血。长期流血者可继发贫血及感染。②子宫复旧不良或不均匀增大：葡萄胎清宫后 4～6 周子宫未恢复正常大小，质软，或因子宫肌层内病灶导致子宫不均匀增大。③卵巢黄素化囊肿持续存在。④腹痛：如病灶穿破子宫浆膜层，可出现急性腹痛和腹腔内出血症状。卵巢黄素化囊肿发生扭转或破裂时也可出现急性腹痛。

（2）*转移性滋养细胞肿瘤*　①肺转移：表现为咳嗽、血痰、咯血、胸痛及呼吸困难，常急性发作。②阴道转移：多发生在阴道前壁及穹隆，阴道黏膜可见紫蓝色结节，易破溃出血，可发生大出血。③肝转移：常同时伴有肺转移，表现为上腹部或肝区疼痛，病灶穿破肝包膜时可出现腹腔内出血，甚至导致死亡。④脑转移：为主要死亡原因。按病情进展分3期：瘤栓期：出现一过性脑缺血症状，如短暂失语、失明、突然跌倒等。脑瘤期：表现为头痛、喷射状呕吐、偏瘫、抽搐、昏迷。脑疝期：脑瘤增大，颅内压明显增高，脑疝形成，压迫呼吸循环中枢而死亡。

> **知识拓展**
>
> 　　转移性滋养细胞肿瘤大多为绒毛膜癌，转移途径主要为血行转移。最常见的转移部位是肺（80%），其次依次为阴道（30%）、盆腔（20%）、肝（10%）、脑（10%）等。各转移部位的共同特点是局部出血。

3. 心理－社会状况　妊娠滋养细胞肿瘤属于恶性病变，病人及家属担心疾病的预后和化疗副作用，以及多次化疗带来经济负担，常感到恐惧和悲哀，甚至失去治疗信心。子宫切除病人因失去生育能力及担心女性特征改变而绝望，迫切希望得到家人的关心和理解。

4. 辅助检查

（1）**血、尿 HCG 测定**　是主要诊断依据。病人常于葡萄胎排空后9周以上，或流产、足月产、异位妊娠后4周以上，血、尿 HCG 测定持续高水平或一度下降后又升高，排除妊娠物残留或再次妊娠，结合临床表现可诊断为妊娠滋养细胞肿瘤。

（2）**B 超**　子宫正常或不均匀增大，肌层内可见高回声团，边界清楚，无包膜。

（3）**胸部 X 线摄片**　如有肺转移可见棉球状或团块状阴影。

（4）**CT 和磁共振检查**　CT 对发现肺部较小病灶和脑转移有较高的诊断价值。磁共振主要用于脑、肝及盆腔病灶的诊断。

（5）**组织病理学检查**　在子宫肌层或转移灶中见到绒毛结构或退化的绒毛阴影可诊断为侵蚀性葡萄胎。如仅见成片滋养细胞浸润而无绒毛结构者诊断为绒毛膜癌。

5. 治疗原则　治疗原则为以化疗为主，手术和放疗为辅的综合治疗，尤其是侵蚀性葡萄胎，化疗几乎替代了手术。年轻有生育要求者尽可能保留子宫，如必须切除子宫仍可保留正常卵巢。需手术者多主张先化疗，待病情基本控制后再手术，有肝、脑转移的病人可加用放射治疗。目前常用的一线化疗药物有甲氨蝶呤（MTX）、氟尿嘧啶（5－FU）、放线菌素 D（Act－D）或国产更生霉素（KSM）、环磷酰胺（CTX）、长春新碱（VCR）、依托泊苷（VP－16）等。

【护理诊断】

1. 潜在并发症　肺转移、阴道转移、脑转移。

2. 恐惧　与担心预后不良及化疗副作用有关。

3. 活动无耐力　与转移症状及化疗副作用有关。

4. 有感染的危险 与阴道流血及化疗副作用导致抵抗力下降有关。

【护理目标】

1. 病人并发症得到及时发现和正确护理。
2. 病人恐惧感消失。
3. 病人活动耐力增加，能参与适当的活动。
4. 病人无感染发生或感染被及时发现。

【护理措施】

1. 心理护理 评估病人及家属对疾病的心理反应，鼓励表达内心的感受，介绍有关的化疗药物及护理措施，告知病人滋养细胞肿瘤是目前化疗效果最好的疾病，减轻其心理压力和恐惧感，树立战胜疾病的信心。

2. 严密观察病情，预防感染 观察病人有无阴道流血、腹痛及转移灶症状。记录出血量，出血多者应密切观察血压、脉搏、呼吸，并配合医生做好抢救工作。发现有转移症状者立即通知医生并配合处理。指导病人保持外阴清洁，勤换会阴垫，注意体温变化，遵医嘱给予抗生素。

3. 有转移灶者，做好相应护理

（1）肺转移 ①卧床休息，有呼吸困难者采取半卧位并吸氧，按医嘱给予镇静剂。②若出现大咯血，立即让病人取头低患侧卧位并保持呼吸道通畅，轻拍背部，排出积血。

（2）阴道转移 ①尽量卧床休息，禁止不必要的阴道检查，配血备用，备好各种抢救物品。②若发生破溃大出血，立即通知医生并配合抢救，用纱垫或长纱布条填塞阴道压迫止血，并输血输液防治休克，填塞的纱条须于24～48小时内取出。保持外阴清洁，预防感染。

（3）脑转移 ①尽量卧床休息，起床时应有人陪伴，以防瘤栓期的一过性脑缺血症状造成意外损伤。②观察颅内压增高症状，记录出入水量，严格控制补液总量和速度，以防颅内压增高。③遵医嘱给予止血剂、脱水剂、吸氧等，采取必要的措施预防抽搐及昏迷状态下的坠地损伤、咬伤及吸入性肺炎等。④做好腰穿及脑脊液HCG测定等项目的检查配合。

4. 化疗护理

（1）准确测量及记录体重 一般在每个疗程的用药前和用药中期各测1次体重，应在空腹并排空大小便后进行测量，根据体重来计算和调整药量。

（2）正确使用药物 正确溶解和稀释药物，做到现配现用，常温下一般不超过1小时。需要避光的药物应使用避光罩。控制给药速度，按计算剂量保证药物在规定时间内全部输入。

（3）合理使用静脉血管并注意保护 从远端开始有计划地穿刺，用药前先注入少量生理盐水，确认针头在静脉中再注入化疗药物。如有药物外渗需立即停止滴入并用冰袋冷敷,同时用生理盐水或普鲁卡因局部封闭。化疗结束前用生理盐水冲管,以降低穿刺部位拔针后的残留药物浓度,减少刺激,保护血管。

(4) 药物副作用及护理 ①消化道反应:食欲不振、恶心呕吐,最常见。合理安排用药时间,分散注意力,少量多餐以减少呕吐。指导病人进软食或温凉的流食,避免刺激性食物,按医嘱给予镇静止吐药物及静脉补液。加强口腔护理,饭后、睡前用软毛刷刷牙或温盐水漱口,溃疡处涂甲紫或冰硼散。②造血功能抑制:隔日检查白细胞及血小板计数,如白细胞降至 $3 \times 10^9/L$ 以下,血小板降至 $50 \times 10^9/L$ 以下,应提醒医生停药。白细胞低于正常的病人要采取预防感染的措施,严格无菌操作。如白细胞低于 $1 \times 10^9/L$,应进行保护性隔离。

5. 健康指导 鼓励病人进食高蛋白、高维生素、易消化食物,以增强机体抵抗力。出现转移灶症状时应卧床休息,病情缓解后再适当活动。保持外阴清洁,预防感染。节制性生活,做好避孕指导。出院后严密随访,前 2 年的随访同葡萄胎病人,以后需每年随访 1 次,持续 3~5 年,随访内容同葡萄胎。化疗停止不少于 1 年方可妊娠。

【护理评价】

1. 病人有无并发症或并发症是否得到及时发现和正确护理。
2. 病人恐惧感是否消失。
3. 病人活动耐力是否增加,能否参与适当的活动。
4. 病人有无感染发生。

思 考 题

1. 名词解释:葡萄胎,侵蚀性葡萄胎,卵巢黄素化囊肿。
2. 葡萄胎、侵蚀性葡萄胎与绒癌三者之间的联系及异同点有哪些?
3. 病例分析:张女士,32 岁,因停经 9 周、阴道不规则流血 10 天、量增多 1 天就诊。查体:T 37.3℃,P 82 次/分,BP 100/75mmHg,心、肺、肝、脾未查到异常。妇科检查:阴道有暗红色血液,子宫颈光滑,子宫体如妊娠 4 个月大,质软,右侧附件区扪及 6cm×8cm 囊性肿物,左侧附件未扪及。经 HCG 测定及 B 超检查后以"葡萄胎"收入院。

请列出该病人的护理评估、护理诊断、护理措施。

4. 病例分析:刘女士,24 岁,葡萄胎清宫术后 9 个月。术后 8 周子宫恢复正常,10 周血 β-HCG 降为正常,继续随访半年未见升高,自动停止随访,平时阴茎套避孕。近 3 个月来月经不规律,最近 10 余天出现咳嗽,痰中带血,有时感觉胸痛,2 小时前突然出现一过性失明,急来院就诊。妇科检查:子宫不规则增大、质软,胸部 X 线摄片显示右肺有棉球状阴影,拟诊为"绒毛膜癌"收住院。

请列出该病人的护理评估、护理诊断、护理措施。

第十五章　生殖系统肿瘤病人的护理

 知识要点

　　女性生殖系统肿瘤包括来自外阴、阴道、子宫、卵巢的肿瘤。肿瘤的性质有良性、交界性、恶性之分，发病年龄从幼女至老年妇女均可见。临床表现主要是异常阴道流血、腹痛、腹部包块、癌症所致的恶病质。本章主要介绍子宫颈癌、子宫肌瘤、子宫内膜癌、卵巢肿瘤病人的护理。学习完本章内容学生应能对女性生殖系统肿瘤病人采取恰当的护理措施，给予必要的健康教育和指导。

第一节　子宫颈肿瘤

　　子宫颈肿瘤包括子宫颈良性肿瘤、子宫颈上皮内瘤变和子宫颈癌。子宫颈良性肿瘤少见，本节仅介绍子宫颈上皮内瘤变和子宫颈癌。

一、子宫颈上皮内瘤变

　　子宫颈上皮内瘤变（CIN）是与子宫颈浸润癌密切相关的一组癌前病变，为宫颈上皮受各种致病因素的刺激，上皮细胞发生分化不良、排列紊乱、细胞核异常、有丝分裂增加，最后形成宫颈上皮内瘤变。根据不典型增生细胞在宫颈上皮内所占的比例不同分为 3 级：Ⅰ级：轻度不典型增生，不典型增生的细胞在上皮层的比例 <1/3；Ⅱ级：中度不典型增生，不典型增生的细胞在上皮层的比例在 1/3～2/3 之间；Ⅲ级：重度不典型增生和原位癌，不典型增生的细胞在上皮层的比例在 >2/3 至全层。Ⅰ级 CIN 为低度病变，消除病因后常可自然消退；Ⅱ～Ⅲ级为高度病变，有癌变潜能，可发展为浸润癌。因此，筛查发现 CIN，及时治疗，能有效地阻断其向宫颈癌发展，降低宫颈癌的发生率。

【护理评估】

　　1. 健康史　病因尚不确切。高危因素有性生活紊乱、性生活过早（＜16 岁）、HPV

（人乳头瘤病毒）感染、吸烟、经济状况低下、口服避孕药和免疫抑制等。

2. 身体状况　一般无特殊症状。可偶见阴道排液增多或伴臭味，也可出现在性生活或妇科检查后有接触性出血。妇检时子宫颈无明显病灶或仅有局部红斑、白色上皮、柱状上皮异位等。

3. 心理 – 社会状况　病人在疾病确诊后通常会感到疑惑、害怕疼痛、担心病情进一步恶化等。

4. 辅助检查　①宫颈刮片细胞学检查：可发现早期病变，是最简单的子宫颈上皮内瘤变的辅助检查方法。约有 20% 假阴性率。若发现异常细胞，可进一步行阴道镜检查以发现可疑病变上皮。②阴道镜检查：可发现病变区域，指导宫颈活检。③宫颈活组织检查：是确诊子宫颈上皮内瘤变最可靠的方法。

5. 治疗原则　综合考虑疾病情况（CIN 的级别），病人情况（年龄、婚育及随访条件）及技术因素，做到个体化治疗。

（1）CIN I 级　60% ~ 85% CIN I 级可自然消退，随诊处理，每 6 个月后复检 1 次，病情发展或持续存在 2 年，应进行治疗。治疗方法有冷冻治疗、激光治疗及 LEEP（宫颈环形电切术）。

（2）CIN II 级　20% 可发展为原位癌，5% 可发展为浸润癌，应积极治疗。治疗方法有 LEEP 或宫颈锥形切除术。

（3）CIN III 级　年轻、有生育要求者可行 LEEP 或宫颈锥形切除术，无生育要求者行子宫全切除术。术后密切随访。

【护理诊断】

1. 知识缺乏　缺乏子宫颈上皮内瘤变的相关知识。
2. 恐惧　与担心病情进一步恶化有关。
3. 疼痛　与检查或治疗创伤有关。

【护理措施】

1. 心理护理　向病人解释子宫颈上皮内瘤变的相关知识，使病人尽量消除恐惧。向病人及其家属介绍子宫颈上皮内瘤变的诊治手段，可能会出现的情况和有效的应对方法，使病人能接受诊治过程。

2. 治疗配合　将辅助检查中所取标本按要求固定，及时送检并注意收集结果。指导病人学会转移注意力来缓解疼痛。术后伤口疼痛严重者，可遵医嘱使用镇痛药。

3. 健康指导　积极防治与发病相关的高危因素，对高危人群进行定期普查，及时诊治。随访：CIN I 级：抗感染治疗者 2 ~ 3 个月后复检，手术治疗者术后密切随访；CIN II 级、CIN III 级：术后密切随访。

二、子宫颈癌

子宫颈癌是最常见的妇科恶性肿瘤。好发年龄为 50 ~ 55 岁，严重威胁妇女的生命。

近40年来由于国内外普遍采用子宫颈细胞学筛查方法，使子宫颈癌得以早发现、早诊断、早治疗，其发病率和死亡率均明显下降。

宫颈外口的鳞-柱状上皮移行带是宫颈癌的好发部位。子宫颈癌的病理类型有鳞状细胞癌、腺癌和腺鳞癌，以鳞状细胞癌为主，占80%～85%，其次为腺癌，占15%～20%。按宫颈病变的发生和发展过程可分为宫颈上皮内瘤变（CIN）和宫颈浸润癌。CIN继续发展，癌细胞突破上皮下基底膜并浸润间质形成宫颈浸润癌。病变早期宫颈外观无异常或类似宫颈柱状上皮异位，随着病程进展表现为外生型（菜花型）、内生型（浸润型）、溃疡型和颈管型4种（图15-1）。转移途径以直接蔓延、淋巴转移为主，血行转移少见。

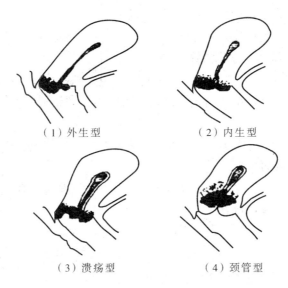

（1）外生型　　　　　　　　（2）内生型

（3）溃疡型　　　　　　　　（4）颈管型

图15-1　宫颈癌类型（巨检）

【护理评估】

1. 健康史　病因尚不确切，可能与以下因素相关：

（1）不良性行为及婚育史　性生活紊乱、早婚、早育、多产者发病率明显增高。

（2）高危男子性接触史　凡患有阴茎癌、前列腺癌或前妻曾患宫颈癌者均为高危男子，与高危男子有性接触的女性易患宫颈癌。

（3）病毒感染　人乳头瘤病毒（HPV）感染是宫颈癌的主要危险因素。单纯疱疹病毒Ⅱ型、人巨细胞病毒也可能与宫颈癌发病有关。

（4）其他　吸烟可增加发病风险，经济状况差、种族、地理因素亦与发病相关。

评估时注意病人有无以上高危因素存在。

2. 身体状况　早期可无明显症状和体征，随病程发展可有以下表现：

（1）症状

1）阴道流血：早期可表现为性生活或妇科双合诊检查后少量流血，称为接触性出血。也可表现为月经间期或绝经后少量不规则出血。晚期可表现为出血量较多，肿瘤侵蚀大血管时可引起致命性大出血。

2）阴道排液：多在阴道流血后出现。白色或血性，稀薄如水样或米泔样，伴腥臭味。若继发感染，则出现大量脓性或米汤样恶臭白带。

3）压迫和转移症状：晚期病人出现严重腰骶部或坐骨神经痛、下肢水肿，病变广泛浸润膀胱、直肠时可出现大小便异常。最终呈现恶病质状态。

（2）体征　妇科检查早期宫颈癌宫颈表面光滑或仅有糜烂样改变，无明显体征。随病情发展可出现息肉状、菜花状赘生物，或溃疡样肿瘤，晚期病变浸润盆腔者可形成冰冻骨盆。

（3）临床分期　根据国际妇产科联盟（FIGO）的分期标准（表15-1）：

表 15-1　子宫颈癌临床分期（FIGO，2000）

期别	病灶范围
0 期	原位癌
Ⅰ 期	癌灶局限于宫颈
Ⅰ A 期	肉眼未见癌变，仅显微镜下可见浸润癌
Ⅰ B 期	肉眼可见癌灶局限于宫颈，或显微镜下见癌灶超出 Ⅰ A 范围
Ⅱ 期	癌灶已超出宫颈，但未达到盆壁。癌累及阴道，但未达阴道下 1/3
Ⅱ A 期	无宫旁浸润
Ⅱ B 期	有宫旁浸润
Ⅲ 期	癌灶扩散至盆壁和（或）累及阴道下 1/3，导致出现肾盂积水或无功能肾
Ⅳ 期	癌播散超出真骨盆，或癌已浸润膀胱黏膜和直肠黏膜，甚至有远处转移

3. 心理-社会状况　绝大多数病人在疾病确诊后会感到震惊、恐惧，害怕疼痛、被遗弃和死亡等。与其他患癌病人一样会经历否认、愤怒、妥协、忧郁、接受的心理过程。

4. 辅助检查

（1）子宫颈刮片细胞学检查　普查常用，是发现早期宫颈癌的主要方法。国内通常采用巴氏分级法报告检查结果：Ⅰ级正常；Ⅱ级炎症；Ⅲ级可疑癌；Ⅳ级高度可疑癌；Ⅴ级癌细胞阳性。方法有：①宫颈刮片：拭净宫颈表面分泌物，用木质小刮板在宫颈外口鳞-柱状上皮交接处取材，以宫颈外口为圆心，轻轻刮取一周，然后均匀涂在玻片上并固定（图15-2）。②宫颈管涂片：用于了解宫颈管内状况。使用特制的"细胞刷"或"宫颈采样拭子"置于宫颈管内，达宫颈外口上方 1cm 左右，在宫颈管内旋转一周，刮取宫颈管上皮后取出，然后旋转"细胞刷"将取得的标本均匀涂布于玻片上，立即固定。

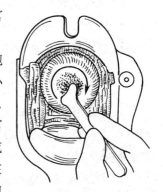

图 15-2　宫颈刮片取标本法

（2）阴道镜检查　通过阴道镜将宫颈阴道部上皮放大 10 至 40 倍直接观察，并通过醋酸试验、碘试验，以发现如醋白上皮、镶嵌、点状血管、异型血管及可疑早期宫颈癌的病变区域，并定位指导活检，提高确诊率。

（3）宫颈和宫颈管活体组织检查　是确诊宫颈癌最可靠和不可缺少的方法。方法是：用宫颈活检钳在宫颈外口钳夹宫颈组织，所取组织应含有皮下间质和周围的正常组织，所得组织分别放置装有固定液（10%甲醛溶液）的标本瓶中，并做好部位标记送病理检查。术后用带尾棉球或带尾纱布卷局部压迫止血。为了提高活检的检出率，可根据情况及条件选用：①在肉眼可见的病变部位。②在宫颈口鳞－柱状上皮交接处选 3、6、9、12 点行多点活检。③在碘染不着色区。④在阴道镜下寻找可疑病变区域进行活检。

5. 治疗原则　根据病人的临床分期、年龄、生育要求及全身情况确定治疗方案，采用以手术和放射治疗为主、化疗为辅的综合治疗方案。

（1）手术治疗　主要适用于ⅠA－ⅡA 的早期病人。根据病情选择手术方式，如全子宫切除术、广泛性子宫切除术（子宫根治术）和盆腔淋巴结清扫术。年轻的病人若卵巢正常可予保留。

（2）放射治疗　适用于各期病人，尤其是不能耐受手术或晚期病人。放疗包括腔内照射和体外照射。

（3）综合疗法　宫颈病灶较大者，术前进行放疗，待病灶缩小后再行手术。术后证实有转移者，可将放疗作为术后的补充治疗。晚期或复发转移的病人，可采用化疗和放疗相结合。

【护理诊断】

1. 恐惧　与患癌、害怕死亡、需要手术治疗有关。

2. 疼痛　与癌灶浸润或治疗创伤有关。

3. 潜在并发症　排尿异常、出血、感染等。

【护理目标】

1. 病人情绪稳定，接受与本疾病有关的诊断、检查，配合治疗。

2. 病人疼痛得到缓解。

3. 病人恢复正常排尿功能，不发生大出血及感染。

【护理措施】

1. 心理护理　与病人共同讨论健康问题，解除疑虑，缓解心理压力，尽量消除恐惧，向病人及其家属介绍有关宫颈癌的诊治手段，可能会出现的不适和有效的应对方法，使病人能以积极态度接受诊治过程。

2. 缓解疼痛　细心观察病人疼痛的部位、程度及性质，协助病人选择舒适体位；指导病人学会缓解疼痛的方法，如深呼吸或看书、聊天、做手工等转移注意力；术后伤口疼痛重或晚期癌肿转移引起的疼痛，可遵医嘱使用镇痛药。

3. 治疗配合　对需手术治疗的病人按腹部、会阴部手术护理内容执行术前护理。尤其注意术前 3 天选用消毒液消毒宫颈及阴道，手术前夜认真做好清洁灌肠。宫颈癌的根治手术涉及范围大，病人术后反应也较大，除按腹部手术病人的护理常规观察并记录外，需特别注意保持导尿管、腹腔引流管的通畅，并仔细观察引流液的性状及量。通常按医嘱于术后 48～72 小时取出引流管，术后 7～14 天拔除尿管，拔除尿管前 3 天开始夹管，每 2 小时开放 1 次，以训练膀胱功能，促进恢复正常排尿，嘱病人于拔管后 1～2 小时自行排尿 1 次，如不能自解应及时处理。术后接受放疗、化疗者按相应护理措施进行护理。

4. 健康指导

（1）术后随访　第 1 年内，出院后 1 个月首次随访，以后每 2～3 个月复查 1 次。第 2 年，每 3～6 个月复查 1 次。第 3～5 年，每半年复查 1 次。从第 6 年开始，每年复查 1 次。若有不适应随时就诊。

（2）提供预防保健知识　积极宣传和防治与宫颈癌发病相关的高危因素，及时诊治 CIN。宣传定期进行防癌普查的重要性，30 岁以上女性到妇科门诊就诊时，应常规接受宫颈刮片检查。一般女性每 1～2 年普查 1 次，有宫颈癌发病相关因素的高危人群每半年接受 1 次妇科检查。有接触性出血者应及时就医，警惕宫颈癌的可能。

知识拓展

宫颈癌进展

随着对宫颈癌研究发现，宫颈癌与 HPV 病毒感染有密切关系，有学者甚至认为宫颈癌是由 HPV 感染引起的感染性疾病。在早期筛查宫颈癌的方法上采用 HPV DNA 检测高危型 HPV 病毒及液基薄层细胞检测系统（TCT）检测宫颈细胞，并进行 TBS 细胞学分类诊断，以发现宫颈癌的癌前病变（CIN）及早期宫颈癌。在预防上已证明接种 HPV 疫苗可以阻断 HPV 感染，从而避免宫颈癌的发生。

【护理评价】

1. 病人情绪是否稳定，能否接受和积极配合诊疗。
2. 病人疼痛是否缓解。
3. 病人是否恢复正常排尿功能，有无大出血及感染发生。

第二节　子宫肌瘤

子宫肌瘤是女性生殖器官最常见的良性肿瘤，常见于育龄妇女，以 30～50 岁多见。据尸检资料，35 岁以上的妇女约有 20% 患有子宫肌瘤。

根据肌瘤所在部位分为子宫体肌瘤和子宫颈肌瘤，子宫体肌瘤约占 90%。而根据肌瘤与子宫肌壁之间的关系，分为以下 3 种类型（图 15-3）：

1. 肌壁间肌瘤　肌瘤位于子宫肌壁间内，瘤体被肌层包绕，占 60%～70%。

2. 浆膜下肌瘤　肌瘤向子宫表面生长，瘤体被浆膜层覆盖，占 20%～30%。

3. 黏膜下肌瘤 肌瘤向子宫黏膜方向生长，突出于宫腔，瘤体被子宫黏膜层覆盖，约占10%。

子宫肌瘤通常为多发性，几种类型的肌瘤可同时生长在同一子宫上，称多发性子宫肌瘤。

【护理评估】

1. 健康史 确切的发病因素尚不清楚，目前一般认为与女性性激素长期刺激相关。询问病史时应注意询问病人年龄、既往月经

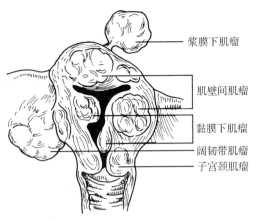

图15-3 各型子宫肌瘤示意图

史及生育史、是否有（因子宫肌瘤所导致的）不孕或自然流产史、发病情况及治疗过程。注意排除妊娠、月经失调及恶性肿瘤所致的子宫出血。

2. 身体状况 多数病人无明显自觉症状，仅在查体时发现。病人的症状与肌瘤生长部位、生长速度及肌瘤变性关系密切，而与肌瘤数目、大小关系不大。

（1）症状

1）月经改变：最常见。表现为月经周期缩短、经期延长、经量增多或不规则阴道流血。浆膜下肌瘤及肌壁间小肌瘤通常不影响月经改变；黏膜下肌瘤和大的肌壁间肌瘤对月经影响明显，原因与肌瘤使宫腔及内膜面积增大、宫缩不良和子宫内膜增生过长有关。

2）下腹部包块：病人自觉腹部胀大，下腹正中可扪及肿块，尤其当充盈膀胱将子宫推向上方时更易扪及。

3）继发性贫血：长期经量过多导致乏力、头晕、气短等贫血征象。

4）压迫症状：肌瘤压迫周围邻近器官，可出现相应器官受压的各种症状，如尿频、尿潴留、肾盂积水、排尿困难等。

5）不孕或流产：子宫肌瘤可使宫腔变形或输卵管受压，妨碍精子运行、孕卵着床，导致不孕或流产。

6）其他症状：白带增多、腰酸、下腹坠胀，当肌瘤红色变性或肌瘤蒂扭转时可有腹痛。

知识拓展

肌瘤变性是指当肌瘤生长过快而来自肌瘤假包膜的血供不足，则出现中心性缺血而发生的退行性改变，如玻璃样变、囊性变等。红色变性常在妊娠期和产褥期时发生的一种特殊类型的变性，可出现发热、腹痛、白细胞升高等症状；肉瘤样变即肌瘤恶变较少见。绝经后肌瘤常逐渐萎缩，若肌瘤仍增大或伴不规则阴道出血，则应警惕恶变。

（2）体征 妇科检查子宫呈不规则或均匀增大，表面呈结节状突起，质硬，无压

痛，黏膜下肌瘤可脱出宫颈口或阴道内。

3. 心理－社会状况　病人担忧肌瘤恶变，为选择治疗方案而感觉无助，或因需手术治疗而焦虑。

4. 辅助检查　最常用 B 超，可确定肌瘤大小、数目和部位，必要时可选择宫腔镜、腹腔镜及子宫输卵管造影等协助诊断。

5. 治疗原则　根据病人的年龄、症状、肌瘤大小和数目、生长部位及对生育功能的要求等综合考虑。

（1）随访观察　适用于肌瘤小、症状不明显、已近绝经期者，每 3～6 个月定期复查。

（2）药物治疗　适用于肌瘤小于 2 个月妊娠子宫大小，症状不明显、近绝经期或全身情况不宜手术者，可采用药物治疗。常用促性腺激素释放激素类似物（GnRH－α）亮丙瑞林、拮抗孕激素药物米非司酮等。

（3）手术治疗　是目前子宫肌瘤的主要治疗方法。适用于临床症状明显或肌瘤较大（子宫大于妊娠 10 周子宫大小）者。手术途径有经腹、经阴道，宫腔镜、腹腔镜等。常用手术方式有肌瘤切除术、子宫切除术。目前有许多新的微创治疗手段，如射频消融技术、子宫动脉栓塞术等。

【护理诊断】

1. 知识缺乏　缺乏肌瘤切除术或子宫切除术后保健知识。
2. 个人应对无效　与选择治疗方案的无助感相关。

【护理目标】

1. 病人能了解子宫肌瘤的相关知识。
2. 病人能确认可利用的资源及支持系统。

【护理措施】

1. 心理护理　建立良好护患关系，详细评估病人所具备的子宫肌瘤相关知识及错误概念，讲解有关疾病知识，使病人确信子宫肌瘤是良性肿瘤，手术治疗不会切除卵巢，不影响生活质量及性功能。帮助病人分析住院期间及出院后可被利用的资源及支持系统。纠正其错误认识，消除顾虑，同时解释子宫肌瘤的临床特点、治疗方案及预后，增强康复信心，使其接受和积极配合检查、治疗。

2. 治疗配合　①正确评估出血量，严密观察并记录生命体征变化。②遵医嘱给予止血药、宫缩剂及抗生素以止血和预防感染，必要时输血、补液。③协助医生完成血常规及凝血功能检查，测血型和交叉配血以备急用。④出现压迫症状，如尿便不畅时，可予导尿或用缓泻剂软化粪便，以缓解尿潴留、便秘症状。⑤对需接受手术治疗的病人，按腹部或阴道手术病人常规护理。

3. 健康指导　嘱保守治疗者每 3～6 个月随访 1 次，肌瘤增大较快、临床症状明显或继发性变性时应就诊接受治疗。向接受药物治疗的病人讲明用药目的、药物名称、剂量、用法、注意事项、可能出现的不良反应及应对措施，如雄激素治疗每月总量不宜超过300mg，以免出现男性化的副作用。用药导致雌激素减少的病人可有潮热、出汗、阴道干燥等副作用。接受手术治疗的病人需注意休息，1个月后返院复诊。

【护理评价】

1. 病人是否了解子宫肌瘤的相关知识，诊治过程行为是否积极主动。
2. 病人能否列举可利用的资源及支持系统。

第三节　子宫内膜癌

子宫内膜癌是发生在子宫内膜层的恶性肿瘤，绝大多数为腺癌，绝经后妇女多见，约占女性癌症总数7%，为女性生殖器三大恶性肿瘤之一，近年发病率有上升趋势。本病大多生长缓慢、预后良好，转移途径为直接蔓延、淋巴转移，晚期有血行转移。

【护理评估】

1. 健康史　确切病因仍不清楚，可能与雌激素长期单一刺激子宫内膜，缺乏孕激素拮抗相关。高危因素为肥胖、高血压、糖尿病、不孕或不育、绝经延迟及停经后接受雌激素补充治疗等，采集病史时应高度重视病人是否存在高危因素及既往健康状况。

2. 身体状况　早期症状不明显，仅在普查或体检时偶然发现。

（1）症状

1）阴道流血：最常见。表现为绝经后不规则阴道流血，未绝经者表现为月经紊乱。

2）阴道排液：早期可出现浆液性或浆液血性白带，晚期合并感染则有脓血性排液，并有恶臭。

3）晚期症状：晚期出现疼痛及恶病质等。

（2）体征　妇科检查早期病人无明显异常。随病程进展，出现子宫增大，质地软，绝经后子宫不萎缩。

3. 心理－社会状况　同子宫颈癌。

4. 辅助检查

（1）分段诊断性刮宫　是诊断子宫内膜癌最常用且最有价值的方法。

（2）其他　宫腔镜检查可直接观察病变并取活检，还可行宫腔细胞学检查、B超等。

5. 治疗原则　早期以手术为主，晚期采用综合治疗方案。

（1）手术治疗　是首选的治疗方法。根据病情选择手术方案，如全子宫切除及双侧附件切除术，或广泛性子宫切除术（子宫根治术）和盆腔淋巴结清扫术。

（2）放射治疗　是治疗子宫内膜癌有效方法之一。手术前后或不能手术的病人，可采用放疗。

（3）药物治疗 晚期或复发癌病人、不能手术切除或年轻、早期、要求保留生育功能者，均可考虑孕激素治疗。孕激素以高效、大剂量、长期应用为宜。各种人工合成的孕激素制剂均可应用，如甲羟孕酮200~400mg/d；己酸孕酮500mg，每周2次，至少用12周以上方能评定疗效。其作用机制可能是直接作用癌细胞，延缓DNA和RNA的复制，从而抑制癌细胞的生长。对分化好、生长缓慢、雌孕激素受体含量高的内膜癌治疗效果较好。副作用较小，可有水钠潴留、浮肿、药物性肝炎等，但停药后可逐渐好转。抗雌激素制剂（他莫昔芬）也可治疗内膜癌，与孕激素同时应用可望提高疗效。

【护理诊断】

1. 焦虑 与担心疾病会影响生命安全及需接受的诊治方案有关。

2. 疼痛 与癌灶浸润或治疗创伤有关。

【护理目标】

1. 住院期间病人将能主动参与诊断性检查过程并能积极配合治疗。

2. 病人疼痛及时缓解。

【护理措施】

1. 心理护理 评估病人对疾病及诊治过程的认识程度，鼓励其说出内心感受。采用有效形式向病人介绍住院环境、诊断性检查、治疗过程、可能出现的不适情况以及应对措施、影响预后的有关因素，争取病人对诊治的积极配合。鼓励家属关心体贴病人。

2. 缓解疼痛 协助、指导病人选择舒适体位和应用放松等技巧来缓解疼痛；由于术后腹部切口疼痛严重和因晚期癌肿转移引起的疼痛，可遵医嘱适当使用镇痛药。

3. 治疗配合 需接受手术治疗者按照腹部手术病人的护理常规进行护理；放疗或化疗的病人按相应护理措施执行。注意评估使用孕激素的疗效和副作用。

4. 健康指导

（1）定期随访 随访时间：术后2年内，每3~6个月1次；术后3~5年，每6~12个月1次。注意有无复发病灶。卵巢切除术后的病人若出现阴道分泌物少、性交痛及围绝经期综合征的症状，应随时就诊，并给予指导。

（2）普及防癌知识 进行卫生宣教，定期防癌检查，注意高危人群，严格掌握雌激素的用药指征，加强用药期间的监护、随访。对围绝经期月经紊乱及绝经后不规则阴道流血者，需做诊断性刮宫以排除子宫内膜癌。

【护理评价】

1. 病人能否配合诊断性检查和治疗。

2. 病人疼痛是否得到缓解。

知识拓展

　　绝经后阴道流血病人约50%是恶性肿瘤，子宫内膜癌和子宫颈癌最常见，部分病人可能为卵巢癌。围绝经期月经紊乱者，需在排除子宫内膜癌后，再按良性病变处理。老年妇女在妇检时，若发现子宫大而饱满，应高度警惕子宫内膜癌。

第四节　卵巢肿瘤

　　卵巢肿瘤是女性生殖器常见的肿瘤，可发生于任何年龄，有良性、交界性和恶性之分，幼女和老年妇女的卵巢肿瘤多为恶性。卵巢恶性肿瘤是女性生殖器三大恶性肿瘤之一。由于卵巢位于盆腔深部不易触及，而且早期无症状，又缺乏完善的早期诊断和鉴别方法，病人一旦出现症状往往已是病变晚期，故疗效不佳，预后不良，其死亡率高居妇科恶性肿瘤之首。

　　卵巢肿瘤组织形态的复杂性居全身各器官之首。肿瘤可为单侧或双侧、囊性或实质性、良性或恶性。常见的良性肿瘤有浆液性囊腺瘤、黏液性囊腺瘤和成熟畸胎瘤；恶性肿瘤有浆液性囊腺癌、黏液性囊腺癌和未成熟畸胎瘤。浆液性囊腺癌是最常见的卵巢癌，黏液性囊腺瘤是人体中生长最大的一种肿瘤。卵巢恶性肿瘤的转移途径主要是直接蔓延和腹腔种植，其次是淋巴转移，血行转移少见。

【护理评估】

　　1. 健康史　卵巢肿瘤的病因尚不明确，可能与遗传、高胆固醇饮食及内分泌因素等有关。评估时注意与发病有关的高危因素、发现肿瘤的时间、家族史及饮食习惯。

　　2. 身体状况

　　（1）症状　①卵巢良性肿瘤：肿瘤较小时多无症状，常在普查时发现。随着肿瘤增大，可出现腹部不适和扪及腹块，甚至有尿频、便秘、气急、心悸等压迫症状。②卵巢恶性肿瘤：多见于幼女、青春期和老年期妇女，早期症状不明显。由于癌肿生长迅速，短期内可有腹胀、腹块和腹水。癌肿浸润周围组织或压迫神经可有腹痛、腰痛、浮肿等症状。病程晚期出现恶病质现象。

　　（2）体征　妇检时可在子宫一侧或双侧扪及囊性或实性包块，表面光滑或凹凸不平、活动或固定。

　　（3）并发症

　　1）蒂扭转：最常见，也是妇科常见的急腹症。好发于瘤蒂长、活动度大、大小中等、重心偏移的肿瘤。例如畸胎瘤，当病人体位改变、妊娠期或产褥期子宫大小位置改变时易发生。典型症状是突然发生的下腹一侧剧烈疼痛，常伴恶心、呕吐甚至休克。盆腔检查可扪及张力较大的肿块，瘤蒂处压痛剧烈，并伴肌紧张（图15-4）。

2）破裂：发生原因有自发性和外伤性两类。可由于肿瘤过速生长、浸润生长或腹部受重击、分娩、性交、穿刺、妇科检查所致，出现不同程度的腹痛和腹膜刺激征。

3）感染：较少见。多继发于肿瘤扭转或破裂后与肠管粘连，也可来源于邻近器官感染蔓延。病人主要表现为发热、腹痛、肿块压痛、腹肌紧张、白细胞升高等。

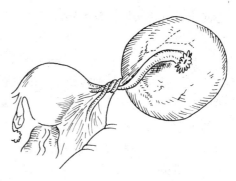

图 15-4　卵巢肿瘤蒂扭转

4）恶变：肿瘤生长迅速或出现血性腹水，应考虑恶变可能。

3. 心理－社会状况　病人及其家属在肿瘤性质确定之前，多感焦虑不安，迫切希望尽早知道确切的诊断结果。在得知自己患有可能致死性疾病，治疗又可能改变其生育状态、生活方式时，病人将会有极大的心理压力。

4. 辅助检查　B超检查最常用，可检测肿瘤的部位、大小、形态及性质，并与腹水及积液鉴别。根据病情可选择腹腔镜、腹水细胞学检查、细针穿刺肿瘤活检、肿瘤标志物如 CA125、AFP、HCG 等测定。病理学检查是确诊良、恶性卵巢肿瘤的主要依据。

5. 治疗原则　首选手术治疗。卵巢非赘生性肿瘤直径小于 5cm 者，应定期（3~6个月）复查 1 次，卵巢实性肿瘤或囊肿直径大于 5cm 者，应及时行手术切除；盆腔肿块诊断不清或治疗无效时宜及早行腹腔镜检或剖腹探查。术中需判断肿瘤的良、恶性，必要时做冰冻切片病理组织学检查，明确肿瘤的良、恶性，以确定手术范围。

（1）良性卵巢肿瘤　年轻、有生育要求者行卵巢肿瘤剥除术；瘤体大者行患侧附件切除术；绝经后妇女则行子宫及双侧附件切除术。

（2）恶性卵巢肿瘤　采用手术为主，辅以化疗或放疗等综合治疗。常用化疗药物有顺铂、环磷酰胺、紫杉醇等，途径有通过静脉或腹腔。

（3）并发症　一旦出现肿瘤蒂扭转或破裂应急诊手术。

【护理诊断】

1. 焦虑　与发现盆腔包块、担心患癌有关。
2. 身体意象紊乱　与切除子宫、卵巢有关。
3. 营养失调　低于机体需要量，与癌症恶病质及实施化疗有关。

【护理目标】

1. 病人情绪稳定、焦虑缓解。
2. 病人能表达对丧失子宫及卵巢的感受，积极配合治疗。
3. 病人营养失调得到纠正。

【护理措施】

1. 心理护理　详细了解病人的疑虑和需求，提供病人表达情感的机会和环境。耐心向病人讲解病情，教给病人缓解压力的技巧，如参与护理活动，维持生活自控能力；访问已康复病友，增强治愈信心。

2. 治疗配合 让病人了解手术治疗的必要性，向病人及其家属介绍将经历的手术方式，可能施行的各种检查，争取其积极配合。协助医生完成各种诊断性检查，需做腹腔穿刺或腹腔化疗者，护士应备好穿刺用品，配合医生完成操作过程。注意观察病人生命体征变化及放腹水的速度和量（速度宜缓慢，一次放腹水 3000ml 左右），术后用腹带包扎腹部。需手术治疗者按腹部手术护理常规执行。对行化疗、放疗病人实施相应的常规护理措施。

3. 饮食指导 鼓励病人增加高蛋白、富含维生素 A 的饮食，避免高胆固醇饮食，不能进食者可静脉补充营养，辅以全身支持疗法。

4. 健康指导

（1）术后随访 由于卵巢癌易复发，病人需长期接受随访和监测。随访时间：术后 1 年内，每月 1 次；术后第 2 年，每 3 个月 1 次；术后 3~5 年，每 4~6 个月 1 次；5 年以上每年 1 次。良性肿瘤术后 1 个月常规复查。

（2）定期普查 30 岁以上妇女应每年进行一次妇科检查，高危人群每半年接受一次检查。

【护理评价】

1. 病人情绪是否稳定、焦虑是否缓解。
2. 病人能否清楚表达对丧失子宫及卵巢的正确认识，能否积极配合治疗。
3. 病人营养失调是否得到纠正。

思 考 题

1. CIN 和子宫颈癌发病的高危因素有哪些？
2. 简述 CIN、子宫颈癌、子宫肌瘤、子宫内膜癌和卵巢肿瘤的护理评估要点。
3. 良、恶性卵巢肿瘤的主要区别有哪些？说出卵巢肿瘤的并发症及护理。
4. 说出对 CIN、子宫颈癌、子宫肌瘤、子宫内膜癌和卵巢肿瘤病人的健康指导。

第十六章　生殖系统其他疾病病人的护理

知识要点

　　子宫内膜异位症不是癌症但危害胜过癌症，不会威胁生命但会疼痛半生，让女性苦不堪言。因该病导致的或其他原因造成的不孕给年轻的夫妇造成心理和经济上的极大负担，甚至危及家庭、社会的稳定。生殖器官的脱垂严重影响着女性的尊严与生活。因此，通过本章的学习，要求掌握子宫内膜异位症、不孕症及子宫脱垂的护理评估及健康指导。本章难点是不孕症的护理评估。

第一节　子宫内膜异位症和子宫腺肌病

　　具有生长功能的子宫内膜组织（腺体和间质）出现在子宫体以外的部位称为子宫内膜异位症，简称内异症（EMT）。子宫内膜腺体及间质侵入子宫肌层，称子宫腺肌病。异位内膜可种植在全身各处，多种植于盆腔脏器和盆腔腹膜，以卵巢最常见。子宫内膜异位症好发于 25～45 岁的育龄期妇女，近年来发病率有明显上升趋势。子宫腺肌病多发生于 40 岁以上的经产妇，约 50% 合并有子宫肌瘤，15% 合并有子宫内膜异位症。

　　异位的子宫内膜具有与正常子宫内膜相似的功能，随卵巢激素的变化而发生周期性出血，在异位的局部形成大小不等的紫蓝色结节或包块。卵巢内的异位内膜可因反复出血而形成单个或多个囊肿，内含暗褐色糊状陈旧血液，也称卵巢巧克力囊肿。

【护理评估】

　　1. 健康史　病因不明，解释 EMT 的发病机制的学说众多，如子宫内膜种植、体腔上皮化生、淋巴与静脉播散和免疫功能失调等，以子宫内膜种植学说为大多数学者所接受。多次妊娠、流产、剖宫产导致子宫壁创伤可能诱发子宫腺肌病。

　　2. 身体状况

　　（1）症状

　　1）疼痛：继发性经期疼痛，进行性加重是子宫内膜异位症典型的临床症状。疼痛在经前开始，经期加重，经后消失。其他还有深部性交痛及排便痛等。疼痛的程度与病灶大小无直接关系，40% 病人可无疼痛症状。

2）不孕：子宫内膜异位症是导致不孕的主要原因之一，约40%病人合并不孕，与子宫内膜异位症导致的盆腔微环境改变、黄体功能不足及免疫功能失调等有关。

3）月经改变：表现为经量增多、经期延长，与合并黄体功能不足、子宫肌瘤等因素有关。

4）其他特殊症状：如便血、肠梗阻、尿血、肾积水等，与病灶异位的部位有关。

（2）体征

1）子宫内膜异位症：子宫正常或略大，多后倾固定，直肠子宫陷凹或宫骶韧带等部位可扪及触痛性结节，附件处可触及与子宫相连的不活动韧性包块，有轻压痛。

2）子宫腺肌病：子宫均匀增大或有局限性结节突起，质硬有压痛，经期明显。

3. 心理－社会状况　每月如期而至的经期疼痛严重影响着病人的生活、工作，造成心理的恐慌和烦躁。治疗不尽如人意、高复发率、高费用及药物的严重副作用给病人及家庭造成困扰与负担。更为焦虑的是，由此导致的不孕妇女从此走上艰难的求子历程。

4. 辅助检查

（1）B 超　可确定病灶的位置、大小及形状，其敏感性和特异性均在96%以上。

（2）腹腔镜检查　是目前确诊子宫内膜异位症的主要方法。

（3）其他　EMT病人血清CA125升高，可根据CA125的变化监测疗效。

5. 治疗原则　根据病人的年龄、症状、病灶部位及对生育要求等因素综合考虑。原则是：缩减和去除病灶，减轻和控制疼痛，治疗和促进生育，防止和减少复发。治疗方式有保守治疗和手术治疗：

（1）保守治疗

1）期待治疗：适用于病灶小、症状轻的病人。年轻未生育的妇女适时妊娠，经过妊娠及哺乳期，使异位的子宫内膜萎缩、坏死、吸收；围绝经病人期待卵巢功能的衰竭，异位的子宫内膜自然萎缩。

2）药物治疗：适用于慢性盆腔疼痛、明显痛经及有生育要求而又不孕者。目前药物治疗主要有以下方法：①假绝经疗法：模拟绝经状态下的低雌激素状态，使异位的子宫内膜萎缩。常用药物有促性腺激素释放激素激动剂（GnRH－a），GnRH－a强烈刺激垂体过度释放性腺激素后，使垂体处于"去势状态"，即卵巢功能趋于静止，雌激素达绝经期水平，异位的子宫内膜萎缩。但低雌激素同时可引起潮热、烦躁等类围绝经期症状，需"反加雌激素"（即补充适当的雌激素，使其不发生骨质疏松等围绝经期症状而又不刺激子宫内膜生长）和加强心理护理等治疗。②假孕疗法：模拟妊娠状态下的高孕激素状态使异位的子宫内膜蜕膜化、萎缩，造成人工闭经。目前常用的药物有孕三烯酮（内美通）、达那唑等。③其他药物治疗还有孕激素受体拮抗剂，如米非司酮、雌激素受体拮抗剂来曲唑等。经以上方案治疗症状可取得一定程度的好转，但停药后常复发。

（2）手术治疗　适于药物治疗无效、囊肿病灶较大（囊肿大于8cm）、需排除恶性肿瘤及迫切需要生育的病人。可采用腹腔镜或剖腹手术，腹腔镜是目前手术治疗本病的主要手段。年轻病人行病灶去除术，保留生育及卵巢功能，但40%的病人术后有复发。

年龄 >45 岁的重症病人可考虑行根治术，切除病变的子宫及卵巢。

【护理诊断】

1. 慢性疼痛　与异位内膜出血刺激有关。

2. 焦虑　与不孕、病程长及药物副作用有关。

【护理目标】

1. 疼痛减轻。

2. 情绪稳定，焦虑减轻。

【护理措施】

1. 一般护理

（1）缓解疼痛　嘱经期注意休息，避免剧烈活动，鼓励通过听音乐、看电视等方式分散注意力，或按摩及热敷下腹部，疼痛严重时遵医嘱给予止痛药。

（2）增加舒适　加强经期卫生，保持外阴清洁干燥。

2. 治疗配合

（1）期待治疗　遵医嘱指导病人使用止痛药，如非甾体类抗炎药（消炎痛、布洛芬等）、中药等治疗病变引起的疼痛；需避孕的病人推荐使用药物避孕；并建议病人定期随访。

（2）药物治疗　遵医嘱指导病人使用药物治疗。详细告知药物治疗的机理、疗程的时间、费用及可取得的效果和复发情况，指导病人注意观察药物的副作用及用药注意事项：①孕激素类药物有肝损害，服药期间需每月复查肝功能等。②孕激素类药物在体内转化成雄激素而引起的脱发、痤疮等，停药后可恢复。③GnRH-a 类药物使用后引起低激素同时可诱发潮热、烦躁等类围绝经期症状，可选用"雌激素反加治疗"和补充钙剂。④药物治疗期间将出现闭经，少数病人可出现点滴状阴道流血。

（3）手术治疗　告知将进行的手术方式和结果，做好围手术期护理。

3. 心理护理　耐心倾听病人的主诉，使其充分表达内心的感受，解释本病引起疼痛、性交痛及不孕的原因，告知其治疗方案，缓解其心理压力。

4. 健康指导　子宫内膜异位症的治疗效果不佳，即使手术治疗也有近 40% 的复发率，因此预防是关键。

（1）经期卫生保健　经期避免剧烈运动、性生活及盆腔检查，避免重力挤压下腹部。

（2）防止经血逆流　及时治疗可引起经血逆流的疾病，如阴道闭锁、宫颈狭窄等。

（3）避孕指导　口服避孕药有降低 EMT 的风险。

（4）避免医源性内膜种植　①选择合适的手术时间：宫内节育器的放置和取出、输卵管通液、子宫输卵管造影术等治疗或其他宫颈及阴道手术应在月经干净后 3~7 天进行。②人工终止妊娠吸宫时压力不宜过高，退出吸管前要取消负压。

【护理评价】

1. 病人诉说疼痛症状减轻，舒适感增加。

2. 病人情绪稳定，焦虑减轻。

第二节 不 孕 症

凡婚后未避孕，有正常性生活，同居 1 年未受孕者，称不孕症。婚后未避孕而从未妊娠者，称原发性不孕；曾有过妊娠而后未避孕连续 1 年不孕者，称继发性不孕。我国不孕症的发病率为 7% ~ 10%，近年来有上升趋势。

【护理评估】

1. 健康史

（1）**女性不孕因素**　占 60%，主要原因有：①输卵管因素是不孕症最常见的原因，如慢性输卵管炎、子宫内膜异位症等引起管腔闭锁或粘连及功能丧失。②下丘脑 - 垂体 - 卵巢轴功能紊乱、多囊卵巢综合征、高泌乳素血症及卵巢功能早衰等导致排卵障碍。③子宫发育异常或子宫内膜病变影响孕卵着床和发育，宫颈病变影响精子通过。

（2）**男性不育因素**　占 30%，主要包括生精障碍与输精障碍。

（3）**男女双方因素**　占 10%，如缺乏性生活知识、精神紧张、免疫因素等。

评估时将不孕夫妇作为一个生殖整体考虑，双方同时评估。了解女方月经史、婚育史及性生活情况，有无生殖系统结核、炎症或内分泌疾病；男方有无腮腺炎等可能导致不育的疾病。

2. 身体状况　全身检查了解男女双方有无全身性疾病，注意第二性征发育情况，有无泌乳；妇科检查生殖器官有无发育异常、炎症、肿瘤等病变。男方生殖器发育有无异常情况。

3. 心理 - 社会状况　受传统思想的影响，不孕可能直接影响家庭和社会的稳定。不孕的诊治给夫妇双方带来了生理、心理及经济方面的困扰，家庭、社会把不孕的责任更多地归咎于女性，使之易出现内疚、抑郁、悲伤、丧失自尊等，同时负面心情和对生育的极度渴望加重不孕治疗的难度。不孕症的诊治过程漫长而复杂，女性不断经历着检查、服药、手术等费时而痛苦的过程。

4. 辅助检查

（1）**男方精液检查**　应为不孕症检查的第一步，必要时行抗精子抗体及精子的形态学和功能检查。

知识链接

精液常规检查正常参考值（WHO 第五版）：精液量 ≥1.5ml，液化时间小于 30 分钟，pH ≥7.2，精子总数 ≥39×10^6/每次射精，精子密度 ≥15×10^9/L，前向精子活动数（PR）≥32%，活力（PR + NP）≥40%，精子形态正常率 >4%。

（2）女方检查

1）B超检查：用于监测卵泡发育、子宫内膜的生长情况及生殖器官有无畸形、肿瘤等器质性疾病。

2）卵巢功能检查：判断卵巢有无排卵及黄体功能，包括基础体温测定、阴道脱落细胞涂片、宫颈黏液检查、诊断性刮宫、女性激素测定等。

3）输卵管通畅检查：包括输卵管通液术及子宫输卵管碘油造影术。

4）其他检查：性交后试验，免疫学检查及宫腔镜、腹腔镜检查。

5. 治疗原则　针对不孕症的病因进行相应治疗：

（1）**手术治疗**　对输卵管周围粘连、输卵管伞段闭锁、积水的病人可在腹腔镜或开腹的条件下行粘连分离术、输卵管造口术；对宫腔粘连、黏膜下肌瘤、子宫内膜息肉等可在宫腔镜下行分离或摘除术。

（2）**促排卵治疗**　对各种原因引起的排卵障碍可行药物促排卵，常用促排卵的药物有克罗米芬（CC）、尿促性素（HMG）、绒促性素（HCG）等，使用促排卵药物时应有条件对促排卵效果进行监测，以防多胎妊娠和卵巢过度刺激综合征的发生。

（3）**辅助生育治疗**　经手术和药物治疗无效的夫妇可使用辅助生殖技术（ART）治疗。

知识拓展

　　辅助生殖技术又称医学助孕，通过对配子或合子进行医学操作以使不孕夫妇达到生育目的的一门技术。常用方法有：①人工授精：将精液洗涤、优化、富集前向运动的精子用机械的方法注入宫颈管内或宫腔内取代性交使女性获得妊娠的方法，主要用于男性不育。②体外受精-胚胎移植术（IVF-ET，又俗称试管婴儿）：指从妇女体内取出卵子，放入培养皿内与精子受精后发育成3~5天的胚胎或囊胚，然后将胚胎或囊胚移植到宫腔内使其着床发育成胎儿的全过程。根据适应证不同，现已经衍生出三代技术：第一代为常规体外受精-胚胎移植术，主要适用于输卵管堵塞性不孕；第二代为卵泡浆内单精子显微注射术（ICSI），主要用于男性重度少精症或梗阻性无精症；第三代为胚胎植入前的遗传学诊断（PID），主要用于有遗传性疾病的夫妇。体外受精-胚胎移植术常见的副作用是多胎妊娠和卵巢过度刺激综合征（OHSS）。OHSS是卵巢受到促性腺激素刺激后发生的过度反应而产生的以腹胀、腹水等低蛋白血症为主要表现的综合征，主要治疗方式是补充血白蛋白等胶体溶液。

【护理诊断】

1. 知识缺乏　缺乏性生殖常识。

2. 自尊紊乱　与不孕及诊治过程中复杂的检查及治疗有关。

【护理目标】

1. 妇女可以表达对不孕的感受，评价其治疗效果。
2. 妇女能找到自我控制的方法。

【护理措施】

1. 一般护理

（1）知识宣教　在详细评估病人的基础上，判断对不孕症的认知程度，有针对性地讲解相关知识，鼓励夫妇双方营造健康的身体条件、愉快的精神状态、和谐的家庭环境，介绍提高妊娠率的相关知识：①和谐的性生活：以 2～3 次/周为宜。②体位：排精后女方应平卧臀高位半小时以上，后屈子宫，宫颈朝向阴道前壁者可选俯卧位。③自我监测排卵期：一般在下次月经前 14 天排卵，排卵前白带量多，呈蛋清样，在排卵前两天及排卵后 1 天性生活能提高受孕率。

（2）检查配合与指导　不孕夫妇双方需进行的检查繁多，时间漫长，需说明检查的目的、意义，叮嘱各项检查的注意事项。

2. 治疗配合

（1）手术治疗　对需要手术治疗的病人，介绍手术的方式、执行的时间及可能取得的成功率。做好围手术期的护理。

（2）促排卵治疗　根据选用的排卵药，介绍使用的时间、剂量、方法及并发症，告知按医嘱定期行卵泡监测。

（3）辅助生育治疗　根据选用的辅助生育治疗方法介绍其程序、成功率、费用、对子代可能的风险及并发症。

3. 心理护理　了解、同情与理解病人的心理问题，取得其信任，鼓励其表达内心的真实想法、认识与顾虑，给予心理疏导与支持。对已确认因现代医学的局限性与法律的禁止，不能妊娠者，帮助面对现实，度过悲伤期。

4. 健康指导　接受婚前教育，学习性生殖常识。注意经期卫生，减少生殖道感染；做好计划生育工作，尽量避免人工流产，防止继发性不孕。

【护理评价】

1. 不孕夫妇表示获得了正确的有关不孕的信息。
2. 不孕夫妇显示出具有良性应对不孕的态度。

第三节　子宫脱垂

子宫从正常位置沿阴道下降，宫颈外口达坐骨棘水平以下，甚至子宫全部脱出于阴道口以外，称为子宫脱垂。常伴有阴道前后壁膨出。

【护理评估】

1. 健康史 分娩损伤是子宫脱垂的主要原因,第二产程延长、阴道助产、多次分娩及产后过早体力劳动,长期慢性咳嗽或便秘等使腹压增加,盆底组织发育不良或老年妇女雌激素水平下降导致盆底组织松弛,均可诱发子宫脱垂。

2. 身体状况

(1)症状

1)腰骶酸痛及下坠感:蹲位、行走及重体力劳动后加重。

2)阴道脱出肿物:初期于腹压增加时脱出,休息及卧床后自动回缩;病情进一步发展后需用手推送方能将其还纳至阴道内。

3)排便异常:伴有膀胱、尿道膨出者易发生排尿困难、尿潴留或张力性尿失禁;直肠膨出者可有便秘及排便困难。

(2)体征 以病人平卧用力屏气时子宫下降的最低点为分度标准,将子宫脱垂分为3度(图16-1,16-2)。

Ⅰ度:①轻型:为宫颈外口距离处女膜缘小于4cm。②重型:为宫颈外口已达处女膜缘,阴道口见到宫颈。

Ⅱ度:①轻型:宫颈已脱出阴道口外,宫体仍在阴道内。②重型:宫颈和部分宫体脱出至阴道口外。

Ⅲ度:宫颈和宫体全部脱出至阴道口外。

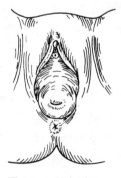

图16-1 子宫脱垂

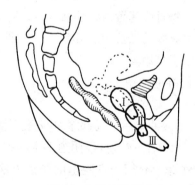

图16-2 子宫脱垂分度

3. 心理-社会状况 因行动不便、排便异常及性生活受到影响,病人出现焦虑和情绪低落。

4. 治疗原则 无症状者不需治疗,有症状者可采用保守或手术治疗:

(1)保守治疗 消除诱因,加强盆底肌肉锻炼或使用子宫托治疗。

(2)手术治疗 根据病人病情、年龄、生育要求及全身情况选择手术方法,如阴道前后壁修补术、经阴道子宫全切术等。

【护理诊断】

1. 焦虑 与子宫脱出影响正常生活有关。

2. 慢性疼痛 与子宫位置改变牵拉韧带和盆腔充血有关。

【护理目标】

1. 病人能表达焦虑的原因，并能有效应对，焦虑的程度减轻。
2. 病人能使用减轻疼痛的方法。

【护理措施】

1. 一般护理

（1）解除诱因 积极治疗引起腹压增加的基础疾病，保持大便通畅，避免重体力活动。

（2）生活指导 保持外阴清洁，加强营养，合理安排工作和休息。

2. 保守治疗的护理

（1）盆底肌肉锻炼 教会病人进行盆底肌肉锻炼的方法。

（2）子宫托的使用

1）放托：病人排空大小便后取半卧位或蹲位，两腿分开，手持托柄，托面朝上，将托盘后缘沿阴道后壁旋转推入，直至托盘达子宫颈为止。若阴道松弛，可用丁字带支持固定。

2）取托：取托姿势与放托相同，以手指捏住托柄轻轻摇动，将托盘松动后取出。

3）子宫托使用的注意事项：①大小的选择：以放置后不脱出又无不适为宜。②预防压迫损伤：每日晨起置入，睡前取出，并洗净放置于清洁杯内备用，必要时加用雌激素以增加阴道黏膜的抵抗力。③禁忌证：Ⅲ度子宫脱垂、宫颈及阴道壁有炎症和溃疡、妊娠期和经期者禁用。

3. 手术治疗的护理

（1）合并宫颈、阴道及溃疡的术前准备 阴道及局部用1∶5000的高锰酸钾溶液或0.2‰聚维酮碘液冲洗后，局部涂40%紫草油或含抗生素的软膏。

（2）围手术期护理 按经阴道手术的护理程序做好围手术期护理。

4. 心理护理 介绍子宫脱垂的防治方法和预后，协助病人消除诱因、积极配合治疗，缓解焦虑情绪。

5. 健康指导 提倡科学接生，做产后保健操，避免产后过早体力劳动及蹲位；积极治疗慢性咳嗽、便秘。加强营养、体育锻炼和盆底肌肉锻炼，有利于子宫脱垂的恢复。使用子宫托者每3～4个月随访1次，手术治疗者一般术后休息3个月，并门诊复查。

【护理评价】

1. 病人能说出减轻焦虑的措施，并能积极应用。
2. 病人能自述疼痛减轻或消失。

思 考 题

1. 如何理解子宫内膜异位症"不是癌症胜过癌症"？如何预防？
2. 简述不孕症的护理评估内容及护理措施。
3. 简述子宫脱垂的护理评估内容及护理措施。

第十七章　妇科手术的护理

 知识要点

　　妇科手术是妇科疾病常用的一种治疗手段，主要包括腹部手术及经外阴与阴道手术两大类。要保证手术顺利进行，需要通过全面评估，充分做好术前准备、术后护理，以减少术后并发症，促进早日康复。掌握腹部手术病人的护理和外阴、阴道手术病人的护理，熟悉宫腔镜和腹腔镜手术护理。

第一节　腹部手术病人的护理

　　腹部手术有剖腹探查术、附件切除术、次全子宫切除术、全子宫切除术、次全子宫及附件切除术、全子宫及附件切除术、子宫根治术、剖宫产术等。子宫切除术也可经阴道实施。

【护理评估】

　　1. 健康史　询问病人既往健康状况，尤其注意与现疾病相关的病史，对于孕产妇主要询问预产期、孕产次、孕期情况等，同时了解药敏史、手术史、家族史、遗传病史。此外还应了解饮食、睡眠、排泄、活动等，初步判断其手术耐受性。

　　2. 身体状况　了解病人主要症状与体征，测量生命体征、体重及身高，观察有无贫血、营养不良及其他并发症。

　　3. 心理状况　病人因缺乏对生殖器官的了解，担心手术后会影响女性性征与家庭关系、日常的工作与生活，而对手术产生紧张、悲观、焦虑，影响术后的康复。

　　4. 辅助检查　包括血、尿常规，血生化指标测定及 B 超、心电图、放射线检查。

【护理诊断】

　　1. 焦虑　与对疾病知识的缺乏和危险性有关。

　　2. 疼痛　与手术后创伤及剖宫产术后子宫收缩有关。

　　3. 排尿障碍　与术后卧床及伤口有关。

　　4. 有感染的危险　与术后机体抵抗力下降有关。

【护理目标】

1. 焦虑缓解，情绪稳定，正确应对手术。

2. 疼痛减轻，舒适感增加。

3. 正常排尿恢复。

4. 生命体征平稳，无感染。

【护理措施】

1. 术前护理

（1）心理支持　关心、体贴病人，耐心解答病人的疑问，向病人介绍手术名称及过程，解释术前准备的内容、必要的检查程序及成功病例等，使其消除不良的心理状态，积极配合手术。

（2）术前指导　①术前使病人了解术后将要出现的情况，如子宫切除者，了解术后不再出现月经，卵巢切除的病人会出现停经、潮热等围绝经期综合征，必要时可补充雌激素以缓解症状。②功能锻炼：包括床上使用便器，深呼吸、咳嗽、翻身等的练习，避免术后并发症的发生。③说明术后尽早下床活动，可达到促进肠功能恢复，增进食欲，预防坠积性肺炎等的目的。

（3）术前准备　①皮肤准备：备皮范围，上自剑突，下至大腿上1/3，包括外阴部，两侧至腋中线。备皮完毕用温水洗净、拭干。②阴道准备：涉及阴道的手术应于术前3日开始做阴道准备，每日2次，常用1:5000的高锰酸钾、0.2‰的聚维酮碘溶液行阴道冲洗。术晨用消毒液阴道消毒，消毒时应注意阴道穹隆，消毒后用大棉签蘸干。③消化道准备：一般手术前1日灌肠1~2次，或口服缓泻剂，使病人排空肠道。术前8小时禁食，4小时禁饮。涉及肠道手术时，手术前3日进无渣半流饮食，并按医嘱给肠道抗生素，术前1日应行清洁灌肠。④手术前1日晚，遵医嘱给镇静剂。⑤其他：药物过敏试验、交叉配血等。

2. 手术日护理

（1）生命体征监测　测量体温、脉搏、呼吸、血压。一旦发现异常及时通知医生。

（2）安置导尿管　常规安置导尿管，以避免术中损伤膀胱、术后发生尿潴留等并发症。

（3）阴道准备　术日晨用消毒液进行阴道、宫颈、穹隆部消毒，并用大棉球拭干，拟行全子宫切除术者，用美蓝或1%甲紫溶液涂擦宫颈及穹隆部。

（4）物品管理　术日晨取下病人活动的义齿、发夹、首饰及贵重物品，交家属或护士长保管。

（5）基础麻醉　术前半小时给基础麻醉药物。

（6）术后病人接待准备　根据病人手术种类及麻醉方式，铺好麻醉床，准备好术后监护用具及急救用物。剖宫产时做好新生儿抢救的准备。

3. 手术后护理

（1）观察生命体征　术后每0.5~1小时观察血压、脉搏、呼吸并记录1次，直到平稳后，改为每 4~6 小时 1 次，直至正常后 3 天。

（2）体位 按手术及麻醉方式决定术后体位。全身麻醉病人在未清醒前应有专人守护，去枕平卧，头侧向一旁，以免呕吐物、分泌物呛入气管，引起吸入性肺炎或窒息。蛛网膜下腔麻醉者，去枕平卧 12 小时；硬膜外麻醉者，去枕平卧 6~8 小时。如果病情稳定，术后次晨可采取半卧位，这样有助于腹部肌肉松弛，降低腹部切口张力，减轻疼痛；有利于深呼吸，增加肺活量，减少肺不张情况发生。同时，半卧位也有利于腹腔引流。

（3）观察尿量 保持导尿管通畅，防止脱落、扭曲、受压，并认真观察尿量及性质，做好记录。导尿管通常于术后 24 小时拔除。拔除尿管后协助病人排尿，以观察膀胱功能恢复情况。留置尿管期间，应擦洗外阴，保持局部清洁，防止发生泌尿系统感染。

（4）疼痛护理 麻醉作用消失后，病人感到伤口疼痛，术后 24 小时内最为明显。尤其在增加腹压时加重。遵医嘱可给镇痛药物或使用镇痛泵，保证病人得到充分休息。

（5）切口护理 观察切口有无出血、渗血、渗液、红、肿、热、痛，以防发生切口感染。

（6）饮食护理 一般术后 6 小时可进流质，排气后进半流质，逐渐过渡为普食，不能进食者可静脉补充，必要时给予肠外营养疗法。病人排气前禁食产气、不易消化的食物，如牛奶、豆浆、糖类食品，以防腹胀加重。

（7）活动护理 拔出导尿管后，应尽早下床活动，以防发生脏器粘连及肺部感染。一般手术后 24 小时便可下床活动，病重者可适当推迟或做床上运动。

（8）会阴护理 术后每日 2 次擦洗外阴，保持外阴清洁，避免感染。

（9）症状护理 ①呕吐：术后 24 小时常有呕吐，主要是因麻醉药物所致。呕吐时注意头偏向一侧，避免呕吐物呛入气管，引起窒息，给予温水漱口，保持口腔清洁，必要时遵医嘱肌内注射胃复安等。②腹胀：因术中肠管受到刺激激惹使肠蠕动减弱所致。护士应协助病人床上翻身、尽早下床活动等，以利早排气，预防腹胀。必要时可行肛管排气、针刺疗法，或遵医嘱肌内注射新斯的明。③尿潴留：拔除尿管后鼓励病人尽早自行排尿，如不能自行排尿可采用诱导、针刺疗法，必要时行导尿术。

（10）健康指导 ①保持室内清洁卫生，定时通风换气，室温在 18℃~22℃。②加强营养，饮食以清淡、易消化、高蛋白、高维生素饮食为主。③保持外阴部清洁，每日清洗外阴并及时更换内衣裤及卫生垫。④子宫全切术后 3 个月内禁止盆浴和性生活，子宫次全切术后 1 个月内禁止盆浴和性生活，避免重体力劳动。⑤注意观察阴道流血量，如有异常应及时到医院就诊。⑥出院 1 个月后到门诊检查术后恢复情况。

【护理评价】

1. 病人及家属焦虑是否减轻，能否积极配合治疗及护理。

2. 病人疼痛是否减轻。

3. 病人是否自行排尿。

4. 生命体征是否平稳，有无感染、并发症发生。

第二节 外阴、阴道手术病人的护理

外阴手术是指女性外生殖器部位的手术，在妇科应用比较广泛。按手术范围区分，有宫颈手术、陈旧性会阴裂伤修补术、前庭大腺切开引流术、处女膜切开术、阴道成形术、阴道前后壁修补术、子宫黏膜下肌瘤摘除术、外阴癌根治术、阴式子宫切除术等。

【护理评估】

1. 健康史 了解病人既往健康状况、药敏史、手术史、家族史、遗传病史。此外还应了解饮食、睡眠、排泄、活动等，正确判断手术耐受性。

2. 身体状况 评估病人生命体征，营养状况，疾病的有关症状、体征，以及阴道分泌物的情况，注意有无月经来潮，如有异常及时通知医生。

3. 心理状况 由于手术涉及病人隐私部位，以及对手术有关知识缺乏了解，担心其安全性及手术会损伤身体的完整性、手术的切口瘢痕可能使将来性生活不协调等，导致病人出现自我形象紊乱及角色功能缺陷、焦虑、绝望等心理反应。

4. 辅助检查 包括血、尿常规，阴道分泌物，血生化指标测定及 B 超、心电图、放射线检查等。

【护理诊断】

1. 焦虑 与对疾病知识的缺乏有关。

2. 疼痛 与手术后创伤有关。

3. 自我形象紊乱 与手术部位有关。

4. 有感染的危险 与机体的结构、术后抵抗力下降有关。

【护理目标】

1. 病人焦虑减轻，正确面对手术。

2. 疼痛减轻，舒适感增加。

3. 树立正确的生活方式。

4. 生命体征平稳，无感染。

【护理措施】

1. 术前护理

（1）*心理支持* 由于病人对手术知识的缺乏，护士应理解病人，认真倾听及解答病人的疑问，针对具体情况给予指导，帮助病人选择积极的应对措施，消除病人的紧张情绪，使其能够主动配合手术，同时应做好家属的工作，让其理解病人，配合治疗及护理过程。

（2）术前指导　①讲解疾病相关知识，包括手术名称及过程，术前准备的内容、目的、方法及主动配合的技巧，术后保持外阴、阴道清洁的重要性、方法及拆线时间等，取得病人及家属的理解和配合。②由于手术后卧床时间较长，术前应让病人练习床上使用便器，习惯于床上排尿、排便。③教会病人术后翻身、咳嗽、深呼吸及床上肢体锻炼的方法，以防术后并发症。

（3）术前准备　①皮肤准备：术前1日行皮肤准备，备皮范围上至耻骨联合上10cm，下至会阴部、肛门周围、腹股沟及大腿上1/3。备皮后洗净皮肤。②阴道准备：术前3日开始进行阴道准备，一般行阴道冲洗，每日2次，常用1：5000的高锰酸钾、0.2‰的聚维酮碘或1：1000苯扎溴铵（新洁尔灭）溶液等。术晨用消毒液阴道消毒，消毒时应注意阴道穹隆，消毒后用大棉签蘸干。③肠道准备：术前3日进无渣饮食，并按医嘱给肠道抗生素，术前日晚行清洁灌肠或口服缓泻剂，术前8～12小时禁食、禁饮。④特殊物品准备：根据不同的手术做好各种用物的准备，包括软垫、支托、阴道模型、丁字带、绷带等。⑤手术前1日晚，遵医嘱给镇静剂，保证病人充分休息。⑥其他：药物过敏试验、交叉配血等。

2. 手术日护理

（1）生命体征监测　测量体温、脉搏、呼吸、血压，询问病人的自我感受。一旦发现异常及时通知医生。

（2）阴道准备　术日晨用消毒液进行阴道、宫颈、穹隆部消毒，并用大棉球拭干。

（3）物品存放　术日晨取下病人活动的义齿、发夹、首饰及贵重物品，交家属或护士长保管。

（4）基础麻醉　术前半小时给基础麻醉药物。

（5）术后病人接待准备　根据病人手术种类及麻醉方式，铺好麻醉床，准备好术后监护用具及急救用物。

3. 术后护理

（1）按妇科腹部手术后护理常规。

（2）体位护理：根据不同手术采取相应的体位。处女膜闭锁及有子宫的先天性无阴道病人，术后应采取半卧位，有利于经血的流出；行外阴前后壁修补或盆底修补术后的病人应以平卧位为宜，禁止半卧位，以降低外阴、阴道张力，促进伤口的愈合；行外阴根治术后的病人则应采取半卧位，双腿外展屈膝，膝下垫软枕头，减少腹股沟及外阴部的张力，有利于伤口的愈合。

（3）出血的观察：术后24小时内应密切观察生命体征及神志变化、阴道出血情况、引流情况、外阴敷料及阴道填塞敷料渗血情况，以便及时发现及处理。外阴敷料及阴道填塞敷料一般术后24～48小时取出，取出时注意核对数量。

（4）引流管护理：应保持引流管固定、通畅，并详细记录引流液的颜色、性质及量，术后根据引流液的状况，拔出引流管。

（5）尿管护理：术后应注意保持尿管的通畅，观察尿量、颜色及性状，并做好记录。根据手术范围及病情，导尿管可留置2～14日，留置尿管期间每天用1：5000呋喃西林溶液冲洗膀胱 1 次，以防泌尿系感染。拔管前 1 日夹闭尿管，4 小时开放 1 次以训练膀胱功能。拔除尿管后应嘱病人尽早排尿，注意观察病人自解小便情况。如有困难，给予诱导、热敷等措施帮助排尿，必要时重新留置尿管。

（6）外阴护理：保持外阴清洁、干燥，勤换内衣裤及床垫，每天行外阴擦洗 2 次，排便后应擦洗外阴，以防止感染。注意观察阴道分泌物的量、性质、颜色及有无异味，有异常情况及时通知医生。

（7）肠道护理：为防止大便对伤口的污染及解便时对伤口的牵拉，按医嘱使用药物鸦片酊控制首次排便的时间，以利于伤口的愈合，防止感染的发生。于术后第 5 日给予缓泻剂，使大便软化，避免排便困难而影响手术伤口愈合。

4. 健康指导

（1）保持室内清洁卫生，定时通风换气，室温在 18℃ ~ 22℃。

（2）营养均衡，如蛋类、肉类、新鲜蔬菜和水果。

（3）保持外阴部清洁，可淋浴，3 个月内禁止性生活及盆浴。

（4）避免重体力劳动及增加腹压，如久坐、久蹲、久站，保持排便通畅，必要时可口服缓泻剂。

（5）注意观察有无下腹部疼痛及阴道流血，如有异常应及时到医院就诊。

（6）出院 1 个月到门诊检查术后恢复情况，并于术后 3 个月再次到门诊复查，以便了解术后恢复情况。

【护理评价】

1. 病人及家属焦虑是否减轻，能否积极配合治疗及护理。
2. 生命体征是否平稳，有无感染、并发症发生。
3. 病人疼痛是否减轻。

第三节 腔镜技术在妇科的应用及护理配合

目前在临床应用非常广泛的妇科腔镜包括宫腔镜和腹腔镜两大类，是利用连接于摄像系统和冷光源的内窥镜，窥探人体体腔及脏器内部，达到诊断和治疗的目的。

一、宫腔镜手术

宫腔镜检查是利用膨宫介质扩张宫腔，通过光导玻璃纤维束和柱状透镜将冷光源经宫腔镜导入宫腔内，直视下观察宫颈管及宫腔内情况。不仅能确定病灶的部位、大小、外观和范围，且能对病灶组织直接取材，提高了对宫腔内疾病诊断的准确性。

1. 适应证 宫腔镜检查术可对异常子宫出血、不孕症、宫腔占位病变、宫内节育器并发症、子宫内膜息肉等提供相应的诊断。

2. 禁忌证

（1）绝对禁忌证 急性盆腔感染，心、肝、肾衰竭急性期及其他不能耐受手术者，近期有子宫穿孔史或子宫手术史者。

（2）相对禁忌证　宫颈瘢痕，不能充分扩张者；宫颈裂伤或松弛，灌流液大量外漏者。

3. 护理措施

（1）术前护理

1）护理评估：术前对病人健康史、身体状况进行评估，了解病人有无腹痛、腹胀，月经及阴道流血情况；评估病人对手术的理解情况及焦虑、恐惧等的心理状况，做好预见性的护理。

2）术前准备：包括各种化验结果检查、影像资料，以及手术物品的准备。

3）术前测量生命体征，禁食、禁水，留置导尿，取膀胱截石位等待手术。

（2）术后护理

1）观察病人的意识、脉搏、呼吸及血压，给予心理支持。

2）术后采取平卧位，密切观察阴道出血、腹痛及并发症，如心脑综合征症状、子宫出血、子宫穿孔、水中毒等情况，如有异常及时处理。

3）保持会阴部清洁，禁止性生活及盆浴1个月。

4）饮食护理：禁食刺激性食物，以免刺激胃酸分泌造成肠胃不适，多食高蛋白质、高维生素、高热量、易消化的食物，保持排便通畅。

5）及早活动，除高危病人外，术后6小时可鼓励病人床上翻身，一般情况良好者可下床活动，并逐渐增加活动量。

6）遵医嘱使用抗生素，预防感染。

二、腹腔镜手术

腹腔镜检查是利用腹腔镜观察盆、腹腔内脏器的形态、病变，必要时行活组织病理学检查。近10年由于腹腔镜设备、器械不断更新，许多妇科剖腹手术已被腹腔镜手术所取代。

1. 适应证

（1）诊断性腹腔镜　①可确诊子宫内膜异位症。②了解腹、盆腔肿块的性质、部位或取活检。③不孕、不育病人诊治。④不明原因急、慢性腹痛或盆腔痛。⑤计划生育并发症的诊断。

（2）手术性腹腔镜　①对输卵管妊娠，未发生流产或破裂前可行输卵管切开取胚术或输卵管切除术。②治疗输卵管因素的不孕症及输卵管端端吻合术。③输卵管系膜囊肿剔除。④输卵管结扎术。⑤行子宫肌瘤、卵巢肿瘤剔除或切除术。⑥行子宫内膜异位症病灶电凝或切除。

2. 禁忌证　①严重心肺功能不全。②盆腔肿块过大，超过脐水平者。③凝血系统功能障碍。④膈疝。⑤腹腔内广泛粘连。⑥弥漫性腹膜炎或腹腔大出血。

3. 护理措施

（1）术前护理

1）护理评估：术前对病人健康史、身体状况进行评估，了解病人有无腹痛、腹胀，月经及阴道流血情况；评估病人对手术的理解情况及焦虑、恐惧等的心理状况，做好预见性的护理。

2）心理护理：向病人和家属讲解腹腔镜检查及手术的特点、过程，消除紧张情绪，主动配合手术及护理。

3）术前准备：包括各种化验结果检查、影像资料，以及手术物品的准备。

4）病人准备：①术前1日行腹部备皮，清洁皮肤，特别注意脐孔的清洁消毒。②给予口服缓泻剂、灌肠等肠道准备，术前晚禁食8小时，禁饮4小时。③用0.2‰聚维酮碘擦洗阴道，并放置导尿管。④术晨常规测量生命体征，询问病人自我感受及有无月经来潮。

（2）术中配合

1）病人取头低臀高15°～20°体位配合手术。

2）密切观察病人生命体征，发现异常及时处理。

（3）术后护理

1）术后去枕平卧6小时，头偏向一侧，以防呕吐物误吸造成窒息。持续低流量吸氧，利于排除腹腔残留气体。

2）观察病人生命体征，如有异常及时处理。

3）术后6小时可给予流质饮食，但避免进食牛奶、豆浆、甜品等食物，以免出现肠胀气。肛门排气后可逐渐进食半流质、软食或普食。

4）引流管护理：术后留置引流管，可将盆腔内残留的冲洗液、血液及渗出液等引流出体外，并能及时发现有无内出血。应注意引流管通畅，避免牵拉、扭曲，观察引流液的颜色、性质及量，并准确记录。如有异常及时报告，配合处理。

5）根据医嘱留置或拔出尿管，协助病人自行排尿。保持会阴部的清洁，给予会阴擦洗。

6）鼓励病人尽早下床活动，以加快排出腹腔内残留气体，同时避免下肢静脉血栓的发生。

7）并发症护理：①出血：术后注意观察穿刺孔有无渗血，如敷料渗湿及时更换，并加压包扎，必要时重新缝合。同时观察引流液的颜色及量，如有异常及时报告医生，并配合处理。②腹胀及肩背酸胀：因为术中所用气体及手术体位、手术时间的关系，病人会有不同程度的腹胀及肩背酸胀。应鼓励病人术后6小时可在床上进行活动四肢、翻身等轻微活动，并尽可能早期下床活动，促进排气。③感染：观察切口有无红肿、渗出以及体温情况，如有感染遵医嘱给予抗生素。

（4）健康宣教　①嘱病人出院后休息1个月，避免久坐、久蹲、久站等增加腹压的动作。②指导病人进食高蛋白、高维生素、高热量、易消化的饮食，保持排便通畅。③保持会阴部清洁，禁止性生活2周，并遵医嘱按时复查。

思 考 题

1. 行腹部手术的病人如何进行术前准备及术后护理？

2. 阴式手术病人阴道及肠道准备包括哪些内容？

3. 试述腹腔镜手术有哪些并发症？如何护理？

第十八章　月经失调病人的护理

知识要点

重点掌握功血和围绝经期综合征病人的护理评估、护理诊断及护理措施，熟悉闭经病人的护理，了解痛经病人的护理措施。本章难点是性激素的应用。

第一节　功能失调性子宫出血

功能失调性子宫出血（简称功血）是由于调节生殖的神经内分泌机制失常引起的异常子宫出血，全身及内外生殖器官无明显器质性病变。功血可发生于月经初潮后至绝经前的任何年龄，分为无排卵型和排卵型功血两类。无排卵型功血约占85%，多发生于青春期和围绝经期的妇女；排卵型功血多发生于生育期妇女，又分为黄体功能不足和子宫内膜不规则脱落两种类型。

功血的形成机制：①无排卵型功血：卵巢中仅有成熟卵泡之前不同发育阶段的卵泡，无排卵及黄体形成，子宫内膜在持续雌激素影响下发生不同程度的增殖性改变，随卵泡发育、闭锁，雌激素水平波动而发生突破性或撤退性出血。②排卵型功血：卵巢有排卵，但伴有黄体功能异常。黄体功能不足者为孕激素分泌不足或黄体过早衰退，导致子宫内膜呈分泌不足改变而致周期缩短、经前出血；子宫内膜不规则脱落者为黄体萎缩过程延长，导致子宫内膜不能如期彻底脱落而出现经后淋漓不尽。

【护理评估】

1. 健康史

（1）无排卵型功血　因发病年龄不同，病因各异：①青春期：下丘脑－垂体－卵巢轴调节功能尚不健全，环境、气候改变及外界刺激等易导致其功能紊乱，而致卵巢不能规律排卵。②围绝经期：因卵巢功能开始衰退，卵巢内卵泡膜细胞对促性腺激素的敏感性降低，常在发育过程中出现卵泡萎缩等退行性改变而不能排卵。③生育期：可因内外环境暂时改变，如劳累、应激、流产、手术或疾病等引起短暂无排卵，亦可因肥胖、多囊卵巢综合征、高泌乳素血症等病理性因素存在，引起持续性无排卵。

（2）排卵型功血　①黄体功能不足：因神经内分泌调节功能紊乱，导致排卵前黄体生成素（LH）峰值不足或小卵泡排卵，使黄体发育不良、功能不足。②子宫内膜不规则脱落：由于下丘脑－垂体－卵巢轴调节功能紊乱引起黄体萎缩过程延长。

评估时注意了解病人发病年龄、月经史、婚育史及发病诱因，有无性激素治疗不当及全身性出血性疾病史。

2. 身体状况

（1）症状

1）月经紊乱：①无排卵型功血多表现为持续数月不等的不规则阴道流血或经过数周或数月停经，然后持续性的大量阴道流血。②排卵型功血可表现有月经频发（月经周期短于 21 日）及经前出血、经后淋漓不尽及经间期流血（又称排卵期出血）。

2）贫血：因出血量多或出血时间长，病人出现头晕、乏力等贫血症状。

（2）体征　除部分病人出血严重伴有面色苍白等贫血征象外，全身检查和妇科检查无器质性病变。

3. 心理－社会状况　青春期病人常因知识不足或害羞而不及时诊治；生育期病人担心影响生育而焦虑；围绝经期病人因治疗效果不佳或怀疑肿瘤而焦虑、紧张、恐惧。

4. 辅助检查

（1）诊断性刮宫　用于快速止血及明确诊断，适用于已婚病人。

知识链接

诊断性刮宫与子宫内膜病理

诊刮目的	选择诊刮时间	可能的病理结果	意义
止血	活动性出血时	1. 增生期子宫内膜	
		（1）单纯性增生	无排卵型功血
		（2）复杂性增生	无排卵型功血，有3%的癌变率
		（3）不典型性增生	属癌前病变，有10%～15%的癌变率
		2. 增殖期子宫内膜	
		3. 萎缩性子宫内膜	
判断有无排卵及黄体功能	1. 月经前1~2天或经后6小时以内	1. 增生期子宫内膜	1. 无排卵
		2. 子宫内膜呈分泌不足反应	2. 黄体功能不足
	2. 月经后第五天	可见增生期与分泌期子宫内膜并存	黄体萎缩不全
诊断宫内膜病变	怀疑有宫内膜病变时	1. 子宫内膜癌	确诊子宫内膜癌
		2. 子宫内膜结核	确诊子宫内膜结核

（2）B 超检查　了解子宫内膜厚度及生殖器官有无器质性病变。

（3）宫腔镜检查　　直接进行宫腔观察，选择病变区进行活检，用于 B 超不能发现的宫腔内微小病变，提高诊断符合率。

（4）卵巢功能检查　　判断卵巢有无排卵或了解黄体功能情况。

（5）血常规及凝血功能检查　　了解有无贫血及贫血程度，有无感染及全身凝血功能障碍性疾病。

5. 治疗原则　　无排卵型功血：青春期和生育期病人为止血、调整周期，必要时促排卵；围绝经期病人为止血、调整周期、保护子宫内膜；有排卵型功血为调节黄体功能。

（1）止血治疗

1）性激素治疗止血：是功血治疗的主要方法，常用的有：①雌激素止血法：首次用足量的雌激素刺激子宫内膜快速生长，修复创面而止血。适用于病情较重（血红蛋白 <70g/L）的青春期功血，常用药物有妊马雌酮（倍美力）、戊酸雌二醇等，血止后 3 天开始减量，减至维持剂量，期待贫血得以纠正（血红蛋白 >80～90g/L），再同时加孕激素 5～7 天，停药后出现撤退性出血。②孕激素止血法：适用于各年龄段病人。孕激素可限制子宫内膜生长，同时使子宫内膜由增生期转化为分泌期，停药后可规则地脱落而减少出血。对病情较轻（血红蛋白 >80g/L）者，可用天然黄体酮或甲羟孕酮（MPA）7～10 天后停药，又称为"药物性刮宫"；对于病情较重者，需用足够剂量的孕激素，如炔诺酮等止血，用法同雌激素止血法。③雌孕激素联合疗法：适用于各年龄段病人，方案简单、方便，疗效确切。常用药物为第三代避孕药妈富隆等。

2）一般治疗止血：可选用酚磺乙胺（止血敏）、氨基己酸及缩宫素等作为辅助治疗。

3）手术治疗：主要方式为诊断性刮宫及清宫止血，适用于有性生活的已婚妇女，能快速止血及明确诊断。对药物治疗无效者可选择子宫内膜消融术或子宫切除术。

（2）调整月经周期　　功血病人经止血治疗后常复发，需调整周期。使用时间为诊刮止血术后的第 5 天和性激素治疗止血后撤退性出血的第 2～5 天。常用方案有：

1）雌、孕激素序贯法：即人工周期疗法，通过模拟自然月经周期中卵巢的内分泌变化，将雌、孕激素序贯应用，引起子宫内膜的周期性脱落，调节生殖内分泌轴的功能，可诱发卵巢自然排卵。适用于青春期或生育期功血。

2）雌、孕激素联合法：可周期性口服短效避孕药。适于生育期或绝经过渡期功血。

3）孕激素后半周期疗法：于月经周期后半周期开始（撤药性出血的第 16 日）服用孕激素 7～10 天。适于青春期或绝经过渡期功血。

（3）促排卵　　适于有生育要求的功血妇女，在调整周期的治疗中可酌情使用促排卵药。常用药物氯米芬（CC）、尿促性素（HMG）、绒促性素（HCG）等。

（4）有排卵型功血的治疗　　黄体期补充孕激素或绒促性素刺激黄体产生孕激素，有生育要求者可促进卵泡发育和排卵。

【护理诊断】

1. 知识缺乏　　与缺乏使用性激素的知识有关。

2. 有感染的危险 与大量出血导致机体抵抗力下降有关。

3. 焦虑 与月经紊乱、担心有严重疾病或治疗效果不佳有关。

4. 潜在并发症 贫血、休克等。

【护理目标】

1. 病人了解性激素的使用方法及注意事项。

2. 病人住院期间无发生感染。

3. 病人焦虑缓解，积极配合治疗。

4. 病人贫血得到纠正，能够完成日常活动。

【护理措施】

1. 一般护理 进富含铁、维生素、蛋白质的食物，以提高机体抵抗力和纠正贫血。保持外阴清洁，预防感染。观察流血情况，评估流血量，发现异常情况报告医生。

2. 性激素治疗的护理配合

（1）性激素知识宣教 对病人及家属讲述性激素治疗的相关知识，消除对性激素的误解。能正确使用性激素是治疗成功的关键。

（2）性激素治疗的注意事项 ①性激素治疗要求在 8 小时内见效，48～72 小时内出血基本停止，若 72 小时以上仍不止血，应考虑器质性病变。②严格遵医嘱正确用药，不得随意停服和漏服，以免使用不当引起异常子宫出血，如有不规则阴道流血及时就诊。③药物必须按规定减量，每 3 天减 1 次，每次减量不超过原量的 1/3，以免减量过快而致再次出血。④人工合成雌激素口服可能引起恶心、呕吐等胃肠道反应，可饭后或睡前服用。⑤对青春期和有生育要求的妇女选用天然性激素。⑥对存在血液高凝倾向或有血栓性疾病史者禁忌使用。

3. 手术治疗的护理配合 按手术方式做好围手术期护理。

4. 心理护理 鼓励病人表达内心感受，帮助澄清错误认识，缓解焦虑。

5. 健康指导 注意休息，加强营养，补充铁剂、维生素和蛋白质，保持心情舒畅。强调严格遵医嘱用药的必要性，避免药物使用不当导致异常出血。流血期间避免剧烈活动，禁止盆浴及性生活，保持会阴清洁。

【护理评价】

1. 病人是否了解性激素的使用方法及注意事项。

2. 病人有无感染发生。

3. 病人焦虑是否缓解，能否积极配合治疗。

4. 病人贫血是否纠正，能否完成日常活动。

第二节 闭 经

闭经是妇科一组疾病症状的总称，根据既往有无月经来潮分为原发性和继发性两类。原发性闭经指年龄超过 16 岁，第二性征已发育，或年龄超过 14 岁，第二性征尚未发育，且无月经来潮者；继发性闭经指正常月经建立后，因病理性原因月经停止 6 个月，或按自身月经周期计算停经 3 个周期以上者。青春期前、妊娠期、哺乳期以及绝经后的无月经属生理性闭经。

【护理评估】

1. 健康史 按导致闭经的病变部位将闭经分为下丘脑性、垂体性、卵巢性、子宫性、下生殖道异常及其他内分泌功能异常所致的闭经。

（1）下丘脑性闭经 是闭经的主要因素，占闭经原因的 50%。根据其病因分为 3 类：①功能性闭经：多由各种应激因素等诱因暂时性抑制促性腺激素释放激素（Gn-RH）的分泌而导致闭经，经解除诱因，及时治疗可以逆转。常见的诱因有精神创伤、环境改变、压力、长期剧烈运动、神经性厌食症和营养不良所致的体重下降及体脂储备减少等。②基因缺陷或器质性闭经：如 Kallmann 综合征、下丘脑部的肿瘤、颅内感染等。③药物性闭经：如抗精神病类药物、长效避孕药物等。

（2）垂体性闭经 垂体器质性病变或功能失调可影响卵巢功能而引起闭经。常见的有：①闭经泌乳综合征：因垂体分泌泌乳素的腺细胞功能亢进或形成肿瘤，分泌过多的垂体泌乳素（PRL）或/和肿瘤的压迫，导致垂体分泌促性腺激素失调而致闭经。②Sheehan's（席恩）综合征：因产后出血导致垂体缺血坏死，垂体功能衰竭而闭经，可同时伴有甲状腺功能减退和肾上腺皮质功能减退症状。

（3）卵巢性闭经 由于卵巢功能丧失，性激素水平低落所引起的闭经。常见的有：①卵巢先天性发育不全或性激素合成过程中所需的酶缺陷，如 Turner's syndrome（特纳综合征）等。②卵巢早衰，卵巢性闭经为高促性腺激素性闭经。

（4）子宫性闭经 为子宫不发育或内膜受到破坏，对雌激素不能产生反应而引起闭经。常见的有：①先天性子宫发育不良或子宫切除术后。②子宫内膜损伤，如结核性子宫内膜炎，人流术后的宫腔粘连综合征（又称为 Asherman syndrome）等。

（5）下生殖道异常及其他内分泌功能异常所致的闭经 常见原因有阴道横隔、处女膜闭锁、甲状腺功能减退或亢进、肾上腺皮质功能亢进、糖尿病等。

2. 身体状况

（1）症状 了解病人的闭经时间、类型及伴随症状。注意观察精神状态、智力发育、营养与健康状况。

（2）体征 检查全身发育状况，测量体重、身高、四肢与躯干比例，第二性征如音调、毛发分布、乳房发育情况，挤压乳腺有无乳汁分泌。妇科检查生殖器官有无发育异常和肿瘤等。

3. 心理 - 社会状况 病人担心闭经对自己的健康、性生活及生育能力有影响，病程过长及治疗效果不佳会加重病人及家属的心理压力。情绪低落、焦虑又加重闭经。

4. 辅助检查

（1）B 超检查 了解内生殖系统的发育情况、子宫内膜的生长情况、有无宫腔积血及卵巢的储备功能情况。

（2）子宫内膜功能检查　①孕激素试验：黄体酮肌注每日 20mg 或甲羟孕酮口服每日 10mg，连用 5 天。停药后 3~7 天出现撤药性出血为阳性反应，提示子宫内膜功能良好且已受一定水平的雌激素影响，为Ⅰ度闭经。若无撤药性出血为阴性反应，应进一步做雌孕激素序贯试验。②雌孕激素序贯试验：用法同人工周期疗法。停药后 3~7 天无撤药性出血为阴性反应，重复 3 次试验，排除子宫内膜的惰性反应后，若仍无出血，提示子宫内膜有缺陷或被破坏，可诊断为子宫性闭经。停药后 3~7 天发生撤药性出血为阳性反应，提示子宫内膜功能正常，为Ⅱ度闭经。闭经原因为体内雌激素水平低落所致，应进一步做性激素测定。

（3）性激素测定　测定血清 FSH、LH、雌二醇及 PRL 水平。若 FSH、LH 为高水平而雌激素水平低下，可诊断为卵巢性闭经，FSH≥40IU/L 时表示卵巢功能衰竭。若 FSH、LH、雌二醇水平均低下，其病变部位在垂体或下丘脑，可进一步做垂体兴奋试验（GnRH 刺激试验）。

（4）垂体兴奋试验　注射 GnRH–a 后 30 分钟测定 FSH、LH 的水平，LH 比基础值增高 2~4 倍者为阳性反应，提示病变部位在下丘脑；增高不明显或无增高者为阴性反应，提示病变在垂体。

（5）PRL 水平　PRL 水平增高可疑垂体肿瘤时应做蝶鞍 X 线摄片、CT 或 MRI 检查。

（6）其他　根据可能原因，选择染色体检查及其他内分泌检查。

5. 治疗原则

（1）全身治疗　积极治疗全身性疾病，增强体质，加强营养，保持体重指数在 19~25 为宜。

（2）心理治疗　精神因素所致的闭经，应行心理疏导。

（3）病因治疗　宫腔粘连、先天畸形、卵巢及垂体肿瘤等采用相应手术治疗。

（4）性激素替代治疗　明确病因后遵医嘱给予相应激素治疗，多数病人需终生激素替代疗法。

（5）促进生育　用于有生育要求的妇女，使用促排卵药物或辅助生育治疗。

【护理诊断】

1. 焦虑　与担心闭经影响健康、性生活及生育有关。

2. 功能障碍性悲哀　与长期闭经及治疗效果不佳，担心丧失女性形象有关。

【护理目标】

1. 病人能够主动诉说病情和担心。
2. 病人能够接受闭经的事实，主动积极地配合治疗。

【护理措施】

1. 指导合理用药　合理使用性激素，说明性激素的作用、副作用、用药方法及注意事项。

2. 心理护理 通过与病人交谈，了解病人对月经生理知识需求程度，介绍闭经的诊疗程序，促使病人正确认识闭经与女性特征、生育及健康的关系，减轻心理压力，积极配合检查与治疗。对原发性闭经，特别是生殖器官畸形者进行心理疏导，正确对待疾病，提高对自我形象的认识。

3. 健康指导 加强月经生理知识教育，告知病人精神紧张、过度劳累、体重下降等均可使内分泌调节功能紊乱而发生闭经，鼓励病人保持心情舒畅，注意适当增加营养，加强锻炼，增强体质。

【护理评价】

1. 病人确认自己闭经，主动、积极地配合治疗。
2. 病人表示了解病情，能够交流病情和治疗感受。

第三节　痛　　经

痛经是指在月经期前后或月经期出现下腹疼痛、坠胀伴腰酸及其他不适，严重影响生活和工作者。痛经分为原发性与继发性痛经，原发性痛经指生殖器官无器质性病变者，又称功能性痛经，多发生在月经初潮之后的 6~12 个月，其可能的原因与排卵、子宫异常收缩、前列腺素（PGF2α）增多有关，还受内分泌、遗传、免疫、精神神经等因素的影响。继发性痛经指因盆腔器质性病变引起的痛经，如子宫内膜异位症。本节仅叙述原发性痛经。

【护理评估】

1. 健康史 原发性痛经常见于青少年，多发生在有排卵的月经周期，精神紧张、恐惧、寒冷刺激及经期剧烈运动可加重疼痛。评估时需了解病人的年龄、月经史、疼痛特点及与月经的关系、伴随症状和缓解疼痛的方法等。

2. 身体状况

（1）症状　经期疼痛是主要症状，月经来潮前数小时即感疼痛，经期疼痛加重，持续 2~3 天后逐渐缓解。疼痛呈痉挛性，多位于下腹正中，常放射至腰骶部，可伴面色苍白、出冷汗、恶心、呕吐、腹泻、头晕、乏力等。

（2）体征　生殖器官无器质性病变。

3. 心理 – 社会状况 病人缺乏痛经的相关知识，担心痛经可能影响健康及婚后的生育能力，表现为情绪低落、焦虑。

4. 辅助检查 B 超检查生殖器官无器质性病变。

5. 治疗原则 以解痉、镇痛等对症治疗为主，并注意心理治疗。

【护理诊断】

1. 疼痛 与经期子宫异常收缩有关。

2. 恐惧　与反复疼痛及缺乏相关知识有关。

【护理目标】

1. 病人的疼痛症状缓解。
2. 病人在月经来潮前及月经期无恐惧感。

【护理措施】

1. 缓解疼痛　适当休息，热敷或按摩下腹部。遵医嘱用药，常用药物有口服避孕药抑制排卵，适用于要求避孕的病人；其他病人可选用前列腺素合成酶抑制剂，如吲哚美辛（消炎痛）、布洛芬，解痉药阿托品，非麻醉性镇痛药或中药。

2. 心理护理　讲解有关痛经的知识及缓解疼痛的方法，使病人了解月经期下腹坠胀、腰酸、头痛等轻度不适是生理反应。原发性痛经属功能性痛经，不影响生育，生育后痛经可缓解或消失，从而消除其紧张焦虑情绪。

3. 健康指导　经期保持精神愉快，避免剧烈运动及过度劳累，防寒保暖，注意经期卫生。疼痛较重一般先选择非麻醉性镇痛药治疗。

【护理评价】

1. 病人诉说疼痛症状减轻，并能列举疼痛减轻的应对措施。
2. 病人的恐惧行为和体征减少，在心理和生理上的舒适感增加。

第四节　围绝经期综合征

绝经是指妇女的永久性无月经状态，分为自然绝经和人工绝经。自然绝经是指因卵巢功能衰竭所致的月经停止超过 12 个月，绝经年龄一般在 45～55 岁，与口服避孕药、营养、地理环境、吸烟等因素有关。人工绝经是指因手术切除或放射线等医源性因素损坏卵巢功能所致绝经者。从卵巢功能开始下降到月经停止后 1 年的这段时间称为围绝经期。围绝经期综合征（现又称为绝经综合征）是指妇女在绝经前后由于卵巢功能减退，雌激素水平波动或下降所致的一系列躯体及精神心理症状，约 2/3 的妇女可不同程度出现，人工绝经者更易发生。

【护理评估】

1. 健康史　了解病人的发病年龄、职业、文化水平及性格特征，询问月经情况及生育史，有无卵巢切除或盆腔肿瘤放疗史，有无心血管疾病及其他内分泌疾病史。

2. 身体状况

（1）症状

1）月经改变：约半数以上妇女出现月经紊乱，表现有月经频发、月经周期不规则或月经突然停止。

2）血管舒缩症状：以阵发性潮热、出汗为特征性症状，其特点是突然出现的从胸前开始涌向颈、面、头部的潮热，同时伴有面部皮肤发红、出汗，持续 3 ~ 5 分钟后自然消失，每日发作数次。自然绝经者潮热发生率超过 50%，人工绝经者发生率更高。

3）精神神经症状：常有焦虑、抑郁、激动、喜怒无常、脾气暴躁、记忆力下降、注意力不集中、失眠多梦等。

4）泌尿生殖道症状：主要表现为生殖道、泌尿道黏膜萎缩症状，阴道干燥、性交困难、尿急、尿失禁及反复发作的尿路感染。

5）代谢异常和心血管疾病：绝经后妇女随年龄的增加，体重增加，糖脂代谢异常增加，冠心病、高血压和脑出血的发生率及死亡率逐渐增加。

6）骨质疏松：从围绝经期开始骨质吸收大于生成，促使骨质丢失而致骨质疏松，出现腰酸背痛、骨骼压缩、身材变矮、易骨折。

（2）体征　全身检查注意血压、精神状态及心脏功能；妇科检查注意生殖器官有无萎缩、炎症及张力性尿失禁。

3. 心理－社会状况　围绝经期妇女因家庭和社会环境的变化，身体与精神负担加重，更易引起忧虑、多疑、孤独等情绪改变。

4. 辅助检查　根据病人的具体情况不同，可选择血、尿常规，心电图及血脂检查，B 超，宫颈刮片及诊断性刮宫等。

5. 治疗原则

（1）一般治疗　加强心理治疗及体育锻炼，补充钙剂，必要时选用镇静剂、谷维素等。

（2）性激素替代治疗（HRT）　补充雌激素是关键，可改善症状，提高生活质量。

【护理诊断】

1. 自我形象紊乱　与对疾病不正确认识及精神神经症状有关。
2. 知识缺乏　缺乏性激素治疗的相关知识。

【护理目标】

1. 病人能正确认识疾病，客观评价自己。
2. 病人能合理应用性激素替代疗法。

【护理措施】

1. 指导应用性激素替代治疗

（1）适应证　有围绝经期症状，影响妇女的工作和生活者。短期用药主要是缓解围绝经期症状，长期用药用于预防骨质疏松症。

（2）药物选择及用法　在医生指导下使用，用药原则是选用天然性激素，个体化的最小有效量。无月经需要者可选用利维爱，有月经需要者可采用雌孕激素序贯用药或联合用药，给药途径有口服或经胃肠道外途径，如经阴道、皮肤或皮下埋置给药。

（3）禁忌证　原因不明的子宫出血、肝胆疾病、血栓性静脉炎及乳腺癌等。

（4）注意事项　①雌激素剂量过大可引起乳房胀痛、白带多、头痛、水肿、色素沉着、体重增加等，应减量。②用药期间可突破性出血，但应排除子宫内膜病变。③较长时间的口服用药可能影响肝功能，应定期复查肝功。④长期使用有增加子宫内膜癌、乳腺肿瘤的风险，应定期复查。

2. 心理护理　让病人及家属了解围绝经期是必经的生理过程，内分泌改变可导致精神、神经症状，家庭和社会都应当关心和体谅处于这一时期的妇女。介绍减轻压力的方法，鼓励病人参与社会活动及体育锻炼，从而改变病人的认知、情绪和行为，使其正确评价自己。

3. 健康指导　坚持适量的体育锻炼，多参加社会活动；定期健康体检，积极防治围绝经期妇女常见病和多发病，如糖尿病、冠心病、阴道炎、尿失禁、肿瘤及骨质疏松等；宣教雌激素替代治疗的相关知识。

【护理评价】

1. 病人是否能正确认识疾病，客观评价自己。
2. 病人是否了解性激素替代疗法的应用。

思 考 题

1. 何为功能性子宫出血？无排卵型功血的治疗原则是什么？
2. 何为 HRT？HRT 的禁忌证和注意事项是什么？

第十九章　计划生育

知识要点

　　计划生育是我国一项基本国策。做好计划生育工作，实行人口出生增长的计划调节和控制，是实现我国可持续发展的根本保障。通过本章学习了解我国计划生育的基本内容，掌握避孕及避孕失败补救措施的方法与护理措施。

第一节　计划生育的一般护理

　　我国计划生育的主要内容包括晚婚、晚育、节育和优生优育。常用计划生育措施有避孕（工具避孕、药物避孕及其他避孕方法）、绝育（输卵管结扎术、输卵管黏堵术等）及避孕失败补救措施（早期人工流产术、中期妊娠引产术）。

【护理评估】

　　1. 健康史　详细询问欲采取计划生育妇女的现病史、既往史、婚育史、月经状况等，了解有无与采取计划生育措施相应的禁忌证。

　　2. 身心状况

　　（1）全面评估欲采取计划生育措施妇女的身体状况，如有无体温升高及急慢性疾病等，妇科检查有无生殖道炎症及子宫的位置、大小等。

　　（2）由于缺乏计划生育措施的相关知识，妇女多存在思想顾虑，担心术中疼痛，担心会影响月经、体型和性生活等。

　　3. 相关检查　根据所施手术选择血、尿常规，凝血功能，阴道分泌物检查，心电图、肝肾功能及盆腔 B 超检查等。

【护理诊断】

　　1. 知识缺乏　缺乏相关计划生育的医学知识。

　　2. 有感染的危险　与手术切口及子宫腔创面有关。

【护理目标】

1. 欲使进行计划生育措施的夫妇获得知识，减轻焦虑，以积极正常的心态配合。
2. 采取计划生育措施的妇女不发生感染。

【护理措施】

1. 知识宣教及计划生育措施的选择　根据夫妇自身条件及家庭情况推荐合适的避孕措施。并介绍所接受该措施可能出现的不良反应、并发症及其相应的处理等知识。

2. 减轻疼痛，预防感染　为受术者术后提供舒适、安静的休息环境。必要时遵医嘱给予相应药物缓解疼痛。术中严格无菌操作，术后保持外阴清洁，预防感染，促进康复。

3. 健康指导

（1）门诊可进行一般计划生育产术，受术者术后便可回家休养。若出现阴道流血量增多、持续时间长及腹痛加重等情况应及时就诊。

（2）拟行输卵管结扎术的受术者需住院，术后注意观察有无腹痛、腹腔出血或脏器损伤征象，如有腹痛、阴道流血多者，应随时就诊。术后加强营养，注意休息。

（3）若采用其他工具避孕和药物避孕的妇女，应教会其正确的使用方法，自行观察不良反应。

【护理评价】

1. 夫妻双方获得计划生育相关知识并积极与医护人员协商采取合适的避孕措施。
2. 离院时各项指标在正常范围内，手术切口愈合良好。

第二节　常用避孕方法及护理

避孕是指采用科学的手段使妇女暂时不受孕。理想的避孕方法应符合安全、有效、简便、实用、经济等原则，对性生活及性生理无不良影响。常用的避孕方法有工具避孕、药物避孕和其他避孕方法。

知识拓展

节育措施的选择

1. 新婚夫妇短期避孕可选择避孕套或女性外用避孕药，必要时采用紧急避孕。
2. 已生育需长期避孕者首选宫内节育器。
3. 哺乳期可选用 IUD、避孕套，不宜选用药物避孕。
4. 两个或多个子女夫妇最好选择绝育措施。
5. 围绝经期可选用工具避孕，禁用或慎用避孕药。

一、工具避孕

(一) 阴茎套

阴茎套为男用避孕套，由乳胶薄膜制成，顶端有蓄精小囊。性交时套在阴茎上，射精时精液排在避孕套内，使精子不能进入阴道，阻止精子与卵子的结合，从而达到避孕的目的。正确使用避孕率高达93% ~95% 。

(二) 宫内节育器（IUD）

1. 宫内节育器的种类 宫内节育器是一种安全、有效、简便、经济、可逆的避孕工具。根据是否含有孕激素或铜离子等活性成分大致分为惰性 IUD 和活性 IUD 两大类（图19 – 1）。

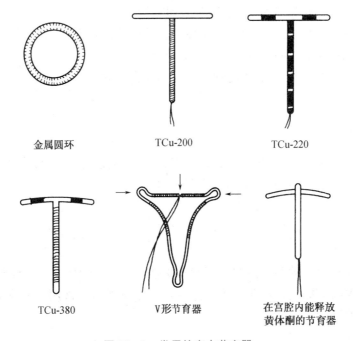

金属圆环　　　　　TCu-200　　　　　TCu-220

TCu-380　　　　　V形节育器　　　　在宫腔内能释放
　　　　　　　　　　　　　　　　　　黄体酮的节育器

图19 – 1　常用的宫内节育器

（1）惰性宫内节育器（第一代 IUD） 由惰性材料如金属、硅胶、塑料等制成。由于容易脱落以及带器妊娠率较高，自1993 年已停止生产使用。

（2）活性宫内节育器（第二代 IUD） 其内含有活性物质如铜离子、激素及药物等，避孕效果高，副反应少。常用的有：①带铜 IUD：有 T 形、V 形、伞形（母体乐）等。②药物缓释 IUD：含孕激素 T 形 IUD（曼月乐），含吲哚美辛、前列腺素及抗纤溶药物等 IUD。

2. 避孕原理 至今尚未完全阐明，主要认为是毒胚杀精和干扰受精卵着床。

3. 宫内节育器放置术

（1）适应证 已婚育龄期妇女无禁忌证，自愿要求放置 IUD 者均可放置。

（2）禁忌证　①妊娠或可疑妊娠。②月经过频、经量过多或不规则阴道流血。③生殖器官急、慢性炎症。④生殖器官肿瘤、子宫畸形。⑤宫颈内口过松、重度宫颈裂伤或子宫脱垂。⑥严重全身性疾患。⑦有铜过敏史者，禁止放置含铜 IUD。⑧宫腔深度 < 5.5cm 或 >9cm 者。

（3）放置时间　①月经干净 3～7 天、无性生活。②人工流产术后宫腔深度 <10cm 可立即放置。③产后 42 天，恶露已净，会阴伤口已愈合，子宫恢复正常。④剖宫产后半年。⑤自然流产、药物流产 2 次正常月经后。⑥哺乳期放置先排除早孕。

（4）不良反应　术后 3 个月内常出现不规则阴道流血或经量过多，与节育环可使纤维蛋白溶解酶活性增高有关，少量流血多无须治疗；流血量多者，需及时处理。少数病人可出现腰酸、腹坠，可能与节育环过大或位置偏低有关，必要时取出。

（5）术后健康指导　①避免剧烈运动，放置术后休息 3 天。②禁盆浴、性生活 2 周。③3 个月内排便、月经期时注意有无节育器脱出。④术后 3、6、12 个月各复查 1 次，以后每年 1 次，直至取出。

（6）并发症及护理　①感染：少数可因无菌操作不严引起上行性感染。抗感染同时取环。②节育器嵌顿、异位：应及时取出，必要时可在 B 超、X 线及腹腔镜的指引下进行。

4. 宫内节育器取出术

（1）适应证　①计划再生育或不需避孕。②放置期限已满需要更换。③绝经过渡期停经 1 年。④改用其他避孕措施或绝育。

（2）禁忌证　生殖道急性、亚急性炎症及严重的全身性疾病。

（3）取器时间　①月经干净 3～7 天为宜。②带器早期妊娠行人工流产同时取器。③诊断性刮宫时同时取器。

（4）术后健康指导　术后保持外阴清洁，休息 1 天，2 周内禁止性生活和盆浴，保持外阴清洁。

二、药物避孕

我国常用的药物避孕主要为人工合成的甾体激素避孕药，由雌、孕激素配伍组成。此类避孕方法优点为安全、有效、经济、方便，如能按规律服药，避孕成功率达 99% 以上。

1. 甾体激素避孕原理

（1）抑制排卵。

（2）干扰受精和受精卵着床。

2. 适应证和禁忌证

（1）适应证　健康育龄妇女均可服用甾体激素避孕药。

（2）禁忌证　①严重心血管疾病。②急、慢性肝炎或肾炎等。③内分泌性疾病。④恶性肿瘤、子宫或乳房肿块者。⑤哺乳期。⑥月经稀少或年龄 >45 岁者。

3. 甾体激素避孕药种类、用法及注意事项

（1）口服短效避孕药　常用药物有复方去氧孕烯片（妈富隆），炔雌醇环丙孕酮

（达因－35）等。月经第 5 天开始口服，每晚 1 片，连服 21 天，停药后 3 ~ 7 天内出现"月经"（即撤退性出血），下次月经第 5 天开始下一周期。使用注意事项：①如漏服 1 片，12 小时内补服；漏服 2 片，补服后要同时加用其他避孕措施；漏服 3 片时应停药，待撤退性出血后开始下一周期服药。②如停药 7 天仍为有撤退性出血，可开始下一周期的服药。

（2）长效避孕药及针剂　一般为每月使用 1 次，拟停止使用时须改用短效避孕药口服 3 个月才能停药。因其副作用较大，现较少使用。

（3）速效避孕药（探亲避孕药）　服药时间不受月经周期限制，适用于短期探亲夫妇，口服每日 1 片直至探亲结束。

（4）缓释系统避孕药　将高效孕激素与具备缓释性能的高分子化合物制成多种剂型，在体内持续衡量定时释放，已达到长效避孕效果。

4. 药物不良反应及处理

（1）类早孕反应　服药后多有恶心、食欲减退、困倦、头晕，类似于早孕反应，轻者无需处理，严重者给予对症处理，可遵医嘱服用维生素 B_6 20mg、维生素 C 100mg 等，每天 3 次，连服 7 天，可缓解症状。

（2）阴道流血　服药期间会出现少量阴道流血，多因漏服、迟服引起突破性出血。若点滴出血，则不需处理；出血偏多者每晚在服用避孕药同时加服半片至 1 片，直至停药；若出血量多，类似月经或已近经期，应停止用药，在出血第 5 天开始下一周期用药。

（3）月经过少或停经　绝大多数停经者，在停药后月经能恢复。若停药后月经仍不来潮，应在停药第 7 天开始服用下一周期避孕药，以免影响避孕效果。若连续停经 3 个月，需停药观察。

（4）其他　少数妇女服药后有色素沉着、体重增加等。

三、其他避孕措施

1. 紧急避孕　紧急避孕是指在无保护性生活或避孕失败后，妇女为防止非意愿妊娠而采取的避孕方法。紧急避孕的方法有：①放置 IUD，事后 5 天内实行。②紧急避孕药物：如左炔诺孕酮片（毓婷片）、米非司酮片等，事后 72 小时内服用，此方法只能起一次性的保护作用，不宜做常规避孕方法。

2. 安全期避孕　排卵前后的 4 ~ 5 天内为易受孕期，在此期间避免性生活而达到避孕的目的。但因影响排卵的因素较多，此法失败率高达 20%。

3. 外用避孕药　如避孕贴剂及阴道用杀精剂。

第三节　女性绝育

女性绝育也称输卵管绝育术，是一种安全、永久性节育措施。通过手术切断、结扎、电凝、钳夹输卵管或用药物黏堵、栓堵输卵管腔，以阻碍卵子与精子相遇而达到绝育目的。目前常规开展的是经腹输卵管结扎术。

一、适应证

1. 夫妇双方不愿再生育，自愿接受女性绝育术者。
2. 患有严重全身疾病不宜生育者。
3. 患遗传性疾病不宜生育者。

二、禁忌证

1. 各种疾病急性期，腹部皮肤有感染灶或生殖道感染。
2. 24 小时内两次测量体温≥37.5℃。
3. 重要脏器功能不全，不能耐受手术者。

三、手术时间

1. 非妊娠期应选在月经彻底干净 3～7 天内施行。
2. 早期或晚期人工流产后可立即施行手术，而自然流产、过期流产后 1 个月内不易手术，对于上着环的女性则应先取环再行绝育术。
3. 产褥期住院顺产者，一般情况良好，产后 6 小时后即可施行手术；在院外顺产者，需经住院观察 1～2 天情况正常，方可手术。对于难产者，需住院观察 4～5 天，无特殊情况时再施行手术。
4. 哺乳期可在月经恢复后 3～7 天内施术。没有恢复月经者可任选一日手术，但必须排除怀孕。
5. 剖宫产或其他妇科手术者，可同时做输卵管结扎术。

四、围手术期护理

按妇科经腹手术护理常规护理。

五、结扎方式

主要有输卵管抽芯近端包埋法和输卵管压挫结扎切断法。

六、术后健康指导

1. 术后休息 3～4 周，禁止性生活 1 个月。
2. 术后偶有再孕的可能，多为宫内妊娠，也应警惕异位妊娠的可能。

近年来开展的腹腔镜下输卵管绝育术，因方法简单、安全、创伤性小、术后恢复快，被逐渐广泛开展。

第四节　人工终止妊娠

人工终止妊娠是指在避孕失败后采用的有效补救措施。常用的方法有药物流产、人工流产术、乳酸依沙吖啶引产术及水囊引产术。

一、药物流产

药物流产是应用药物使绒毛组织变性、水肿、坏死并排出体外而终止妊娠的方法。常用的药物为米非司酮配伍米索前列醇。优点是简便、无创，但有近10%的失败率及大出血的风险，因此须严格掌握适应证，并在有抢救条件的医疗机构开展。

1. 适应证 ①HCG阳性，B超确诊为宫内妊娠，妊娠天数≤49天，本人自愿、年龄<40岁的健康妇女。②手术流产高危风险者，如瘢痕子宫、哺乳期、宫颈发育不良或严重骨盆畸形。③对手术流产有恐惧心理者。

2. 禁忌证 ①心、肝、肾疾病及慢性疾病病人，肾上腺皮质功能不全者。②使用前列腺素类药物禁忌者。③带宫内节育器妊娠者及怀疑异位妊娠者。

3. 用法 米非司酮25mg，每日口服2次，连续3天，于第4天上午口服米索前列醇0.6mg，1次，空腹温水服药。

4. 副反应 用药后可能出现恶心、呕吐、头晕、乏力、腹泻，多自行好转，无需特殊处理。流血时间过长或流血过多时，应立即刮宫，抗生素预防感染。

二、人工流产术

人工流产术是指采取手术方法，机械性终止妊娠的方法，包括负压吸引术和钳刮术。

1. 适应证 因避孕失败要求终止妊娠或因各种疾病不宜继续妊娠者。

2. 禁忌证 ①生殖道炎症。②全身情况不良，不能耐受手术。③各种疾病的急性期。④术前两次体温在37.5℃以上。

3. 手术操作

（1）负压吸引术 适用于妊娠10周内（操作步骤见实训十）。

（2）钳刮术 适用于妊娠10~14周。通过机械或药物方法使宫颈松软，卵圆钳伸入宫腔夹破胎膜，羊水流尽后夹取胎儿、胎盘组织，最后用刮匙清理宫腔残留组织。由于此时胎儿较大，骨骼形成，容易造成出血多、宫颈裂伤、子宫穿孔等，应尽量避免大月份钳刮术。

4. 人工流产术并发症的预防及处理

（1）人工流产综合反应 是指受术者术中或术后出现心动过缓、血压下降、面色苍白、出冷汗、头晕、胸闷，甚至昏厥等症状，又称为人流综合征。与精神紧张、反复机械性刺激宫颈引起迷走神经兴奋有关，经休息多自行缓解，如出现心率下降，静脉注射阿托品0.5~1mg，可迅速缓解。术前心理疏导，术中操作轻柔可减少其发生。

（2）子宫穿孔 是手术流产严重并发症，多见于哺乳期子宫、瘢痕子宫、子宫过度前屈或后屈或操作者技术不熟练等。损伤盆腹腔脏器，导致腹腔内出血及继发感染，应停止手术，住院治疗。

（3）吸宫不全 为常见并发症，指术后有部分胚胎或绒毛组织残留宫腔。一般术后出血超过10天时应考虑，B超检查可帮助诊断。按不全流产处理。

（4）**感染**　指人工流产2周内，发生生殖器官炎症。多因吸宫不全、流血时间长或过早性交引起，也可因体内原有感染病灶未彻底治疗，或手术感染所致，应及时抗感染治疗。

（5）**其他**　其他还有漏吸、术中出血、羊水栓塞等。

5. 健康指导

（1）保持外阴清洁，1个月内禁止性生活及盆浴，预防感染。

（2）负压吸引术术后休息3周，钳刮术术后休息4周，若腹痛、发热、流血多时应随诊。

（3）指导采取安全有效的避孕措施。

三、乳酸依沙吖啶（利凡诺）引产术

乳酸依沙吖啶（利凡诺）是一种强力杀菌剂，将其注入羊膜腔内，使胎儿中毒死亡，胎盘变性坏死，增加前列腺素的合成，促进宫颈软化，刺激子宫收缩。利凡诺引产术适用于（15～24周）中期妊娠需要终止者。

1. 禁忌证　①肝肾疾病或肝肾功能不全者。②严重心血管疾病或瘢痕子宫。③各种疾病急性期，如急性传染病、生殖器官炎症。

2. 术前准备　①阴道分泌物检查。②血、尿常规和肝功能检查。

3. 操作方法　操作方法见实训十。

4. 利凡诺引产并发症及处理　①全身反应：体温一般不超过38℃，可在短期内自行恢复。②阴道流血：一般不超过100ml，清宫后减少或停止。③产道裂伤。④胎盘、胎膜残留：可行清宫术。⑤感染：发生率较低，一旦发现感染征象应立即抗感染处理。

5. 健康指导

（1）产后恢复期注意休息，加强营养。

（2）指导回乳。

（3）术后6周内禁盆浴及性生活。

（4）提供避孕指导。

（5）告知若有发热、腹痛、阴道流血量多等异常情况及时就诊。

四、水囊引产术

水囊引产术是利用水囊机械刺激引起宫缩，促使胎儿及附属物排出。无药物反应，尤其适用于肝、肾疾病稳定期的中期妊娠引产的病人。术前了解胎盘的位置，避免出血；注意无菌操作，预防感染。

思 考 题

1. 计划生育措施包括哪些？
2. 宫内节育器的放置和取出术的禁忌证有哪些？

第二十章 妇女保健

知识要点

妇女保健工作与临床医学、疾病预防控制构成我国医药卫生防病的基本体系，以保障生殖健康为核心，促进基本公共卫生服务均等化为主要工作。通过本章学习，了解妇女保健工作的意义、方法和内容。

第一节 概 述

妇女保健是采取以预防为主，以保健为中心，以群体为服务对象，以社区为重点，以保健与临床相结合的方法，开展以保障生殖健康为核心的妇女保健工作，提高民族综合素质，维护家庭幸福和后代健康，并促进计划生育基本国策的贯彻和落实。其宗旨是维护和促进妇女身心健康。

一、妇女保健工作的方法和目的

妇女保健工作是通过坚持政府领导、多部门协作、全社会参与；加强建立健全三级妇幼保健网，提高专业队伍的业务水平，充分发挥专业机构和人员的专业作用，深入调查研究，制定切实可行的工作计划和防治措施，广泛开展社会宣传，普及卫生知识，进行积极的预防、普查、监护和保健措施，做好妇女各期保健，以达到降低孕妇及围生儿死亡率、患病率和伤残率，控制某些疾病及遗传病的发生，阻断性传播疾病的播散，促进妇女身心健康，提高妇女生活质量的目的。

二、妇女保健的组织机构

1. 行政机构 卫生部内设妇幼保健司并下设妇幼保健处，领导全国妇幼保健工作。省（直辖市、自治区）卫生厅设基层卫生与妇幼保健处。市（地）级卫生局设妇幼保健科。县（市）级卫生局设妇幼保健所。

2. 专业机构

（1）妇幼卫生专业机构 包括各级妇幼保健机构，各级妇产科医院、儿童医院，综合医院妇产科、儿科、计划生育科、预防保健科，中医医疗机构中妇科、儿科，妇产科、儿科诊所以及各级妇幼保健机构。不论其所有制关系如何（全民、集体、个体）均属妇幼卫生专业机构。

（2）各级妇幼保健机构　①国家级：目前国家级妇幼保健机构设立在中国疾病预防控制中心，与各省、市、县妇幼保健机构构成我国妇幼保健体系。②省级：省妇幼保健院。③市（地）级：市（地）级妇幼保健院（所）。④县级：县级妇幼保健院（所）。各级妇幼保健机构均在同级卫生行政部门领导下，认真贯彻落实各项妇幼保健工作方针。

第二节　妇女保健工作的内容

妇女保健工作的内容具体包括：妇女各期保健、妇女病普查普治、计划生育技术指导、妇女劳动保护、妇女心理保健。

一、妇女各期保健

1. 青春期保健　青春期是女性生殖器官和性生理走向成熟的过渡时期。青春期应培养良好的个人生活习惯，参与适当的体育锻炼和体力劳动，进行心理卫生和性知识、性道德教育；定期体格检查，早期发现疾病和行为偏异，减少或避免诱发因素；对青少年常见疾病进行治疗与康复。

2. 围婚期保健　是指围绕结婚前后，为保证婚配双方及其后代健康所进行的一系列保健服务措施，包括婚前医学检查、围婚期健康教育及婚前卫生咨询。

（1）婚前医学检查　是指对准备结婚的男女双方可能患有影响结婚和生育的疾病进行的医学检查，排除法律上规定的不宜结婚的疾病。

（2）围婚期健康教育　是指对准备结婚的男女双方和已结婚未生育的夫妇进行的以生殖健康为中心的、与结婚及生育有关的保健知识教育。帮助新婚夫妇了解性生活及性生理的知识，婚后常见病的防治及处理等。

（3）婚前卫生咨询　指针对医学检查发现的异常情况以及服务对象提出的具体问题进行解答、提供信息、交换意见，帮助受检者在知情的基础上作出适宜的决定。

3. 生育期保健　此期是女性生殖功能最旺盛时期，保健的目的是维护生殖健康，保证母婴安全，降低孕产妇和围生儿死亡率。通过正确的产科处理，减少因孕育导致的各种疾病；做好计划生育指导，加强疾病普查及卫生宣传，降低妇女病的发病率，以保护其身心健康。

4. 围生期保健　指一次妊娠从妊娠前、妊娠期、分娩期、产褥期、哺乳期、新生儿期，持续为孕产妇及胎儿、婴儿的健康所提供的一系列保健措施，从而提高产科质量，降低围生儿及孕产妇的死亡率。

哺乳期通常为 10 ~ 24 个月，保健人员的访视内容包括母亲身心康复情况、母乳喂养及婴儿生长发育状况，指导母亲在哺乳期合理用药，采取正确的避孕措施。

5. 围绝经期保健　围绝经期是指妇女从接近绝经时出现的与绝经有关的内分泌、

生物学和临床特征起至最后一次月经 1 年内的时期。此期保健的主要目的是提高围绝经期妇女的自我保健意识和生活质量，应加强知识宣教，合理安排饮食，保持乐观情绪，劳逸结合，坚持体育锻炼。鼓励定期体检，在医师指导下，积极防治生殖器官感染、月经失调、子宫脱垂、妇科肿瘤及围绝经期综合征。指导避孕至停经 1 年以上，宫内节育器于绝经 1 年后取出。

6. 老年期保健　老年人的生理、心理和生活改变，容易产生各种心理障碍及疾病。应指导老年人定期体检，加强身体锻炼，从事力所能及的工作，保持生活规律，注意劳逸结合，防治老年期常见病和多发病，以提高生命质量，促进身心健康。

二、妇女病普查普治

妇女常见病的普查普治是贯彻预防为主，保护妇女生殖健康的一项重要举措。通过对已婚育龄妇女每 1~2 年进行妇科常见病的普查和普治，保证妇女常见疾病的早发现、早诊断、早治疗，从而不断提高妇女的生活质量。

三、计划生育技术指导

计划生育技术指导是将临床技术服务和咨询指导、术前宣传教育、术后随访相结合，面向群众，深入基层，保证每对夫妇对节育方法的知情选择，帮助每个公民安全、健康地度过育龄期。

四、妇女劳动保护

根据女性生理特点，为确保在劳动工作中的安全和健康，我国政府颁布了一系列较为完善的妇女劳动保护和保健法规。有关规定如下：

1. 月经期　不得安排从事高空、低温、冷水和国家规定的第三级体力劳动强度的劳动。

2. 妊娠期　不得在正常劳动日以外延长劳动时间，怀孕 7 个月后不得安排夜班劳动。在劳动时间内应安排一定的休息时间。怀孕的女职工在劳动时间内进行产前检查，应当算为劳动时间。

3. 产褥期　产假为 90 天，其中产前 15 天，难产者增加产假 15 天。多胎妊娠的每多生育一个婴儿，增加产假 15 天。

4. 哺乳期　哺乳时间为 1 年，每班劳动时间内哺乳 2 次，每次 30 分钟，不得安排夜班劳动，不得延长劳动时间。

5. 围绝经期　围绝经期女职工应得到社会广泛的体谅和关怀，经医疗诊断为围绝经期综合征者，经治疗效果不佳，已不适应现任工作时，应暂时安排其他适宜工作。

6. 其他　妇女应遵守国家计划生育法规，但也有不育的自由。各单位对妇女应定期进行以防癌为主的普查普治；女职工的劳动负荷一般单人不得超过 25kg，双人抬运总重量不得超过 50kg。

五、妇女心理保健

妇女一生由于生理上的特殊性，常常引起心理上的变化，所以更易导致精神疾病和精神异常，因此妇女保健不仅在生理上，也要对妇女的心理进行保健工作，尤其是妇女一生中各特殊时期。具体的保健措施如下：

1. 使妇女懂得自尊、自爱、自信、自强，懂得提高自身修养的重要性，学会调整心态，正确处理好人际关系，保持身心健康。

2. 提供一个舒适的生活和工作环境，家人和朋友要多关心和支持，尤其在特殊时期要多安慰、体贴。

3. 注意劳逸结合，避免过度疲劳，每天保证 8 小时睡眠，1 小时午休。业余时间多参加文娱活动，保持心情愉快。

思 考 题

1. 妇女各期保健工作的任务是什么？
2. 妇女病普查的常见项目有哪些？

实践指导

实训一 女性生殖系统解剖技能训练

【目的】

1. 熟练掌握正常女性骨盆的结构和分界及骨性标志。

2. 熟练正常女性内、外生殖系统的解剖结构。

3. 了解内生殖器官与邻近器官的关系。

【准备】

正常女性骨盆模型、外生殖器官模型、女性内生殖器官与邻近器官模型等。

【方法与步骤】

1. 模型示教

（1）女性骨盆

1）女性骨盆的结构：骶骨、尾骨及左右两块髋骨的组成与位置。

2）骨盆的分界线：前为耻骨联合上缘，后为骶岬，两侧为髂耻线。

3）骨盆的骨性标志：髂前上棘、髂嵴、骶骨岬、骶髂关节、耻骨联合、耻骨弓、坐骨结节、坐骨棘、坐骨切迹和骶尾关节。

（2）女性生殖器官

1）外生殖器官：阴阜、大阴唇、小阴唇、阴蒂、前庭大腺、尿道口、阴道口及会阴体的解剖结构和位置。

2）内生殖器官：阴道、子宫、输卵管及卵巢的解剖结构。

3）女性内生殖器官与邻近器官：输尿管、膀胱、尿道、阑尾及直肠的位置。

2. 分组训练 学生分组利用模型辨认骨盆，骨性标志，内、外生殖器官及邻近器官。教师巡回指导。

【小结】

1. 实践结果检测：抽查学生指认内、外生殖器官，说出内生殖器官与邻近器官的毗邻关系，说出骨盆骨性标志的寻找方法。

2. 写出实践体会。

3. 考核成绩。

实训二　产科腹部的四步触诊法及骨盆外测量

一、腹部四步触诊法

【目的】

1. 掌握腹部四步触诊的方法，操作正确、动作规范。

2. 掌握胎产式、胎先露、胎方位的概念。

3. 通过本次实践，培养学生关心体贴病人的态度。

【准备】

1. 用物准备：洗手液、毛巾。

2. 环境准备：室内安静、整洁，光线充足，温、湿度适宜，屏风遮挡或关闭门窗。

3. 护士准备

（1）素质要求：衣帽整洁、态度和蔼、语言流畅、面带微笑。

（2）修剪指甲、洗净并温暖双手。

（3）核对姓名、床号。

（4）评估孕妇：询问末次月经日期、早孕反应及胎动时间，了解孕期有无阴道流血、腹痛等异常情况。

（5）向孕妇解释腹部四步触诊法的目的及配合事项。

4. 孕妇准备：排空膀胱，仰卧于检查床上，暴露腹部，双腿略屈。

5. 多媒体教学资料及孕妇人体模型。

【方法与步骤】

1. 教师操作示教

（1）第一步　检查者双手置于子宫底部，先确定子宫底高度，估计胎儿大小与妊娠周数是否相符，然后两手指腹相对轻推，判断宫底处的胎儿部分。

（2）第二步　检查者双手置于腹部两侧，一手固定，另一手轻轻向对侧深按，两手交替进行，分辨胎背及胎儿四肢。

（3）第三步　检查者拇指与其余四指分开，置于耻骨联合上方，握住先露部，核对是胎头或胎臀，同时左右推动，确定是否衔接。

（4）第四步　检查者面向孕妇足端，两手分别置于胎先露的两侧，向骨盆入口方向深按，再次核对胎先露及衔接情况。

2. 训练 观看多媒体教学资料。学生分组在孕妇人体模型上练习。

【注意事项】

1. 四步触诊时，检查者站在孕妇右侧，前三步面向孕妇头端，第四步面向孕妇足端。

2. 操作前做好解释工作，取得孕妇的同意及配合；操作中关爱孕妇，手法轻柔，注意保暖。

【小结】

1. 记录腹部四步触诊的操作方法。
2. 判断胎产式、胎先露、胎方位及胎先露是否衔接。

二、骨盆外测量

【目的】

1. 掌握骨盆外测量的方法，操作正确、动作规范。
2. 掌握骨盆外测量各径线的正常值。
3. 通过本次实践，培养学生关心体贴病人的态度。

【准备】

1. 用物准备 骨盆测量器、孕妇人体模型、洗手液、毛巾。
2. 环境准备 室内安静、整洁，光线充足，温、湿度适宜，屏风遮挡或关闭门窗。
3. 护士准备
（1）素质要求：衣帽整洁、态度和蔼、语言流畅、面带微笑。
（2）修剪指甲、洗净并温暖双手，铺一次性垫单于床上。
（3）核对姓名、床号。
（4）评估孕妇：询问有无孕产史及分娩方式。
（5）向孕妇解释骨盆外测量的目的及配合事项。
4. 孕妇准备 排空膀胱，脱去裤子，仰卧于检查床垫单上。

【方法与步骤】

1. 教师操作示教
（1）测量髂棘间径 嘱孕妇取伸腿仰卧位，测量两髂前上棘外缘间的距离。
（2）测量髂嵴间径 嘱孕妇取伸腿仰卧位，测量两髂嵴外缘间最宽的距离。
（3）测量骶耻外径 嘱孕妇取左侧卧位，左腿屈曲，右腿伸直，测量第5腰椎棘突下至耻骨联合上缘中点的距离。
（4）测量坐骨结节间径 嘱孕妇取仰卧位，两腿屈曲，双手抱膝，测量两坐骨结节内侧缘间的距离。

（5）测量耻骨弓角度　嘱孕妇取膀胱截石位，检查者两手拇指尖斜着对拢，置于耻骨联合下缘，两拇指平放在耻骨降支上面，测量两拇指间的角度。

2. 训练　观看多媒体教学资料。学生分组在孕妇人体模型上练习。

【注意事项】

1. 骨盆外测量时，孕妇应选择不同的体位，检查者站在孕妇右侧。

2. 操作前做好解释工作，取得孕妇的同意及配合；操作中关爱孕妇，手法轻柔，注意保暖。

3. 测量数值要准确，如小于正常值应告知病人于妊娠 24 ~ 36 周时行骨盆内测量。

【小结】

1. 记录骨盆外测量的操作方法。

2. 记录骨盆外测量各径线数值的检查结果。

3. 判断骨盆大小是否正常。

实训三　平产接生的护理训练

【目的】

1. 掌握正常分娩产妇外阴冲洗消毒的方法。

2. 掌握正常分娩接生时的护理配合。

3. 培养学生关爱病人的态度。

【准备】

1. 多媒体教学资料。

2. 产妇模型、产包、便盆、会阴冲洗罐内装冲洗液、消毒液、无菌持物钳、无菌大棉球、消毒棉球、胎心听诊器、新生儿吸痰管、血压计。

3. 洗手液、毛巾。

【方法与步骤】

1. 教师进行操作示教：操作者站在孕妇右侧。

（1）外阴准备

1）第一遍：产妇臀下放一便盆，用无菌卵圆钳夹一肥皂棉球，擦洗外阴部，顺序是：小阴唇、大阴唇、阴阜、大腿内上 1/3、会阴、肛周、肛门。

2）第二遍：右手用持物钳夹消毒大棉球遮挡阴道口，左手持装有冲洗液的冲洗罐冲洗外阴，顺序为：由上而下、由外而内，即阴阜、大腿内侧、大阴唇、小阴唇、会阴、肛周及肛门。

3）第三遍：右手持无菌持物钳夹消毒棉球擦洗，顺序为：由上而下、由内而外，即小阴唇、大阴唇、阴阜、大腿内侧、会阴、肛周、肛门。

（2）铺巾　打开产包，协助接生者铺无菌巾。

（3）指导产妇正确使用腹压　宫缩时嘱产妇深吸气后屏气，稍吸口气再屏气；一阵宫缩屏气2~3次；宫缩间歇时放松休息，可以拍打产妇手臂，让其放松；等儿头着冠后嘱产妇宫缩时深吸气，宫缩间歇时缓缓屏气。

（4）接生配合　观察宫缩、胎心、拨露、着冠情况；接生者保护会阴，协助胎儿娩出；接生者处理新生儿呼吸道、脐带后，护士对新生儿进行体检，测体重、身长，检查体表有无明显畸形；抱示母亲，看清性别；左手腕上系腕带，在新生儿记录单上摁母亲拇指印和新生儿足印，穿好衣服，包裹于襁褓中，外系小标牌；滴眼药水。

（5）操作后处理

1）撤去污染敷料，协助产妇穿好裤子，使用消毒会阴垫，保暖，帮助产妇擦洗乳房，抱新生儿协助早吸吮。

2）整理其他用物，交代注意事项，做好接生记录。

3）洗手。

4）给产妇喂糖水，保持情绪稳定，休息。

5）产后观察2小时注意宫底高度、软硬度、有无宫腔积血；阴道出血量、色、性状；膀胱充盈度；阴道有无血肿及血压变化。

2. 观看正常分娩录像，学生分组在产妇人体模型上操作练习。

【小结】

1. 记录外阴准备的方法顺序。
2. 记录接生配合要点。
3. 写出实验体会，注意事项。
4. 考核成绩。

实训四　异常妊娠孕妇的护理训练

一、子痫的急救

【目的】

1. 掌握子痫病人急救的步骤与方法，操作正确、动作规范。
2. 通过本次实践，培养学生关心体贴病人的态度。

【准备】

病人的病案资料，多媒体教学片。开口器、压舌板、舌钳、吸痰器、氧气、血压计、听诊器、弯盘、棉签、特护记录单等。

【方法与步骤】

1. 学习病人的病案资料。

2. 教师操作示教

（1）将孕妇安置在安静的单人间，光线暗淡，避免声光的刺激。

（2）拉开床挡，防止孕妇跌伤。

（3）平卧位，头偏向一侧，避免分泌物误吸，必要时用吸痰器吸出痰液。

（4）两臼齿间放置开口器，并用舌钳将舌头拉出、防止舌后坠堵塞呼吸道，取出假牙，必要时气管切开。

（5）持续给氧气。

（6）遵医嘱使用硫酸镁静脉滴注，注意观察药物的不良反应。

（7）测量病人的血压、脉搏、呼吸并记录。严密观察病情，详细记录。

3. 观看多媒体教学片，学生分组练习。

【注意事项】

1. 子痫急救时要迅速控制子痫的发作，注意避免发生病人意外损伤。

2. 注意保持呼吸道通畅，室内光线暗淡，避免声光的刺激，同时注意保暖。

3. 护士的治疗及护理尽量集中进行。

【小结】

1. 记录急救步骤及操作方法。

2. 写出急救的注意事项。

3. 考核成绩。

二、异常妊娠病人的护理（病案分析）

【目的】

1. 熟悉流产、异位妊娠、妊娠期高血压疾病、前置胎盘、胎盘早剥的临床表现、治疗原则。

2. 掌握流产、异位妊娠、妊娠期高血压疾病、前置胎盘、胎盘早剥的护理诊断及护理措施。

3. 通过本次实践，培养学生关心体贴病人的态度和与病人沟通交流的技巧。

【准备】

1. 准备病例录像。

2. 准备典型病例。

3. 组织去医院产科病房临床见习。

【方法与步骤】

1. 组织学生观看有关疾病典型病例录像。

2. 将学生分成小组，每一个小组准备一个典型案例。

3. 安排学生分成不同小组去临床医院见习。

4. 按照小组进行讨论，列出可能的护理诊断、护理措施。

5. 考核记录成绩。

【注意事项】

1. 选择病案尽量典型。

2. 教师注意做好引导。

3. 鼓励学生做好准备工作，如查阅资料、如何与病人进行沟通等。

【小结】

1. 教师组织全班学生进行总结。每一个小组派代表总结本组病例的护理诊断、护理措施，不完善之处由教师及本组其他成员补充完善。

2. 完成实验报告。

附：典型案例

病例 1：流产孕妇的护理

刘女士，27 岁，已婚，停经 50 余天，今晨突感下腹部不适，阴道少量出血，随即入院检查。体格检查：体温 36.2℃，脉搏 90 次/分，呼吸 20 次/分，血压 110/80mmHg；心肺听诊（－）。妇科检查：阴道少量出血；子宫颈口关闭，子宫约孕 50 天大小；附件区未见异常。实验室检查：血红蛋白 110g/L，红细胞 3.5×10^{12}/L，白细胞 5×10^9/L。

病例 2：异位妊娠孕妇的护理

唐女士，35 岁，已婚 5 年，因慢性输卵管炎致不孕。经积极治疗后妊娠，现停经 2 个月。今晨排便后突感左下腹部剧烈疼痛，以后波及整个腹部，伴有恶心、呕吐，于 7 时急诊入院。

体格检查：面色苍白，烦躁不安；体温 36.1℃，脉搏 112 次/分，呼吸 24 次/分，血压 80/50mmHg；心肺听诊（－）；左下腹部明显压痛，移动性浊音阳性。妇科检查：阴道少量出血、暗红色；阴道后穹隆饱满、触痛；子宫颈举痛明显；左侧附件区可触及明显包块、质软，有压痛。实验室检查：血红蛋白 70g/L，红细胞 2×10^{12}/L，白细胞 5×10^9/L。

病例 3：妊娠期高血压疾病孕妇的护理

张女士，37 岁，已婚，停经 33 周，下肢水肿 1 周，近 3 天头晕、头痛、眼花，于

9 时入院。病史：孕 2 产 0，平时月经规律，停经 40 余天出现恶心呕吐，症状轻微，未经治疗，持续 1 个月余自然好转。停经 4 个月感胎动至今。近 1 周下肢出现水肿至膝部，近 3 天感头晕、头痛、眼花。体格检查：发育正常，营养中等；体温 36.5℃，脉搏 90 次/分，呼吸 20 次/分，血压 150/110mmHg；心肺听诊（－）；既往无高血压、糖尿病及肾病史。产科检查：宫高 33cm，腹围 102cm，LOA，胎心 144 次/分。骨盆外测量：髂棘间径 25cm，髂嵴间径 26cm，骶耻外径 19cm，坐骨结节间径 9cm。实验室检查：血红蛋白 110g/L，红细胞 3.5×10^{12}/L，白细胞 5×10^{9}/L，血小板 140×10^{9}/L，尿蛋白（＋＋）。眼底检查：动脉与静脉比例是 1∶2。

病例 4：前置胎盘孕妇的护理

黄女士，28 岁，已婚，以"妊娠 33 周，夜间睡醒后突然发现大量阴道流血"为主诉急诊入院。病史：孕 6 产 0，曾经人工流产 3 次，自然流产 2 次。平时月经规律，停经 50 余天出现恶心呕吐，症状轻微，未经治疗，持续 1 个月余自然好转。停经 4 个月余感胎动至今。孕 28 周曾经发生阴道无原因无痛性出血，量少，在外院经过处理后出血停止。于今晨 4 时睡醒后发现阴道出血，量较多，不伴腹痛。近日无外伤、劳累及性生活史。体格检查：发育正常，营养中等，面色略苍白。体温 36.5℃，脉搏 90 次/分，呼吸 22 次/分，血压 110/80mmHg；心肺听诊（－）。产科检查：腹软、无压痛，宫高 33cm，腹围 92cm，LSA，胎心 146 次/分。骨盆外测量：髂棘间径 24cm，髂嵴间径 26cm，骶耻外径 20cm，坐骨结节间径 9cm。实验室检查：血红蛋白 100g/L，红细胞 3.3×10^{12}/L，白细胞 5×10^{9}/L。B 超检查：胎头双顶径 8.3cm，羊水深度 5.5cm，胎盘位于子宫前壁靠左下，下缘覆盖子宫颈口。

病例 5：胎盘早剥孕妇的护理

曾女士，25 岁，以"妊娠 33 周，不慎摔倒，腹部撞击硬物后持续腹部疼痛"急诊入院。病史：孕 1 产 0，平时月经规律，停经 2 个月余出现恶心呕吐，症状轻微，未经治疗，持续 1 个月余自然好转。停经 4 个月余感胎动至今。于今晨 8 时不慎摔倒腹部撞击硬物后持续腹部疼痛，伴有少量阴道出血。体格检查：面色苍白，体温 36.5℃，脉搏 110 次/分，呼吸 24 次/分，血压 70/50mmHg；心肺听诊（－）。产科检查：宫高 38cm，腹围 105cm，胎位不清，胎心音不清。子宫硬如板状、压痛明显。实验室检查：血红蛋白 90g/L，红细胞 3×10^{12}/L，白细胞 5×10^{9}/L。B 超检查：胎头双顶径 8.4cm；羊水深度 7.5cm，回声不均匀；胎盘位于子宫后壁，胎盘与子宫壁之间有明显液性暗区。B 超提示胎盘早剥。

实践五　新生儿窒息的抢救训练

【目的】

1. 掌握新生儿窒息复苏的原则和步骤。
2. 掌握口对口呼吸、简易人工呼吸器呼吸及胸外心脏按压方法。

3. 初步了解喉镜指引下气管插管的方法。

【准备】

新生儿模型、远红外线辐射抢救台、气管插管模型、喉镜、不同型号气管插管、简易呼吸器、低压吸痰器、给氧装置、听诊器、1:10000 肾上腺素、纳洛酮、5% 碳酸氢钠等。

【方法与步骤】

1. 教师操作示教

（1）新生儿准备　娩出后立即置于预热到 30℃ ~ 32℃ 的远红外线辐射抢救台上，摆好复苏体位（新生儿仰卧，肩部垫高 2 ~ 3cm，呈轻微颈伸仰位，使呼吸道通畅），用温热干毛巾揩干全身的羊水和血迹，减少散热。撤去湿毛巾，重新摆好体位。

（2）按 ABCDE 程序进行　步骤如下：

1）清理呼吸道（A）：轻度窒息者用吸痰管或导尿管轻轻插入新生儿咽部或鼻部，吸出羊水和黏液；注意吸引时间不超过 10 秒。对羊水胎粪污染而且无活力（无呼吸或仅有喘息样呼吸，肌张力低下，心率 <100 次/分）的新生儿，应配合医生立即采用气管内插管清理呼吸道，在喉镜指引下，将气管导管插入声门下吸黏液。

2）建立自主呼吸（B）：在有效清理呼吸道后，用手指轻轻拍打患儿的足底或摩擦背部以诱发自主呼吸。建立自主呼吸后，给氧。若无呼吸或喘息样呼吸，胸廓起伏不好，或心率 <100 次/分，持续性紫绀无缓解，则使用复苏气囊进行面罩正压通气或气管插管正压通气。紧急情况下采用口对口鼻人工呼吸：将 4 层纱布置于新生儿口鼻上，一手托起新生儿颈部，另一手轻压上腹以防气体入胃，对准新生儿口鼻轻轻吹气，见胸部微微隆起时放开，然后轻压腹部协助排气，每分钟 30 次，直至呼吸恢复。

3）建立有效循环（C）：气囊面罩正压通气 30 秒，心率仍 <60 次/分，应在气囊面罩正压通气同时加胸外按压。可用双手环抱胸部，两拇指并排按压胸骨体下 1/3 处即剑突以上，乳头连线以下（拇指法）；也可用右手示、中两个手指尖放在胸骨体下 1/3 处，左手支撑背部（双指法）。按压深度约 1 ~ 2cm，有效后可摸到颈动脉、股动脉搏动。胸外按压和正压通气的比例应为 3：1，即 90 次/分按压和 30 次/分呼吸，达到每分钟约 120 个动作。

4）按医嘱给药（D）：胸外按压 30 秒后心率仍 <60 次/分，用 1:10000 肾上腺素溶液 0.1 ~ 0.3ml/kg，吸于 1ml 的注射器中经头皮静脉或脐静脉给药。在静脉通道未建立前，可气管导管内给药。

5）评价（E）：复苏过程中要随时评价患儿的自主呼吸及心率情况，复苏有效，新生儿窒息好转的体征为心率增加、自主呼吸建立及皮肤黏膜转红润。

操作后处理：①给新生儿穿好衣服。②包好包被。③整理操作台。④洗手。⑤交代注意事项并记录。

2. 训练　学生分组在新生儿模型上操作练习，观看多媒体教学资料，教师巡回指导。

【注意事项】

1. 操作过程中注意保温。产房、手术室温度提高至 26℃～28℃、相对湿度 50%～60%，预热远红外线辐抢救台 30℃～32℃。

2. 抢救过程中严格无菌操作。

3. 操作中注意动作轻柔，避免损伤新生儿。

【思考与练习】

1. 新生儿窒息抢救 ABCDE 程序有哪些?

2. 新生儿窒息抢救手术室、远红外线辐射抢救台温度要求是多少?

3. 胸外按压和人工呼吸的比例是多少? 如何操作?

实训六　人工破膜术及会阴侧切术护理训练

一、人工破膜术

【目的】

1. 掌握人工破膜术的方法，操作正确、动作规范。

2. 通过本次实践，培养学生关心体贴病人的态度。

【准备】

1. 用物准备：洗手液、毛巾。

2. 护士准备

（1）素质要求：衣帽整洁、态度和蔼、语言流畅、面带微笑。

（2）修剪指甲、洗净并温暖双手。

（3）核对姓名、床号。

（4）评估孕妇：了解胎位、宫缩、胎儿等有无异常情况。

（5）向孕妇解释行人工破膜术的目的及配合事项。

3. 孕妇准备：膀胱截石位。

4. 多媒体教学资料及孕妇人体模型。

【方法与步骤】

1. 教师示教

（1）常规消毒外阴、阴道。

（2）听胎心音，阴道检查，排除头盆不称、胎位不正、脐带先露等。

（3）戴无菌手套，用左手示、中指剥膜后触到前羊水囊。

（4）右手持破膜针或产科钳沿左示指、中指引导夹破或刺破胎膜，使羊水流出。

（5）听胎心，观察羊水的量、色、性状，关注羊水流出的速度。

（6）操作后处理：①协助孕妇穿好衣服。②整理床单及用物。③洗手。④交代注意事项并记录。

2. 训练　观看多媒体教学资料，学生分组在孕妇人体模型上练习。

【注意事项】

1. 在宫缩间歇时夹破或刺破胎膜，破膜后让羊水缓慢流出，羊水过多者尤为重要，以防脐带脱垂、胎盘早剥和羊水栓塞。

2. 破膜时注意无菌操作，破膜前后必须听胎心音。

3. 操作前做好解释工作，取得孕妇的同意及配合；操作中关爱孕妇，手法轻柔，注意保暖。

【小结】

1. 实践结果检测：说出人工破膜术的步骤及注意事项。

2. 写出实践体会。

3. 考核成绩。

二、会阴侧切术

【目的】

1. 掌握会阴侧切术的方法，操作正确、动作规范。

2. 掌握异常分娩产妇的护理措施。

3. 通过本次实践，培养学生关心体贴病人的态度。

【准备】

1. 用物准备：会阴侧切包、洗手液、毛巾。

2. 护士准备

（1）素质要求：衣帽整洁、态度和蔼、语言流畅、面带微笑。

（2）修剪指甲、洗净并温暖双手，铺一次性垫单于床上。

（3）核对姓名、床号。

（4）评估孕妇：了解产妇产程进展，宫缩及胎儿等状况。

（5）向孕妇解释会阴侧切术的目的及配合事项。

3. 多媒体教学资料及孕妇人体模型。

【方法与步骤】

1. 教师示教

（1）冲洗消毒会阴并铺巾。

（2）麻醉起效后，左手示、中两指伸入胎先露和阴道侧后壁之间。

（3）右手持剪刀在会阴后联合正中偏左 0.5cm 处向左下方，与正中线呈 45°，于宫缩时剪开皮肤和黏膜，一般剪开 3～4cm。纱布压迫止血并结扎小动脉。

（4）缝合阴道黏膜，用肠线连续缝合至处女膜环，不留死腔。

（5）用肠线间断缝合肌层及皮下脂肪，对合整齐，缝合不过密。

（6）用丝线间断缝合皮肤，缝线松紧适度。

（7）检查有无纱布遗留阴道内。

（8）肛诊检查有无肠线穿透直肠黏膜。

2. 训练　观看多媒体教学资料，学生分组在孕妇人体模型上练习。

【注意事项】

1. 术前向产妇讲清会阴切开术的目的是缩短第二产程，或是避免阴道及会阴裂伤，取得孕妇的同意及配合。

2. 术中指导产妇正确运用腹压，顺利完成胎儿经阴道分娩。

3. 术后嘱产妇右侧卧位，保持外阴部清洁、干燥，及时更换会阴垫，每天行会阴冲洗 2 次，排便后及时清洗会阴。

【小结】

1. 记录会阴侧切术的操作方法。

2. 判断导致产妇异常分娩的原因。

3. 考核成绩。

实训七　产后出血的救护训练

【目的】

1. 掌握产后出血各种止血措施的用物准备。

2. 熟练掌握子宫按摩止血的手法。

【准备】

1. 多媒体教学资料。

2. 分娩床和分娩模型，消毒纱布条、生理盐水、治疗碗、卵圆钳、缝合包等。

3. 洗手液、毛巾。

【操作方法】

1. 按摩子宫止血法

（1）经腹按摩法

1）左手在耻骨联合上缘向下按压使子宫上升。

2）右手置于子宫底部，拇指放于子宫前壁，其余 4 指放于子宫后壁。

3）双手做均匀有力地、有节奏地按摩。

4）按摩过程中应间隔性地按压子宫底，将宫腔内积血排出，有利于子宫收缩恢复正常。

（2）腹部 – 阴道双手按摩法

1）术者一手握拳置于阴道前穹隆，顶住子宫前壁。

2）另一手经腹部按压子宫后壁，使子宫前屈。

3）先挤压出宫腔内积血。

4）两手相对紧压子宫并做按摩。

5）有节律持续轻柔按摩 15 分钟，促进子宫收缩。

2. 纱布填塞宫腔法

（1）常规消毒，洗手，戴手套。

（2）用灭菌纱布条在盛生理盐水的治疗碗中浸湿挤干。

（3）术者用一手在腹部固定宫底，用另一手或持卵圆钳将 4～6 层大纱条送入宫腔内，自宫底向外逐层填塞。

（4）填塞应紧密，不留空隙，均匀。剩余的纱布条留于阴道内。

（5）24 小时后缓慢抽出纱布条，抽出前先注射宫缩剂。

【操作步骤】

1. 观看多媒体教学资料。

2. 教师进行操作示教。

3. 学生分组在产妇人体模型上操作练习。

【注意事项】

1. 检查孕妇膀胱充盈情况，必要时导尿。

2. 操作时注意无菌操作，控制感染。

3. 密切观测血压、脉搏等生命体征。

【小结】

1. 记录产后出血的 3 种救护配合。

2. 判断导致产妇产后出血的原因。

3. 写出实验体会、注意事项，考核成绩。

实训八　妇科检查的护理训练

【目的】

1. 熟练掌握妇科检查的物品准备及护理配合。

2. 掌握常用妇科检查的方法，操作正确、动作规范。

3. 通过本次实践，培养学生关心体贴病人的态度。

【准备】

1. 环境准备　室内安静、整洁，光线充足，温、湿度适宜，屏风遮挡或关闭门窗。男护士检查时需有其他女医护人员在场。

2. 用物准备　鸭嘴形阴道窥器、石蜡油、无菌手套、消毒干棉球、消毒纱布块、长镊、长棉签、生理盐水、宫颈刮板、臀垫、器具浸泡桶（内盛消毒液）、污物桶、照明灯。

3. 护士准备

（1）素质要求：衣帽整洁、态度和蔼、语言流畅、面带微笑。

（2）修剪指甲、洗净双手，戴无菌手套。

（3）核对姓名，铺好臀垫，站在病人两腿之间，面向病人。

（4）评估病人：询问促使病人就诊的主要症状及持续的时间和病人的应对方式。

（5）向病人解释所做检查的目的及配合事项。

4. 病人准备　排空膀胱，褪去一侧内、外裤腿，取膀胱截石位躺在检查床上，两手平放于身旁，尽量放松腹肌。

【方法与步骤】

1. 教师示教

（1）**外阴部检查**　①观察表面：观察外阴发育及阴毛多少和分布情况，有无畸形、炎症、赘生物或肿块，注意皮肤黏膜色泽有无变化、前庭大腺是否肿大。②分开小阴唇暴露阴道前庭：观察尿道口有无红肿及分泌物，前庭大腺腺管开口处有无红肿，处女膜的完整性等。③让检查对象用力向下屏气观察：有无阴道前后壁膨出、子宫脱垂和尿失禁等情况。

（2）**阴道窥器检查**　放置前将窥器上下两叶合拢，两叶前端涂润滑剂。检查者一手示指和拇指分开两侧小阴唇，另一手持窥器斜行沿阴道侧后壁缓慢插入阴道口，边推进边旋转，将窥器两叶转正并逐渐张开，直至完全暴露宫颈、阴道壁及穹隆部。若需做宫颈刮片或阴道分泌物检查时，应于此时采集标本。检查完毕需将窥器上下两叶合拢后取出。

（3）**双合诊**　检查者戴无菌手套，一手示、中指蘸润滑剂，沿阴道后壁轻轻放入阴道内，另一手放在下腹部配合，检查阴道、宫颈、宫体、输卵管、卵巢、宫旁结缔组织、子宫韧带及骨盆腔内壁的情况。

（4）**三合诊**　检查者戴无菌手套，一手示、中指蘸润滑剂，示指放入阴道，中指插入直肠，另一手放在下腹部配合检查。了解后倾或后屈子宫、阴道直肠隔、宫颈旁、直肠子宫陷凹、宫骶韧带的病变，估计盆腔内病变的范围。

（5）**直肠–腹部诊**　检查者戴无菌手套，一手示指蘸润滑剂放入直肠，另一手放在下腹部配合检查。与双合诊检查目的相同，主要用于无性生活史、阴道闭锁、月经期或其他不宜行阴道检查的病人。

（6）操作后处理　①协助病人穿好裤子，下检查床。②收拾臀垫污单，整理床铺及用物。③洗手。④按解剖部位先后顺序详细记录检查情况。

2. 分组训练　观看多媒体教学资料后，利用模型分组训练妇科检查的顺序与内容。要求边叙述边操作。教师巡回指导。

【注意事项】

1. 使用阴道窥器检查时，需将窥器上下两叶合拢，斜行沿阴道侧后壁缓慢插入阴道口，边推进边旋转，将窥器两叶转正并逐渐张开，检查完毕需将窥器上下两叶合拢后取出。

2. 无性生活史、阴道闭锁、月经期或其他不宜行阴道检查的病人只能做直肠 - 腹部诊。

3. 操作前做好解释工作，取得病人的同意及配合。态度和蔼、手法轻柔，注意保暖。

【小结】

1. 记录外阴部检查、阴道窥器检查、双合诊、三合诊、直肠 - 腹部诊的操作方法。

2. 妇科检查后按解剖部位先后顺序详细记录。

3. 写出实验体会及注意事项，并考核成绩。

实训九　妇产科常用护理技能训练

一、会阴擦洗/冲洗

【目的】

1. 熟悉会阴擦洗/冲洗的适应证：通过会阴擦洗可以清洁会阴及肛门周围，使病人舒适，有利于会阴伤口的愈合，预防和减少生殖系统及泌尿系统的上行感染。适用于长期卧床病人、妇产科手术后留置导尿管的病人、会阴及阴道手术后病人、产后 1 周内的产妇、急性外阴炎病人、长期阴道流血的病人。

2. 掌握会阴擦洗/冲洗的物品准备及操作步骤。

3. 熟悉会阴擦洗/冲洗的注意事项。

【准备】

一次性中单或会阴垫 1 块、一次性手套 1 副、冲洗壶 1 个、便盆 1 个、无菌会阴垫 1 块、会阴擦洗盘 1 个、盘内有消毒治疗巾 1 块、无菌弯盘 2 个、无菌镊子或卵圆钳 2 把、无菌棉球若干、无菌干纱布 2 块、消毒液 500ml（如 0.02% 聚维酮碘、0.1% 苯扎溴铵或 1∶5000 高锰酸钾溶液）。

【方法与步骤】

1. 观看多媒体课件，教师利用模型示教。

2. 学生分组训练，教师巡回指导

（1）核对病人床号、姓名，解释会阴擦洗/冲洗的目的及方法，取得病人配合。

（2）嘱病人排空膀胱，脱下一条裤腿后取膀胱截石位，暴露外阴。给病人臀下垫一次性中单或会阴垫，再置便盆于臀下。

（3）将会阴擦洗盘放置床边，戴上一次性手套，用一把镊子或卵圆钳夹取干净的药液棉球，用另一把镊子或卵圆钳从下方夹取棉球进行擦洗。擦洗顺序：第 1 遍自上而下，由外向内，依次擦洗阴阜、大腿内上 1/3、大小阴唇，最后擦洗会阴及肛门周围，初步擦净会阴部的分泌物及血迹。第 2 遍擦洗的顺序为自内向外，或以伤口为中心向外擦洗。第 3 遍顺序同第 2 遍。可根据病人情况增加擦洗次数，直至擦净，最后用干棉球或干纱布擦干。

（4）擦洗结束后，撤去臀下的一次性中单或会阴垫，换上无菌会阴垫，协助病人整理衣裤及床单位。

如行会阴冲洗，先将一个无菌干棉球置于阴道口，然后左手拿冲洗壶，右手持镊子夹住无菌棉球一边冲洗一边擦洗，冲洗的顺序同会阴擦洗第 1 遍。冲洗完毕，取下阴道口棉球，撤掉便盆及臀垫，最后用无菌干棉球或纱布擦干，换上无菌会阴垫，整理好床单位。

【注意事项】

1. 擦洗/冲洗时应观察会阴伤口，注意有无红肿、分泌物的性状、伤口愈合情况等，发现异常及时向医生汇报，并做好记录。

2. 对留置导尿管的病人，应注意导尿管是否通畅，避免脱落或扭曲。

3. 擦洗/冲洗一个病人后，操作者应洗净双手后再对下一位病人进行操作。应最后擦洗/冲洗伤口有感染的病人，以避免交叉感染。

4. 擦洗/冲洗溶液温度适中，冬天注意保暖。动作轻稳，擦洗顺序正确。

5. 会阴擦洗/冲洗每日 2 次，产后或会阴部有伤口者大便后应及时擦洗。

【小结】

1. 实践结果检测 每个小组选举一名学生代表模拟操作，其他学生进行评价，最后教师点评，并给出考核成绩。

2. 作业 完成实践报告，并写出实践体会。

二、阴道灌洗/冲洗

【目的】

1. 熟悉阴道灌洗/冲洗的适应证：阴道灌洗具有收敛、热疗、消炎的作用。通过阴道灌洗可使阴道及宫颈保持清洁，促进阴道血液循环，缓解局部充血，减少阴道分泌物，达到治疗的目的。适用于各种阴道炎、子宫颈炎的治疗，子宫全切术前及阴道手术前的常规阴道准备（因阴道灌洗和冲洗同时能破坏阴道菌群平衡，现已较少用于阴道炎的治疗）。

2. 掌握阴道灌洗/冲洗的物品准备及操作步骤。

3. 熟悉阴道灌洗/冲洗的注意事项。

【准备】

1. 灌洗溶液 常用的有 1∶5000 高锰酸钾溶液、0.02% 聚维酮碘溶液、0.1% 苯扎溴铵溶液、2%~4% 碳酸氢钠溶液、1% 乳酸溶液、0.5% 醋酸溶液、生理盐水等。

2. 灌洗物品 灌洗筒 1 个连接 130cm 长的橡胶管和带调节阀的灌洗头、输液架 1 个、便盆 1 个、橡皮垫 1 块、一次性手套 1 副、无菌弯盘 1 个、无菌窥阴器 1 个、无菌卵圆钳 1 把、无菌干纱布 1 块、无菌会阴垫 1 块。

【方法与步骤】

1. 观看多媒体课件，教师利用模型示教。

2. 学生分组训练，教师巡回指导

（1）向病人解释阴道灌洗的目的和操作方法，取得病人配合。

（2）嘱病人排空膀胱，脱去一条裤腿，协助病人上妇科检查床，取膀胱截石位，暴露外阴，臀下垫橡皮垫，放好便盆。

（3）将根据病人需要配制的灌洗液 500~1000ml 倒入灌洗筒，将灌洗筒挂于床旁输液架上，高度距床沿约 60~70cm，排出管内空气，试水温适宜后备用。

（4）戴上一次性手套，松开止水夹，右手持灌洗头，先用灌洗液冲洗外阴部，然后用左手分开小阴唇，将灌洗头沿阴道侧壁缓缓插入至阴道后穹隆，边冲洗边将灌洗头围绕宫颈轻轻上下左右移动。也可用窥阴器暴露宫颈后再冲洗，边冲洗边转动窥阴器，使整个阴道穹隆及阴道侧壁冲洗干净。

（5）当灌洗液剩约 100ml 时关闭止水夹，取出灌洗头和窥阴器，再次冲洗外阴部，然后扶病人坐起，使阴道内残留液体流出。

（6）用干纱布擦干外阴，撤去便盆及橡皮垫，协助病人穿好衣服及下检查床。整理用物。

【注意事项】

1. 灌洗筒与床沿距离不应超过 70cm，避免压力过大导致液体或污物进入宫腔，或灌洗液与阴道作用时间不足。

2. 灌洗液温度以 41℃~43℃为宜。

3. 灌洗头插入不宜过深，灌洗动作需轻柔，避免损伤阴道和宫颈组织。

4. 产后 10 天或妇产科手术 2 周后的病人，若合并阴道分泌物混浊、有臭味、阴道伤口愈合不良等情况需阴道灌洗者，应行低位灌洗，灌洗筒与床沿距离不超过 30cm，以免污物进入宫腔或损伤阴道伤口。

5. 未婚女子阴道灌洗可用导尿管进行灌洗，不用窥阴器。月经期、产后 10 天内、人流术后宫颈内口未关闭或阴道出血的病人，不宜行阴道灌洗，以防上行感染。宫颈癌有活动性出血病人禁止阴道灌洗，可行会阴擦洗。

【小结】

1. 实践结果检测 每个小组选举一名学生代表模拟操作，其他学生进行评价，最后教师点评，并给出考核成绩。

2. 作业 完成实践报告，并写出实践体会。

三、会阴湿热敷

【目的】

1. 熟悉会阴湿热敷的适应证。会阴湿热敷是利用热源和药物直接接触病患区，改善局部血液循环，促进局部组织修复，达到消炎、止痛、促进伤口愈合的目的。适用于会阴部水肿、会阴血肿的吸收期、会阴伤口硬结及早期感染等病人。

2. 掌握会阴湿热敷的物品准备及操作步骤。

3. 熟悉会阴湿热敷的注意事项。

【准备】

会阴擦洗物品 1 套，医用凡士林适量，煮沸的 50% 硫酸镁溶液或 95% 乙醇溶液适量，无菌纱布若干，棉垫 1 块，棉签若干，热源如红外线灯、热水袋或电热包。

【方法与步骤】

1. 观看多媒体课件，教师利用模型示教。

2. 学生分组训练，教师巡回指导矫正

（1）核对病人床号、姓名，介绍会阴湿热敷的目的及操作方法，取得病人配合。

（2）嘱病人排空膀胱，脱去一条裤腿取膀胱截石位，暴露外阴，臀下垫一次性中单或会阴垫。用 50% 硫酸镁溶液或 95% 乙醇溶液浸泡纱布。

（3）进行会阴擦洗，清洁局部伤口及会阴。

（4）用棉签在热敷部位涂一薄层凡士林，盖上纱布，再敷上浸有热敷溶液的纱布，外盖棉垫保温。一般每 3~5 分钟更换热敷垫 1 次，也可在棉垫外用热水袋或电热包或红外线灯照射，以延长更换敷料的时间。一次热敷大约 15~30 分钟。

（5）热敷完毕，更换清洁会阴垫，协助病人整理衣服及床单。

【注意事项】

1. 湿热敷的温度一般为 41℃~48℃。湿热敷的面积应是病损范围的 2 倍。

2. 热敷时注意检查热源，防止烫伤，对感觉不灵敏的病人应特别注意。

【小结】

1. 实践结果检测　每个小组选举一名学生代表模拟操作，其他学生进行评价，最后教师点评，并给出考核成绩。

2. 作业　完成实践报告，并写出实践体会。

四、阴道及宫颈上药

【目的】

1. 熟悉阴道及宫颈上药的适应证。阴道及宫颈上药可使药物直接作用于阴道或宫颈局部病变组织，以达到治疗作用，在妇科临床应用十分广泛。适用于各种阴道炎、子宫颈炎或全子宫切除术后阴道残端炎症的治疗。

2. 掌握阴道及宫颈上药的物品准备及操作步骤。

3. 熟悉阴道及宫颈上药的注意事项。

【准备】

阴道灌洗物品 1 套、窥阴器、无菌长镊子、药品、一次性手套、无菌干棉球、无菌长棉签、喷雾器、带尾线的无菌大棉球。

【方法与步骤】

1. 观看多媒体课件，教师利用模型示教。

2. 学生分组训练，教师巡回指导矫正

（1）核对病人床号、姓名，解释阴道及宫颈上药的目的、方法，取得病人配合。

（2）排空膀胱后取膀胱截石位卧于妇科检查床上，臀下置垫单及便盆，行阴道灌洗。

（3）将窥阴器插入阴道，充分暴露阴道及宫颈，用长镊子夹取干棉球擦去宫颈及阴道穹隆部的分泌物。

（4）根据病人情况及药物性状采取不同的上药方法：

1）置入法：适用于片剂、丸剂、栓剂或胶囊状药物。用长镊子夹取药物，将其置于阴道后穹隆部，取出镊子，取下窥阴器。也可指导病人自行放置，于每晚睡前洗净双手或戴一次性手套，用一手示指将药片或栓剂向阴道后壁推进，直至示指完全伸入。

2）涂擦法：适用于液体或软膏状药物。用长棉签蘸取药物，均匀涂擦于阴道或宫颈病变部位。

3）喷撒法：适用于粉末状药物。用喷雾器喷撒，使药物粉末均匀散布在病变组织表面。

4）宫颈棉球上药：适用于宫颈亚急性或急性炎症伴出血者。用长镊子夹持带尾线的蘸药棉球，轻轻抵压宫颈出血面，按压片刻后取出窥阴器，再取出长镊子，将棉球留于阴道，尾线露出于阴道口外。嘱病人 12~24 小时后自行牵尾线取出棉球。

【注意事项】

1. 棉签上的棉花必须捻紧，涂药时向同一方向旋转，以防棉花落入阴道。
2. 栓剂或片剂最好休息时或晚上睡前上药，以免起床后脱出影响疗效。
3. 未婚妇女上药时不用窥阴器，可用细长棉签涂擦或用手指将药物送入阴道深处。
4. 经期或子宫出血者不宜阴道及宫颈上药。用药期间禁止性生活。

【小结】

1. **实践结果检测**　每个小组选举一名学生代表模拟操作，其他学生进行评价，最后教师点评，并给出考核成绩。
2. **作业**　完成实践报告，并写出实践体会。

五、坐浴

【目的】

1. 熟悉坐浴的适应证。坐浴是通过水温和药液的作用，促进会阴局部血液循环，减轻炎症和疼痛，增强局部抵抗力，有利于组织修复。适用于外阴炎、阴道炎、子宫脱垂的辅助治疗，外阴阴道手术的术前准备，产后 7~10 天后的产妇。
2. 掌握坐浴的物品准备及操作步骤。
3. 熟悉坐浴的注意事项。

【准备】

1. 坐浴盆 1 个、30cm 高的坐浴架 1 个、无菌纱布或小毛巾 1 块、温开水 2000ml。
2. 常用坐浴液：1:5000 高锰酸钾溶液、1% 乳酸溶液、0.5% 醋酸溶液、2%~4% 碳酸氢钠溶液、0.02% 聚维酮碘溶液、0.1% 苯扎溴铵溶液等。

【方法与步骤】

1. 观看多媒体课件，教师利用模型示教。
2. 学生分组训练，教师巡回指导矫正：坐浴盆内盛入配置好的坐浴液 2000ml，将坐浴盆放置于坐浴架上。病人排空膀胱后全臀和外阴部浸泡于药液中，一般持续 20 分钟。坐浴结束后用干纱布擦干外阴。消毒坐浴盆。

根据水温不同，坐浴分为 3 种：①热浴：水温在 41℃~43℃，适用于急性炎症有渗出性病变者，可先熏后再坐浴，持续 20 分钟左右。②温浴：水温在 35℃~37℃，适用于盆腔炎性疾病、手术前准备。③冷浴：水温在 14℃~15℃，可刺激肌肉神经，使其张力增加，改善血液循环。适用于膀胱阴道松弛、性无能等，持续 2~5 分钟即可。

【注意事项】

1. 月经期、阴道流血者、孕妇及产后 7 天内的产妇禁止坐浴。

2. 坐浴液应严格按比例配置，浓度过高易造成黏膜灼伤，浓度太低影响疗效。温度不能过高，以免烫伤。

3. 坐浴前先将外阴及肛门周围擦洗干净。

4. 坐浴时臀部及外阴应全部浸于药液之中。冬季注意保暖，以免受凉。

【小结】

1. 实践结果检测：每个小组选举一名学生代表模拟操作，其他学生进行评价，最后教师点评，并给出考核成绩。

2. 作业：完成实践报告，并写出实践体会。

3. 考核成绩。

实训十 计划生育手术护理配合训练

一、宫内节育器放置术和取出术

【目的】

1. 掌握宫内节育器放置术和取出术。

2. 掌握宫内节育器放置术的术前准备、术中配合。

【准备】

1. 实验物品

（1）物品准备　阴道窥器 1 个、宫颈钳 1 把、子宫探针 1 个、卵圆钳 2 把、放环器 1 个、剪刀 1 把、弯盘 1 个、洞巾 1 块、无菌手套 1 副、棉球若干、节育器 1 个、0.5% 聚维酮碘液（碘伏）。

（2）节育器大小选择及消毒　T 型 IUD 依其横臂宽度（mm）分为 26、28、30 号 3 种。宫腔深度 >7cm 者用 28 号，≤7cm 者用 26 号。目前多采用已消毒包装的 IUD，使用时注意有无破损或过期。金属类节育器可高压灭菌、煮沸、75% 乙醇或 0.1% 苯扎溴铵浸泡 30 分钟消毒，凡浸泡消毒的节育器，使用前均应用无菌液冲洗除去药液。

2. 多媒体放映，各种宫内节育器模型等。

【方法与步骤】

1. 模型示教

（1）宫内节育器放置术　排空膀胱后取膀胱截石位于手术台，常规消毒外阴、阴道。做双合诊，了解子宫位置，铺无菌洞巾。放入阴道窥器暴露宫颈，碘伏再次消毒阴道、宫颈。用子宫探针测宫腔深度后，扩宫棒扩张宫颈管至 5~6 号。根据所用的宫内节育器不同，选择相应的放置器，将宫内节育器放入宫腔内，环的上缘须达宫底部，带有尾丝者在距宫颈外口 2cm 处剪断，观察无流血，取出宫颈钳及阴道窥器。介绍术后注意事项，观察无腹痛及阴道流血后方可离开。填写手术记录。

（2）宫内节育器取出术　B 超检查确定宫腔内节育器位置及类型。探针探测的步骤同放置术，有尾丝者用血管钳夹住后轻轻牵引取出。金属环以取环器钩住环下缘牵引取出，切忌粗暴用力。取出较困难者可在 B 超监护下操作。介绍术后注意事项，填写手术记录。

2. 观看视频，分组操作练习，教师巡回指导。

3. 有条件可安排学生医院见习。

【小结】

1. 实践检测　抽查学生物品准备、操作过程及术中配合，教师总结并给出成绩。

2. 作业　完成实践报告，总结学习体会。

二、人工流产负压吸引术

【目的】

1. 掌握人工流产负压吸引术的术前准备和术中配合。

2. 学会人工流产负压吸引术的操作步骤。

【准备】

1. 实验物品

（1）人工流产器械包：手术器械及敷料与宫内节育器基本相同，需增加宫颈扩张器 1 套，6~8 号吸管各 1 个，连接胶管 1 根，小头卵圆钳 1 把，小刮匙 1 把，高压灭菌消毒备用。

（2）人工流产负压电吸引器。

2. 多媒体放映，计划生育模型等。

3. 环境准备：工作人员应在指定地点更衣、换鞋、戴好口罩后才可进入手术间，手术用过的物品及时高压灭菌消毒。保持室内清洁卫生，定期空气消毒。

【方法与步骤】

1. 模型示教：病人排空膀胱，取膀胱截石位。按外阴及阴道手术消毒常规消毒。用宫颈钳钳夹宫颈。探针探测宫腔深度，按孕周选择吸管大小，调节负压，不宜超过 500mmHg。按顺时针方向吸宫腔 1~2 周，用小号刮匙顺序绕宫壁轻刮一周，确认无组织残留后，子宫探针再次复测宫腔深度，检查无活动性出血，取出宫颈钳和阴道窥器，

术毕检查刮出物是否有绒毛及胚胎组织。介绍术后注意事项，填写手术记录。术后观察
1~2 小时，注意腹痛及阴道流血情况。

2. 观看视频，分组操作练习，教师巡回指导。

3. 有条件可安排学生医院见习。

【小结】

1. **实践检测**　抽查学生物品准备、操作过程及术中配合，教师总结并给出成绩。
2. **作业**　完成实践报告，总结学习体会。

主要参考书目

1. 李京枝 . 妇产科护理学 . 第 9 版 . 北京：中国中医药出版社，2012

2. 杜惠兰 . 中西医结合妇产科学 . 第 3 版 . 北京：中国中医药出版社，2012

3. 乐杰 . 妇产科学 . 第 7 版 . 北京：人民卫生出版社，2012

4. 王泽华 . 妇产科学 . 第 6 版 . 北京：人民卫生出版社，2009

5. 安力彬 . 实用妇产科护理学 . 北京：人民卫生出版社，2009

6. 丰有吉 . 妇产科学 . 第 2 版 . 北京：人民卫生出版社，2010

7. 刘文娜 . 妇产科护理学 . 第 2 版 . 北京：人民卫生出版社，2009

8. 郑修霞 . 妇产科护理学 . 第 5 版 . 北京：人民卫生出版社，2012